Quelle alimentation pour moi ?

TOME 1

Cédric MENARD
DIETETICIEN-NUTRITIONNISTE.
Diplômes d'Etat français.

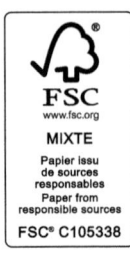

© 2023, Cédric Menard

Édition : BoD – Books on Demand, info@bod.fr
Impression : BoD – Books on Demand, In de Tarpen 42, Norderstedt
(Allemagne) Impression à la demande
ISBN : 978-2-3220-4390-3
Dépôt légal: août 2023

Articles L122-4 et L-122-5 : toutes reproductions écrites, toutes impressions, toutes mises en ligne sur Internet d'une ou plusieurs pages de cet ouvrage, à usage à titre professionnel ou privé, est strictement interdit sans accord de l'auteur, conformément à la législation en vigueur, le cas échéant, des poursuites pénales seront engagés contre tous contrevenants.

Le glossaire, en fin d'ouvrage, vous sert de dictionnaire pour les termes médicaux en gras, qui sont accompagnés d'un **astérisque***.

Avertissement très important : les conseils nutritionnels et les menus qui vous sont proposés dans cet ouvrage sont strictement spécifiques à la pathologie, ou à la période de la vie, **qui titre le chapitre la définissant et essentiellement celle-ci**. Les lecteurs qui souffrent simultanément de deux pathologies différentes, devront suivre les recommandations diététiques associées aux deux pathologies de façon simultanée. J'invite fortement le lecteur à se rapprocher de son médecin en cas de doute sur la définition même de ses problèmes de santé, afin d'être absolument certain de la définition donnée à la pathologie dont il souffre, et ce, afin d'utiliser cet ouvrage dans les meilleures conditions possibles. L'auteur ne sera tenu pour responsable de complications éventuelles de santé, pouvant être liées à la mauvaise utilisation de cet ouvrage, comme, par exemple, la mauvaise connaissance de la pathologie de la part du lecteur ou de l'utilisation abusive de l'ouvrage. Merci de votre vigilance dans l'utilisation de cet ouvrage.

Mon site internet : www.cedricmenardnutritionniste.com

SOMMAIRE DU TOME 1

- *Définition sommaire des diverses familles alimentaires*..................*page 11*

Alimentation des personnes en bonne santé.

- *L'alimentation des femmes allaitantes*..*page 15*
- *L'alimentation des femmes enceintes*..*page 45*
- *L'alimentation d'un enfant et d'un ado en bonne santé*................*page 73*
- *L'alimentation d'une personne adulte en bonne santé*..................*page 99*
- *L'alimentation d'une personne âgée en bonne santé*....................*page 125*
- *Maigreur constitutionnelle de l'adulte*..*page 153*

Alimentation lors de pathologies dues à un déficit enzymatique.

- *La leucinose*..*page 181*
- *La phénylcétonurie*..*page 205*
- *La tyrosinémie*..*page 247*
- *Les glycogénoses*..*page 289*
- *L'hémochromatose*..*page 319*
- *L'intolérance au fructose*..*page 345*
- *L'intolérance au galactose*..*page 369*
- *L'intolérance au lactose*..*page 395*

- *Glossaire*..*page 419*

Pathologies traitées sur le plan nutritionnel dans « Quelle alimentation pour moi ? » Tome 2

- *Allergies et intolérances alimentaires.*
- *La mucoviscidose.*
- *L'angine de poitrine ou angor pectoris.*
- *La pancréatite chronique calcifiante.*
- *L'athérosclérose.*
- *Les hypoglycémies.*
- *Les néphrocalcinoses et diverses lithiases urinaires.*
- *L'hypertension artérielle.*
- *L'hypothyroïdie.*
- *L'infarctus du myocarde.*
- *L'intolérance au gluten.*
- *L'insuffisance cardiaque.*
- *L'insuffisance rénale.*

Pathologies traitées sur le plan nutritionnel dans « Quelle alimentation pour moi ? » Tome 3

- *La constipation chronique.*
- *La dénutrition des personnes âgées.*
- *La diarrhée chronique.*
- *La gastrite.*
- *La maladie de Crohn.*
- *La rectocolite hémorragique.*
- *Le reflux gastro-œsophagien.*
- *Le régime sans sel.*
- *Les anémies.*
- *Les diverticules coliques.*
- *Les hernies hiatales.*
- *Les inconforts digestifs divers.*
- *Les œsophagites peptiques.*
- *L'excès de triglycérides.*
- *L'ostéoporose.*

PRESENTATION SOMMAIRE DES DIVERSES FAMILLES ALIMENTAIRES

Un petit chapitre pratique pour vous présenter brièvement les différentes familles alimentaires. Ainsi, face à votre éventuelle pathologie (ou non), vous saurez mieux appréhender les conseils nutritionnels proposés dans cet ouvrage. A savoir que la présentation des produits dans chacune de leur famille alimentaire, ne signifie pas qu'ils vous soient tous autorisés dans votre alimentation courante !
Attention : les listes proposées ne sont pas complètes.

Les produits laitiers : il s'agit de tous les produits à base de lait de mammifère : lait entier, demi écrémé, écrémé de vache, de brebis, d'ânesse, de chèvre... et de tous les produits dérivés qui en découlent : yaourt, fromage frais, petit suisse, crème fraîche et beurre (ces deux derniers seront **prioritairement** associés à la famille alimentaire des matières grasses), babeurre, kéfir, tous les fromages, desserts lactés (riz au lait, crème dessert...) Les produits laitiers peuvent être allégés en matières grasses, être sans sucre, édulcorés, sucrés, sans lactose, sans galactose, aromatisés ou non, mais ***ils représenteront toujours des apports importants en calcium.***
Par mesure de praticité, on considèrera que le lait d'amande, le lait d'avoine, le lait de soja et tous les produits qui en contiennent (yaourt au soja...) font partie de cette famille alimentaire des produits laitiers, apports de calcium.

Les viandes, poisson, œuf et assimilés : toutes les viandes, tous les poissons, tous les œufs et tous les produits industriels ou non et les plats préparés qui en contiennent dans des proportions convenables : raviolis, cassoulet, hachis, quiches... Les assimilés seront : les crustacés (coques, moule, crevettes, crabe...), le surimi...
Ils représenteront toujours des apports importants en protéines animales.

Les féculents : voir la liste des féculents sur mon site Internet : www.cedricmenardnutritionniste.com
Les féculents sont, dans l'alimentation courante, surtout représentés par : le pain, les pommes de terre, les légumes secs, le riz, les pâtes, le quinoa, le boulgour et tous les produits alimentaires à base de farine de blé, orge, avoine, seigle, sarrasin, maïs, quinoa, riz, fécule de pommes de terre, le tapioca... *Ils représenteront toujours des apports importants en amidon,* qui est la source d'énergie principale et indispensable pour l'organisme. Ils sont également appelés : sucres lents.

Les légumes verts : voir la liste des légumes verts sur mon site Internet : www.cedricmenardnutritionniste.com
Ils représenteront toujours des apports importants en fibres alimentaires végétales, en vitamines et en sels minéraux.

Les matières grasses : il s'agit de tous les corps gras tels l'huile végétale, la margarine végétale, le beurre, le saindoux, la crème fraîche qui sont les plus répandus, ils peuvent être allégés, salé ou non... *Ils représenteront toujours des apports importants en énergie, et en fonction du corps gras concerné : en omégas, en cholestérol, en acides gras et en vitamines A, E, D et K.*

Les fruits frais : tous les fruits sont représentés dans cette catégorie, ainsi que les compotes de fruits, les jus de fruits, les confitures riches en fruits et appauvries en sucre rentrent dans cette catégorie... *Ils représenteront toujours des apports importants en fibres alimentaires végétales, en vitamines et en sels minéraux.*

Les produits sucrés : il s'agit du sucre blanc, roux, de canne, glace, semoule... et de tous les produits qui en contiennent : bonbons, pâtisseries, gâteaux, biscuits, miel, chocolats, confitures, gelées, marmelades... *Ils représenteront toujours des apports importants en glucose,* source d'énergie pour l'organisme. Ils sont aussi appelés : sucres rapides.

Alimentation des personnes en bonne santé.

- L'alimentation des femmes allaitantes..............................page 15
- L'alimentation des femmes enceintes...............................page 45
- L'alimentation d'un enfant et d'un ado en bonne santé.......page 73
- L'alimentation d'une personne adulte en bonne santé.........page 99
- L'alimentation d'une personne âgée en bonne santé..........page 125
- Maigreur constitutionnelle de l'adulte...............................page 153

L'ALIMENTATION DES FEMMES ALLAITANTES

Les mots accompagnés d'un astérisque* sont définis à la page 419.

A savoir : le lait de la mère allaitante est le reflet direct de son alimentation : plus l'alimentation de la mère allaitante et de qualité, et plus le lait sera de qualité pour le bébé.

Mesures hygiéno-diététiques :

1- Faites quatre repas **équilibrés** par jour (petit-déjeuner, déjeuner et dîner) + une collation dans l'après-midi. Cette collation comportera **toujours** une source de protéines animales (jambon, yaourt, fromage blanc, fromage…) accompagnée de fruits ou de féculents (pain, biscuits, céréales…)

Pourquoi ? L'allaitement est un acte qui demande de l'énergie à la mère. La qualité du lait maternel est le reflet de l'alimentation de la femme allaitante. Les besoins en calcium, vitamines, sels minéraux et en protéines de bonne qualité sont très importants pour le bébé.

2- Il est vivement conseillé aux femmes d'allaiter leur enfant, les contres indications sont rares.

Pourquoi ? Le lait de femme apporte exactement tout ce dont le bébé a besoin pour son développement optimal : la composition du lait maternel évolue au fil des mois, s'adaptant ainsi aux besoins spécifiques du bébé en croissance.

3- Consommez des produits laitiers à chaque repas.

Pourquoi ? Les besoins en calcium et en protéines de haute valeur biologique, sont augmentés pendant cette période pour la mère allaitante, ainsi que pour le bébé, qui a besoin de ces nutriments indispensables, fournis par le lait, pour qu'il puisse bien grandir.

4- Consommez une portion de viande ou poisson ou œuf (ou assimilé : surimi, crevettes…) au déjeuner, et autant au dîner.

Pourquoi ? Les besoins en protéines de haute valeur biologique sont augmentés pendant cette période, pour la mère allaitante et pour le bébé qui, pour ce dernier, a besoin de ces nutriments fournis par le lait pour une croissance harmonieuse.

5- Consommez à chaque repas des féculents, en privilégiant ceux qui sont complets (pain complet, lentilles, céréales complètes, riz complet, pâtes complètes) plutôt que ceux qui sont raffinés (baguette classique = pain blanc, pâte standard, riz blanc, semoule standard).

Pourquoi ? Les féculents sont sources d'énergie indispensable à la mère pendant l'allaitement. De plus, les céréales complètes apportent des vitamines (notamment du groupe B), des sels minéraux (dont le fer) qui sont indispensables pour la mère et l'enfant, alors que les céréales blutées n'en apportent pas ou peu.

6- Consommez de bonnes quantités de légumes verts et de fruits, qu'ils soient crus ou cuits.

Pourquoi ? Ce sont des sources alimentaires indispensables en sels minéraux, eau, fibres alimentaires et vitamines pour la mère et pour le bébé.

7- Consommez en priorité du poisson, et notamment des **poissons gras cuits, pas crus** (hareng, maquereau, sardine, thon, anguille, perche, flétan, barbue, congre, sprat, anchois, truite, saumon, bouffi…)

Pourquoi ? Ce sont des aliments riches en oméga 3 et en acides gras poly-insaturés à longue chaîne carbonée, qui sont indispensables au **développement de l'enfant**. Voici les sources alimentaires les plus importantes en oméga 3 : huile de foie de morue et foie de morue en conserve, les graines de lin (à mettre dans les salades et le pain maison), les **poissons gras** (+++), les fruits de mer, noix, mâche, huile d'olive, de noix, de colza, de soja, de germe de blé, les amandes, noisettes, pistaches, noix de cajou, les épinards, pourpier, cresson, la frisée, les laitues, l'avocat.

8- 10g environ de beurre par jour suffisent (1 micro pain). Evitez d'aller au-delà de 20g par jour si possible.

Pourquoi ? Ces apports en beurre sont importants pour couvrir les besoins en vitamines D, E et A de la mère allaitante et de l'enfant.

9- Privilégiez une alimentation riche en fer. Voici quelques produits alimentaires qui en sont les plus riches : palourde, foie de porc, huître, rognon d'agneau, seiche, foie d'agneau, pieuvre, moule, foie de bœuf, cœur de bœuf, basilic, ortie, soja, haricot beurre, lentilles, gingembre, épinard, haricots secs.

Pourquoi ? Le fer est un sel minéral très important, entrant dans la synthèse de l'hémoglobine. Les besoins journaliers de la femme sont très importants (environ deux fois plus importants que pour l'homme), et l'allaitement augmente encore ces besoins alimentaires en fer pour la mère, car le lait maternel en apporte de bonnes quantités, indispensables au développement du bébé.

10- Ne consommez pas d'alcool, ni de tabac du tout !

Pourquoi ? L'alcool se retrouvera dans le lait maternel, ce qui réduira le nombre de tétés, de plus, **l'alcool nuit à la production du lait et il est très préjudiciable sur le développement du cerveau du bébé.** Le tabac apporte de la nicotine qui se retrouvera dans le lait maternel, préjudiciable pour l'enfant. Si vous avez bu de l'alcool, attendez quelques heures avant de donner la tétée, afin que l'alcool s'élimine de votre organisme et ne se retrouve pas dans votre lait.

11- Limitez votre consommation de thé ou de café à 2 ou 3 tasses par jour. Attention au coca à cause de la présence de caféine.

Pourquoi ? La caféine se retrouvera dans le lait maternel que boira le bébé. La caféine est un stimulant cardiaque.

12- Je vous **déconseille** l'eau du robinet, je vous conseille plutôt l'eau minérale. Les quantités d'eau consommées doivent être très importantes, il faut boire régulièrement et sans attendre d'avoir soif.

Pourquoi ? La présence de nitrates, nocifs pour la santé, qui sont présents à plus ou moins fortes doses dans l'eau du robinet, peuvent se retrouver dans le lait maternel. L'allaitement est un acte qui demande beaucoup d'eau (le lait en est très riche).

13- Ne buvez pas de boissons énergétiques.

Pourquoi ? Ces boissons apportent des substances à votre lait qui sont toxiques pour le bébé.

14- Consommez de la bière **sans alcool,** de la levure de bière en paillettes, du fenouil, des lentilles, des dattes, des noix de cajou, des amandes et des tisanes à la verveine.

Pourquoi ? Ces sources alimentaires favorisent la production de lait ! Ainsi, vous aurez un peu plus de lait à proposer au bébé.

15- Certains aliments sont, si possible, à éviter tels : le persil, la sauge, l'aneth, la menthe et l'oseille.

Pourquoi ? Ces sources alimentaires auraient tendance à diminuer la production de lait chez la femme allaitante.

16- N'hésitez pas à épicer vos plats avec du curry ou du cumin.

Pourquoi ? Ces épices apportent un goût agréable à votre lait qui peut plaire au bébé, et ainsi, favoriser et prolonger la tétée.

17- Les régimes végétariens et végétaliens sont à proscrire.

Pourquoi ? L'alimentation provoquée par ces types de régimes, provoque des carences en vitamine B12, ces carences sont dangereuses pour la santé de la mère et de l'enfant.

18- Si votre bébé souffre de coliques, cela n'est très certainement pas lié à votre alimentation ni à votre lait, c'est lié à l'immaturité intestinale de votre bébé dans les 3 premiers mois de sa vie : donc ne changez rien à votre alimentation. (Sauf avis médical contraire).

19- Consommez le plus possible des produits issus de l'agriculture biologique.

Pourquoi ? Les pesticides, les colorants, les additifs alimentaires…passent dans votre lait et sont automatiquement absorbés par votre bébé lors de la tétée.

20- Peut on suivre un programme d'amaigrissement pendant l'allaitement ?

Réponse : oui, sans aucun problème. Cependant, ce travail d'amaigrissement devra être effectué absolument avec un diététicien, qui saura vous garantir un amaigrissement sans risque de carence, et qui saura également vous garantir un travail d'amaigrissement de qualité, tout en permettant à votre lait d'être toujours parfaitement adapté à votre enfant.

21- Allaiter l'enfant peut-il favoriser les allergies alimentaires de l'enfant ou les prévenir ?

Réponse : les deux ! Certains enfants sont protégés des allergies alimentaires grâce à l'allaitement, pour d'autres c'est l'inverse ! Il ne me semble pas possible, à l'heure actuelle, d'éviter à 100% le risque d'allergie alimentaire d'un enfant. Les nombreuses études menées à ce sujet ne sont pas toutes concordantes. Une chose semble prédominer à ce sujet : il est fortement conseillé de pratiquer **l'allaitement exclusif** (pas de biberon de complément).

Aliments conseillés et déconseillés

Déconseillés ne veut pas dire interdits ! Ils sont déconseillés, en général, à cause du goût qu'ils sont susceptibles de donner à votre lait, pouvant par la suite, **éventuellement**, gêner la tétée. Comprenez plutôt par « déconseillés », que ces aliments ne doivent **pas être trop souvent consommés**.

Les produits laitiers conseillés :

- Yaourt nature sucré ou non, avec ou sans fruit, édulcoré ou non. Yaourt de soja.
- Fromage blanc ou petit suisse à 20 ou 0 % de matière grasse, sucré ou non, avec ou sans fruit, édulcoré ou non.
- Fromages à pâte dure (emmenthal, gruyère, comté...)
- Fromages fermentés ou persillés (roquefort, bleus, gorgonzola...)

Les produits laitiers déconseillés :

- Tous les laits de mammifères (vache, jument, brebis, chèvre...)
- Yaourt grec.
- Crème dessert.
- Fromage blanc ou petit suisse > à 40% de matières grasses sur extrait sec.
- Fromage double ou triple crème (mascarpone, fromage à plus de 60% de matières grasses sur extrait sec).

Le groupe des viandes, poissons, œufs et assimilés* conseillés :

- Toutes les volailles.
- Le veau et le bœuf.
- Jambon blanc découenné et dégraissé.
- Le boudin et le foie.

- Tous les poissons, avec une consommation de 3 fois par semaine de poissons gras (saumon, maquereau, anguille, sardine...)
- Les coquillages et les crustacés.
- Œufs.

Le groupe des viandes, poissons, œufs et assimilés* déconseillés :

- Le mouton, l'agneau.
- Les viandes et poissons fumés.
- Les viandes et volailles panées.
- Les nuggets.
- Les charcuteries (saucisson, saucisses, merguez, pâtés...)
- Les poissons panés.
- Les fritures.

Les féculents conseillés :

- Toutes les céréales complètes (pain complet, pâtes complètes, riz complet, produits à base de farine de blé complet...)
- Les légumineuses (lentilles, haricots rouges, haricots blancs...)

Les féculents déconseillés :

- Les frites (à consommer une fois par semaine **au maximum**).
- Les chips (trop de sel et trop gras).
- Les plats cuisinés du commerce (trop de sel).
- Les viennoiseries.
- Les pâtisseries et les céréales du petit déjeuner chocolatées ou au miel ou fourrées.

Les légumes verts conseillés :

- Presque tous, en les variant au maximum (pensez aux légumes de saison) avec une portion crue par jour (au moins !)

Les légumes verts déconseillés :

- Ail, asperges, les choux, notamment **si le bébé refuse de téter après leur consommation, <u>ce qui n'est pas systématique</u>.**

Les fruits conseillés :

- **Tous** en les variant au maximum (pensez aux fruits de saison) avec une portion crue par jour (au moins !) Les jus de fruits « **100% pur jus** » peuvent remplacer les fruits.

Les matières grasses conseillées :

- Les huiles végétales : olive, tournesol, colza, soja, noix, noisette…
- Les mélanges d'huiles.

Les matières grasses déconseillées :

- Les matières grasses **cuites**.
- Les grosses quantités de matières grasses.
- Les graisses cachées (charcuteries, viennoiseries, pâtisseries, frites, chips).
- La mayonnaise en trop grosse quantité.
- La crème fraîche en trop grosse quantité.
- L'huile d'arachide (potentiellement allergisante).

Les produits sucrés conseillés :

- Aucun n'est nécessaire. Je vous les déconseille.

Plan type d'une journée d'alimentation, adapté à la femme allaitante.

☝ **ATTENTION** : il s'agit d'une proposition d'alimentation adaptée aux femmes allaitantes <u>en bonne santé</u>, c'est-à-dire aux femmes allaitantes qui ne souffrent d'aucune pathologie connue, et ne réclamant pas d'autres mesures diététiques particulières, ni pour elles, ni pour l'enfant qu'elles nourrissent de leur lait.

Le petit-déjeuner

Le petit déjeuner doit être énergétique, riche en sucres lents sous forme de féculents, mais doit être également riche en calcium, en eau et il doit apporter un peu de matières grasses et des fibres alimentaires végétales en quantité.

Voici la composition de petit-déjeuner que je vous conseille :

➢ **Produit laitier au choix indispensable (sauf lait de mammifère)** : yaourt au lait, yaourt au soja, petits suisses, fromage blanc, sucrés ou non, édulcorés ou non, avec ou sans fruit, aromatisés ou non, fromage (choix à faire), crème dessert lactée, lait de soja, lait d'amande, mais peut également être apporté sous la forme de riz au lait, semoule au lait, crème pâtissière, flan…
⇨ **Apports en calcium et en protéines animales de haute valeur biologique.**

➢ **Un apport en féculent au choix** : pain (le pain complet, aux céréales… **seront nettement mieux** que le pain blanc, le pain peut être grillé soi-même sans problème), céréales complètes type muesli bio, flocons d'avoine bio, biscuits spéciaux pour petit-déjeuner riches en céréales bio, riz au lait, semoule au lait, pain suédois à la farine complète, chocos, parfois des pains au lait… **Evitez de**

consommer : toutes les biscottes, cracottes, brioches, les céréales allégées pour régime, les céréales à base de blé soufflé qui sont très sucrées, les galettes de riz soufflé...
⇨ **Apport en énergie à diffusion lente et progressive, ils apportent également des fibres alimentaires végétales, des sels minéraux et des vitamines (si céréales complètes notamment).**

➢ **Un apport en fruit au choix :** fruit frais, fruit frais pressé soi-même, jus de fruits **100% fruit avec leur pulpe**, compote de fruits **sans sucre ajouté.**
⇨ **Apports en eau, vitamines, sels minéraux et fibres alimentaires végétales.**

➢ **Un apport en matières grasses :** privilégiez le beurre, mais pas d'excès d'apport dans votre petit déjeuner (10g sont suffisants). Attention à la margarine végétale, qui apporte de l'huile de palme en quantité plus ou moins importante, je ne vous la conseille pas. Les beurres allégés en matières grasses sont également allégés en vitamines A, E et D (donc pas très intéressants en définitive).
⇨ **Apports indispensables en acides gras, cholestérol, vitamines A, E et D et en énergie.**

➢ **Des apports en produits sucrés :** confitures, gelées, marmelades, sucres, miel, chocolats, gâteaux riches en sucre, céréales soufflées sucrées... n'ont pas d'intérêt particulier. **Je vous conseille de les éviter au maximum.** Le goût du sucre peut-être remplacé par des édulcorants : aspartame, sucralose, extrait de Stévia sans problème.

➢ **Un apport en légumes verts :** sous forme de potage par exemple, sera possible et sera même très intéressant.
⇨ **Apports en fibres alimentaires végétales, en eau, en vitamines et en sels minéraux.**

➢ **Un apport léger en viande maigre est également possible :** sous forme de jambon blanc découenné, de blanc de dinde...
⇨ **Apports en protéines animales de haute valeur biologique, en vitamines et en sels minéraux.**

Le déjeuner et le dîner

<u>Le déjeuner</u> doit être énergétique, riche en sucres lents sous forme de féculents, mais doit être également riche en protéines animales, en calcium, en eau et doit apporter un peu de matières grasses, mais idéalement pas sous forme cuite, ainsi que des fibres alimentaires végétales en quantité importante.

<u>Le dîner</u> ne doit pas être aussi calorique que le déjeuner, la présence des féculents n'est pas obligatoire. Les apports en protéines animales doivent être maintenus, idem pour les apports alimentaires en calcium, en eau et en matières grasses (idéalement pas sous forme cuite). Des fibres alimentaires végétales en quantité sont impératives (légumes verts et fruits).

Voici la composition de déjeuner que je vous conseille :

➤ **Produit laitier au choix (sauf lait), apport important :** yaourt, yaourt au soja, petits suisses, fromage blanc, sucrés ou non, édulcorés ou non, avec ou sans fruit, aromatisés ou non, fromage (choix à faire), crème dessert lactée, crème pâtissière, flan… mais peut également être apporté sous la forme de riz au lait, semoule au lait...
⇨ **Apports en calcium et en protéines animales de haute valeur biologique.**

➤ **Un apport en viande, poisson, œuf ou assimilés* :** environ 100g suffisent par déjeuner, ces apports sont **importants**. Les modes de cuisson seront grillés, au court-bouillon, au four, en papillote, micro-onde. Pas trop de viandes en sauce et évitez autant que possible les fritures et les cuissons dans la matière grasse. **Les apports en poisson, surtout « gras », sont très intéressants** pour leur richesse en acide gras à longue chaîne carbonée et en oméga 3.
⇨ **Apports en protéines animales de haute valeur biologique, en calcium, en vitamines et en sels minéraux.**

➢ **Un apport indispensable en féculents :** consommez du pain (le pain complet, aux céréales... **seront nettement mieux** que le pain blanc). Consommez également du riz complet, ou des pâtes complètes ou encore des légumes secs (flageolet, coco, lentilles, soissons...), des pommes de terre… (Rendez vous sur mon site Internet, à la rubrique « liste des féculents », pour obtenir une information beaucoup plus complète sur les féculents de disponibles à la consommation courante). Evitez autant que possible les céréales **blutées***. Les féculents représentent les fondations de votre alimentation et de l'équilibre alimentaire, **ils sont indispensables.**
⇨ **Apport en énergie à diffusion lente et progressive. Les féculents apportent également des fibres alimentaires végétales, des sels minéraux et des vitamines (surtout si céréales complètes).**

➢ **Un apport indispensable en légumes verts (les choix sont à adapter en fonction de la prise de tétée du bébé ou non) :** la consommation de légumes crus est conseillée pour au moins le 1/3 de ces apports totaux journaliers. Les légumes verts peuvent être également cuits, en boîte, surgelés, apportés sous forme de poêlée cuisinée surgelée ou non, frais, sous forme de potage, de crudité...
⇨ **Apports en fibres alimentaires végétales, sels minéraux, vitamines et eau.**

➢ **Un apport en matières grasses :** évitez les graisses cuites telles les viandes cuites dans la matière grasse. Pas trop de crème fraîche. Evitez la margarine végétale si possible. Privilégiez l'huile d'olive pour la cuisson et l'huile de noix pour l'assaisonnement, évitez celle d'arachide. Cependant, l'alternance régulière des huiles végétales est conseillée. Pas d'excès dans les apports. Privilégiez la consommation de beurre. En effet, les margarines, ne sont pas **aussi intéressantes sur le plan nutritionnel, qu'on veut bien vous faire croire !**
⇨ **Apports indispensables en acides gras, omégas 3, 6 et 9, en vitamines A, E, K et D, et en énergie.**

➢ **Un apport en fruit au choix :** fruit frais, fruit frais pressé soi-même, jus de fruits **100% fruit avec leur pulpe**, compote de fruits **sans sucre ajouté, fruits pochés.**
⇨ **Apports en eau, vitamines, sels minéraux et fibres alimentaires végétales.**

➢ **Des apports en produits sucrés :** confitures, gelées, marmelades, sucres, miel, chocolats, gâteaux riches en sucre... n'ont pas d'intérêt particulier, à limiter dans leur consommation. Le goût du sucre peut-être remplacé par des édulcorants : aspartame, sucralose, extrait de Stévia sans aucun problème.

Voici la composition de dîner que je vous conseille :

➢ **Produit laitier au choix (sauf lait), apport important :** yaourt, yaourt au soja, petits suisses, fromage blanc, sucrés ou non, édulcorés ou non, avec ou sans fruit, aromatisés ou non, fromage (choix à faire), crème dessert lactée, crème pâtissière, flan... mais peut également être apporté sous la forme de riz au lait, semoule au lait...
⇨ **Apports en calcium et en protéines animales de haute valeur biologique.**

➢ **Un apport en viande, poisson, œuf ou assimilés* :** environ 100g suffisent par dîner, ces apports sont également **importants**. Les modes de cuisson seront grillés, au court-bouillon, au four, en papillote, micro-onde. Pas trop de viandes en sauce et évitez autant que possible les fritures et les cuissons dans la matière grasse. **Les apports en poisson, surtout « gras », sont très intéressants** pour leur richesse en acide gras à longue chaîne carbonée et en oméga 3.
⇨ **Apports en protéines animales de haute valeur biologique, en calcium, en vitamines et en sels minéraux.** Privilégiez le poisson au dîner.

➢ **Un apport en féculents : non indispensable au dîner** mais pas déconseillé non plus : consommez du pain (le pain complet, aux céréales... **seront nettement mieux** que le pain blanc). Consommez également du riz complet, ou des pâtes complètes ou encore des légumes secs (flageolet, coco, lentilles, soissons...), des pommes de terres... Evitez autant que possible les céréales **blutées***.
⇨ **Apport en énergie à diffusion lente et progressive. Les féculents apportent également des fibres alimentaires végétales, des sels minéraux et des vitamines (surtout <u>si céréales complètes</u>).**

➢ **Un apport en matières grasses :** évitez les graisses cuites telles les viandes cuites dans la matière grasse. Pas trop de crème fraîche. Evitez la margarine végétale si possible. Privilégiez l'huile d'olive pour la cuisson et l'huile de noix pour l'assaisonnement, évitez celle d'arachide. Cependant, l'alternance régulière des huiles végétales est conseillée. Pas d'excès dans les apports. Privilégiez la consommation de beurre. En effet, les margarines, ne sont pas **aussi intéressantes sur le plan nutritionnel, qu'on veut bien vous faire croire !**
⇨ **Apports indispensables en acides gras, omégas 3, 6 et 9, en vitamines A, E, K et D, et en énergie.**

➢ **Un apport en fruit au choix :** fruit frais, fruit frais pressé soi-même, jus de fruits **100% fruit avec leur pulpe**, compote de fruits **sans sucre ajouté, fruits pochés.**
⇨ **Apports en eau, vitamines, sels minéraux et fibres alimentaires végétales.**

➢ **Des apports en produits sucrés :** confitures, gelées, marmelades, sucres, miel, chocolats, gâteaux riches en sucre... n'ont pas d'intérêt particulier, à limiter dans leur consommation. Le goût du sucre peut-être remplacé par des édulcorants : aspartame, sucralose, extrait de Stévia sans aucun problème.

Le goûter

Le goûter pour une femme allaitante est <u>indispensable</u>, il permet d'apporter une quantité d'énergie non négligeable entre les deux repas principaux. Si vous en ressentez le besoin, une collation <u>légère</u> peut également être envisagée.

Voici la composition de goûter que je vous conseille :

➢ **Produit laitier au choix indispensable (sauf lait de mammifère)** : yaourt au lait, yaourt au soja, petits suisses, fromage blanc, sucrés ou non, édulcorés ou non, avec ou sans fruit, aromatisés ou non, fromage (choix à faire), crème dessert lactée, lait de soja, lait d'amande, mais peut également être apporté sous la forme de riz au lait, semoule au lait, crème pâtissière, flan...
⇨ **Apports en calcium et en protéines animales de haute valeur biologique.**

➢ **Un apport en féculent au choix** : pain (le pain complet, aux céréales... **seront nettement mieux** que le pain blanc, le pain peut être grillé soi-même sans problème), céréales complètes type muesli bio, flocons d'avoine bio, biscuits spéciaux pour petit-déjeuner riches en céréales bio, riz au lait, semoule au lait, pain suédois à la farine complète, chocos, parfois des pains au lait... **Evitez de consommer** : toutes les biscottes, cracottes, brioches, les céréales allégées pour régime, les céréales à base de blé soufflé qui sont très sucrées, les galettes de riz soufflé...
⇨ **Apport en énergie à diffusion lente et progressive, ils apportent également des fibres alimentaires végétales, des sels minéraux et des vitamines (si céréales complètes notamment).**

➢ **Un apport en fruit au choix** : fruit frais, fruit frais pressé soi-même, jus de fruits **100% fruit avec leur pulpe**, compote de fruits **sans sucre ajouté.**
⇨ **Apports en eau, vitamines, sels minéraux et fibres alimentaires végétales.**

➢ **Un apport en matières grasses :** privilégiez le beurre, mais pas d'excès d'apport dans votre goûter (et collation, 10g sont suffisants). Attention à la margarine végétale, qui apporte de l'huile de palme en quantité plus ou moins importante, <u>je ne vous la conseille pas</u>. Les beurres allégés en matières grasses sont également allégés en vitamines A, E et D (donc pas très intéressants en définitive).
⇨ **Apports indispensables en acides gras, cholestérol, vitamines A, E et D et en énergie.**

➢ **Des apports en produits sucrés :** confitures, gelées, marmelades, sucres, miel, chocolats, gâteaux riches en sucre, céréales soufflées sucrées... n'ont pas d'intérêt particulier. **Je vous conseille de les éviter au maximum.** Le goût du sucre peut-être remplacé par des édulcorants : aspartame, sucralose, extrait de Stévia sans problème.

➢ **Un apport en légumes verts :** sous forme de potage par exemple, sera possible et sera même très intéressant.
⇨ **Apports en fibres alimentaires végétales, en eau, en vitamines et en sels minéraux.**

➢ **Un apport <u>léger</u> en viande maigre est également possible :** sous forme de jambon blanc découenné, de blanc de dinde...
⇨ **Apports en protéines animales de haute valeur biologique, en vitamines et en sels minéraux.**

☝ Evidemment, il n'est pas question d'apporter à chaque goûter tous les nutriments et familles d'aliments cités ci-avant, vous pouvez par exemple, consommer aujourd'hui une tranche de jambon, avec un peu de pain complet et du beurre et c'est tout. Demain, un fruit, des céréales et un yaourt suffiront... le tout étant d'alterner les choix, et d'apporter surtout à chaque goûter (et collation) : **un apport en féculent et un apport en calcium.**

Exemples de petits-déjeuners (et de goûters) conseillés pour une femme allaitante.

Exemple 1

- Boisson(s) chaude(s) et/ou froide(s) : café décaféiné ou léger, et/ou thé léger, et/ou tisane, sucrée(s) ou édulcorée(s). Pas de lait de mammifères. Les laits de soja ou d'amande sont consommables.

- Yaourt ou fromage blanc ou petits suisses, **consommez ceux que vous aimez : au lait entier**☺, **sucrés**☺ **ou 0% matière grasse et édulcorés**☺☺☺ avec ou sans fruit, au lait de soja ou de mammifère.
⇨ *Apport en produit laitier.*

- **Une portion de pain.** Le pain sera complet ou aux céréales☺☺☺, si vous n'aimez pas le pain complet ni celui aux céréales, consommez du pain blanc à la place☺. Le pain peut être grillé ou non.
⇨ *Apport en féculent.*

- Beurre☺☺☺ ou margarine végétale☹. Les beurres allégés (41 %, 20 %, 15 % MG...) sont moins caloriques, mais ils sont allégés également en vitamines, ce qui réduit leur intérêt nutritionnel. Souvenez vous que **plus la teneur en matières grasses du beurre ou de la margarine végétale est basse, et plus vous pouvez en consommer en proportion**.
⇨ *Apport en matières grasses.*

- 1 compote de fruits sans sucre ajouté.
⇨ *Apport en fruits.*

Exemple 2

- Boisson(s) chaude(s) et/ou froide(s) : café décaféiné ou léger, et/ou thé léger, et/ou tisane, sucrée(s) ou édulcorée(s). Pas de lait de mammifères. Les laits de soja ou d'amande sont consommables.

- Riz au lait « maison » ou industriel, sucré ou édulcoré.
➪ *Apports en produit laitier (lait) + féculent (riz).*

- 1 fruit frais au choix.
➪ *Apport en fruit.*

Exemple 3

- Boisson(s) chaude(s) et/ou froide(s) : café décaféiné ou léger, et/ou thé léger, et/ou tisane, sucrée(s) ou édulcorée(s). Pas de lait de mammifères. Les laits de soja ou d'amande sont consommables.

- 1 verre de jus de fruits 100% fruit pressé.
➪ *Apport en fruit.*

- **Une portion de pain.** Le pain sera complet ou aux céréales☺☺☺, si vous n'aimez pas le pain complet ni aux céréales, consommez du pain blanc à la place☺. Le pain peut être grillé ou non.
➪ *Apport en féculent.*

- Fromage au choix (si possible à pâte dure ou persillée).
➪ *Apports en produit laitier (fromage) et en matières grasses (celles du fromage, voir ci dessous⬇).*

✋ Les matières grasses du fromage remplacent celles apportées par le beurre dans les exemples qui précèdent, et **qui est, dans le cas présent absent**.

Exemple 4

- Yaourt ou fromage blanc ou petits suisses, **consommez ceux que vous aimez : au lait entier☺, sucrés☺ ou 0% matière grasse et édulcorés☺☺☺** avec ou sans fruit, au lait de soja ou de mammifère.
⇨ *Apport en produit laitier.*

- Petits pains suédois (si possible à base de farine de blé complet).
⇨ *Apport en féculent.*

- Beurre☺☺☺ ou margarine végétale☹. Les beurres allégés (41 %, 20 %, 15 % MG...) sont moins caloriques, mais ils sont allégés également en vitamines, ce qui réduit leur intérêt nutritionnel. Souvenez vous que <u>**plus la teneur en matières grasses du beurre ou de la margarine végétale est basse, et plus vous pouvez en consommer en proportion**</u>.
⇨ *Apport en matières grasses.*

Exemple 5

- Boisson(s) chaude(s) et/ou froide(s) : café décaféiné ou léger, et/ou thé léger, et/ou tisane, sucrée(s) ou édulcorée(s). Pas de lait de mammifères. Les laits de soja ou d'amande sont consommables.

- Yaourt ou fromage blanc ou petits suisses, **consommez ceux que vous aimez : au lait entier☺, sucrés☺ ou 0% matière grasse et édulcorés☺☺☺** avec ou sans fruit, au lait de soja ou de mammifère.
⇨ *Apport en produit laitier.*

- Muesli **bio** aux fruits secs.
⇨ *Apports en féculent et en fruits.*

Exemple 6

- Boisson(s) chaude(s) et/ou froide(s) : café décaféiné ou léger, et/ou thé léger, et/ou tisane, sucrée(s) ou édulcorée(s). Pas de lait de mammifères. Les laits de soja ou d'amande sont consommables.

- Yaourt ou fromage blanc ou petits suisses, **consommez ceux que vous aimez : au lait entier**☺, **sucrés**☺ **ou 0% matière grasse et édulcorés**☺☺☺ avec ou sans fruit, au lait de soja ou de mammifère.
⇨ *Apports en produit laitier et en fruit.*

- Crêpes natures fourrées à la compote de fruits rouges.
⇨ *Apports en féculents (farine de blé et Maïzena) et en fruits.*

✋ Dans cet exemple de petit-déjeuner, les matières grasses ne sont à nouveau, pas présentes. Cela n'est pas grave.

Exemple 7

- Lait d'amande aromatisé au chocolat en poudre.
⇨ *Apport en produit laitier.*

- Galette(s) de sarrasin au beurre demi-sel (ou au fromage).
⇨ *Apports en féculent (farine de sarrasin) et en matières grasses (beurre).*

- 1 fruit entier au choix.
⇨ *Apport en fruit.*

Exemples de déjeuners conseillés pour une femme allaitante.

Exemple 1

- Crudités au choix, dressées avec vinaigrette, sel et poivre.
⇨ *Apports en légumes verts + une part d'huile (hors arachide) qui représente une partie des apports conseillés en matières grasses.*

- 1 viande blanche **grillée**, (sel et poivre).
⇨ *Apport en protéines animales.*

- Pâtes (au mieux les pâtes seront à base de blé complet), accompagnées après cuisson d'une noisette de beurre et de gruyère râpé.
⇨ *Le beurre représente la partie restante des apports recommandés en matières grasses pour le déjeuner, en produit laitier qui est représenté par le gruyère râpé (fromage), et en féculent (les pâtes).*

- Pain. Au mieux : le pain sera complet ou aux céréales☺☺☺. Si vous n'aimez pas le pain complet, ni celui aux céréales, consommez du pain blanc à la place☺.
⇨ *Apport en féculent.*

- 1 pomme.
⇨ *Apport en fruit.*

Exemple 2

- Salade composée avec : tomate, concombre, laitue, maïs doux à volonté, du surimi et du thon au naturel + riz (si possible du riz

complet) + un peu d'huile végétale au choix (évitez l'huile d'arachide) pour faire la vinaigrette, sel et poivre.
⇨ *Apports en légumes verts + protéines animales (thon et surimi) + féculent (riz) + matières grasses (huile végétale).*

- Pain. Au mieux : le pain sera complet ou aux céréales☺☺☺. Si vous n'aimez pas le pain complet ni celui aux céréales, consommez du pain blanc à la place☺.
⇨ *Apport en féculent.*

- Fromage au choix (au mieux : fromage à pâte dure ou persillée).
⇨ *Apport en produit laitier.*

- Une compote de fruits au choix **sans sucre ajouté**.
⇨ *Apport en fruits.*

Exemple 3

- 2 tomates farcies avec de la viande blanche hachée et du riz cuit pilaf au curry (si possible du riz complet), sel et poivre.
⇨ *Apports en légume vert (tomates) + protéines animales (viande blanche) + féculent (riz) + matières grasses (l'huile végétale hors arachide fut utilisée pour l'élaboration du riz pilaf).*

- Pain. Au mieux : le pain sera complet ou aux céréales☺☺☺. Si vous n'aimez pas le pain complet ni celui aux céréales, consommez du pain blanc à la place☺.
⇨ *Apport en féculent.*

- 1 yaourt aux fruits au choix **au lait entier**☺, **sucré**☹ **ou 0% matière grasse et édulcoré**☺☺☺ avec ou sans fruit.
⇨ *Apport en produit laitier.*

- Banane.
⇨ *Apport en fruit.*

Exemple 4

- Salade composée de pommes de terre, avec une vinaigrette confectionnée avec de la moutarde, de la sauce Maggi saveur (genre Viandox), sel et poivre.
⇨ *Apports en féculent (pommes de terre) + matières grasses (huile végétale hors huile d'arachide).*

- 1 beau rouget cuit en papillote, accompagné d'une julienne de légumes verts à volonté, sel et poivre.
⇨ *Apports en protéines animales (poisson) + légumes verts.*

- Pain. Au mieux : le pain sera complet ou aux céréales☺☺☺. Si vous n'aimez pas le pain complet ni celui aux céréales, consommez du pain blanc à la place☺.
⇨ *Apport en féculent.*

- Fromage au choix (au mieux : fromage à pâte dure ou persillée).
⇨ *Apport en produit laitier.*

- 1 pomme cuite au four.
⇨ *Apport en fruit.*

Exemple 5

- Moules de bouchot **à volonté**, mode de cuisson au choix, sel et poivre.
⇨ *Apport en protéines animales (moules).*

- Pommes de terre frites au four (frites surgelées à cuire au four), ou bien des frites naturelles « maison » à cuire dans la machine qui n'utilise d'une cuillère à soupe d'huile... Pas d'huile d'arachide.
⇨ *Apports en féculent (pommes de terre) + matières grasses.*

- Pain. Au mieux : le pain sera complet ou aux céréales☺☺☺. Si vous n'aimez pas le pain complet ni celui aux céréales, consommez du pain blanc à la place☺.
➪ *Apport en féculent.*

- Laitue **à volonté** avec vinaigrette (hors huile d'arachide).
➪ *Apports en matières grasses + légume vert (laitue).*

- Fromage blanc, **au lait entier**☺, **sucré**☺ ou **0% matière grasse et édulcoré**☺☺☺, accompagnés de morceaux de fruit frais au choix.
➪ *Apports en produit laitier et en fruits.*

Exemple 6

- Salade de tomates avec vinaigrette, sel et poivre.
➪ *Apports en légume vert (tomate) + matières grasses (huile végétale hors arachide).*

- Quiche au poisson (poisson au choix), confectionnée avec une pâte feuilletée ou brisée.
➪ *Apport en protéines animales (poisson) + apport léger en produits laitiers (appareil à flan) + apport léger en féculent (pâte feuilletée ou brisée).*

- Pain. Au mieux : le pain sera complet ou aux céréales☺☺☺. Si vous n'aimez pas le pain complet ni le pain aux céréales, consommez du pain blanc à la place☺.
➪ *Apport en féculent.*

- 1 semoule de riz au lait de soja faite « maison » ou industrielle.
➪ *Apports en produit laitier (lait de soja) + féculent.*

- Tranches d'ananas au naturel.
➪ *Apport en fruit.*

Exemples de dîners conseillés pour une femme allaitante.

Exemple 1

- Potage de légumes (la quantité de potage n'est pas limitée), sel et poivre.
⇨ *Apport en légumes verts.*

- 2 gros œufs cuits sur « le plat », dans une poêle antiadhésive, avec un peu d'huile végétale au choix (hors arachide).
⇨ *Apports en protéines animales (œufs) + matières grasses (huile).*

- Bouquets de chou brocoli à volonté, cuits à la vapeur, sel et poivre.
⇨ *Apport en légume vert.*

- Pain. Au mieux : le pain sera complet ou aux céréales☺☺☺. Si vous n'aimez pas le pain complet ni celui aux céréales, consommez du pain blanc à la place☺.
⇨ *Apport en féculent.*

- Fromage au choix (au mieux : fromage à pâte dure ou persillée).
⇨ *Apport en produit laitier.*

- Une poignée de cerises.
⇨ *Apport en fruits.*

Exemple 2

- Taboulé.
⇨ *Apports en féculent (semoule) + matières grasses (huile végétale dans le taboulé).*

- Roulades de blancs de poireaux au jambon blanc découenné et dégraissé, accompagnées de lait de coco, le tout parsemé de gruyère râpé, et cuites au four, sel et poivre.
⇨ *Apports en légume vert (poireaux) + protéines animales (jambon blanc) + matières grasses et produit laitier (gruyère).*

- Pain. Au mieux : le pain sera complet ou aux céréales☺☺☺. Si vous n'aimez pas le pain complet ni celui aux céréales, consommez du pain blanc à la place☺.
⇨ *Apport en féculent.*

- Un yaourt au soja, sucré ou non.
⇨ *Apport en produit laitier.*

- Une compote de rhubarbe faite « maison » édulcorée ou sucrée.
⇨ *Apport en fruit (pas tout à fait vrai, en effet, la rhubarbe est un légume vert...)*

Exemple 3

- Salade composée de crevettes décortiquées, coques, tomate, concombre, pomme golden coupée en dès, jeunes pousses de maïs doux, le tout assaisonné d'une sauce fromage blanc + un peu d'huile végétale (pas d'arachide) + jus de citron ou vinaigre, sel et poivre.
⇨ *Apports en légumes verts (tomate, jeunes pousses de maïs et concombre) + protéines animales (crevettes, coques) + produit laitier (fromage blanc) + matières grasses (huile végétale) + apport en fruit (pomme).*

- Pain. Au mieux : le pain sera complet ou aux céréales☺☺☺. Si vous n'aimez pas le pain complet ni celui aux céréales, consommez du pain blanc à la place☺.
⇨ *Apport en féculent.*

Exemple 4

- Salade de pommes de terre sauce vinaigrette à la moutarde, sel et poivre.
⇨ *Apports en féculent (pommes de terre) + matières grasses (huile végétale hors arachide).*

- Rôti de bœuf cuit.
⇨ *Apport en protéines animales.*

- Bouquets de chou fleur cuits à la vapeur, nappés d'une sauce béchamel, sel et poivre.
⇨ *Apports en légume vert (chou fleur) + produit laitier (béchamel) + féculent (béchamel).*

- Pain. Au mieux : le pain sera complet ou aux céréales☺☺☺. Si vous n'aimez pas le pain complet ni celui aux céréales, consommez du pain blanc à la place☺.
⇨ *Apport en féculent.*

- Fromage au choix (au mieux : fromage à pâte dure ou persillée).
⇨ *Apport en produit laitier.*

- 2 clémentines.
⇨ *Apport en fruits.*

Exemple 5

- Potage de légumes au choix, sel et poivre.
➪ *Apport en légumes verts.*

- Une andouillette grillée.
➪ *Apport en protéines animales.*

- Petits pois carottes, accompagnés d'une noisette de beurre.
➪ ***Apports en légumes verts (petits pois et carottes) + matières grasses (beurre).***

- Pain. Au mieux : le pain sera complet ou aux céréales☺☺☺. Si vous n'aimez pas le pain complet ni celui aux céréales, consommez du pain blanc à la place☺.
➪ *Apport en féculent.*

- 1 crème dessert light ou non (du commerce) saveur chocolat.
➪ *Apport en produit laitier.*

- Salade de fruits au naturel ou au sirop léger.
➪ *Apport en fruits.*

Tableau récapitulatif.

Dénominations	Intérêt général	Intérêt petit déjeuner	Intérêt au déjeuner	Intérêt au goûter	Intérêt au dîner
Produits laitiers (hors laits)	☺☺☺*	☺☺☺	☺☺☺	☺☺☺	☺☺☺
Fromages	☺☺☺*	☺☺☺	☺☺☺	☺☺☺	☺☺
Viandes, œufs, poissons et assimilés*	☺☺☺	☺	☺☺☺	☺	☺☺☺
Pain blanc	☺*	☺	☺	☺	☺
Pain complet et assimilés	☺☺☺	☺☺☺	☺☺☺	☺☺☺	☺☺☺
Légumes verts et fruits frais	☺☺☺	☺☺☺	☺☺☺	☺☺☺	☺☺☺
Féculents blutées*	☺	☺	☺	☺	☺
Féculents complets	☺☺☺	☺☺☺	☺☺☺	☺☺☺	☺☺
Matières grasses	☺☺☺	☺☺☺	☺☺☺	☺	☺☺
Sucres et produits sucrés	☹*	☹	☹	☹	☹
Activité physique	☺☺☺				
Perte de poids	☹				
Importante de la diététique	☺☺☺				

Je résume, l'alimentation d'une femme allaitante (en bonne santé).

➢ L'alimentation sera parfaitement équilibrée, composée, au mieux, de 4 repas dans la journée, pas de repas sauté.
➢ Au rayon des produits laitiers (hors fromage) : tous sauf les laits de mammifères : yaourt, fromage blanc, petit suisse, crème dessert, laits de soja, d'amande, avec ou sans fruit, sucré ou non...
➢ Au rayon des fromages : des choix sont à faire, ceux à pâtes dures et à pâtes persillées sont à privilégier.
➢ Au rayon des viandes, poissons, œufs et **assimilés*** : des choix sont à faire. **Favorisez les poissons gras** et les cuissons grillées, sans matière grasse cuite. Idéalement des apports se feront au moins aux deux repas principaux : au déjeuner et au dîner.
➢ Au rayon du pain : **privilégiez** les pains complets, aux céréales... plutôt que **le pain blanc qu'il faut mieux éviter.**
➢ Au rayon des féculents (pommes de terre, légumes secs, riz, pâtes... rendez vous sur mon site à la rubrique « - Liste des féculents ») : tous, et apports possibles à tous les repas. **Privilégiez** les féculents à base de céréales complètes (pâtes complètes, riz complet...)
➢ Au rayon des légumes verts (rendez vous sur mon site à la rubrique : « - Liste des légumes verts ») : choix à faire, **apports importants et en bonne quantité** au moins aux deux repas principaux.
➢ Au rayon des fruits frais, compotes, jus de fruits 100% fruit : tous et en **quantité importante.**
➢ Au rayon des matières grasses : toutes en les alternants. Evitez la margarine végétale et l'huile d'arachide cependant.
➢ Au rayon du sucre et des produits sucrés : tous, pas d'excès, à limiter.
➢ Au rayon des boissons : eau minérale plate ou gazeuse en de bonnes quantités, en bouteille, **évitez les eaux du robinet.**
➢ Au rayon des condiments (sel, poivre, épices, moutarde...) : tous, pas d'excès de sel.

L'ALIMENTATION DES FEMMES ENCEINTES

Les mots accompagnés d'un astérisque* sont définis à la page 419.

La grossesse **peut être divisée en deux phases :**

- **De la 1ère semaine à la 20ème semaine** : mise en réserve et développement maternel par phénomène d'anticipation.
- **De la 21ème semaine à la 40ème semaine** (en temps normal) : développement maternel et surtout fœtal.

La prise de poids totale pour la mère, pendant la durée de grossesse, doit être comprise **idéalement** entre 7 et 12 Kg à terme. La meilleure prise de poids à terme étant de environ 11 Kg.

Une femme maigre a plus de risque d'avoir un enfant de faible poids, il faudra donc qu'elle mange davantage qu'une femme forte qui, elle, a plus de risque de donner naissance à un gros bébé.

Mesures hygiéno-diététiques :

1- **Suppression totale** du tabac.

2- **Suppression totale** des alcools.

3- La consommation en poissons gras (thon rouge, saumon, hareng, truite, anguille, sardine, maquereau, anchois, hareng, perche...) devra être importante : **au moins 3 fois par semaine.**

Pourquoi ? Les apports en oméga 3 sont très importants chez la femme enceinte, et les poissons gras en sont riches. Les poissons gras apportent également de grandes quantités d'acides gras à longue chaîne carbonée, qui **sont indispensables** dans la synthèse cérébrale de l'enfant. Ils apportent également de la vitamine D...

4- La consommation des édulcorants (aspartame, extrait de Stévia, sucralose) peut se faire sans soucis apparent.

Pourquoi ? Les études faites à leur sujet n'ont pas démontrées le moindre risque alimentaire dans leur **consommation raisonnée** chez la femme enceinte, ni chez aucun autre groupe d'individu.

5- Consommez de façon importante des fruits et des légumes verts, crus ou cuits. <u>**Au mieux, ils seront bio.**</u> **Consommez la peau <u>bien lavée</u>** de ceux-ci, dès lors que c'est consommable (peau des courgettes par exemple...)

Pourquoi ? Les légumes verts sont d'excellents apports en fibres alimentaires végétales, en vitamines et en sels minéraux, qui sont des alliés indispensables au bon déroulement de la grossesse. Les légumes bio vous apporteront moins de pesticides, qui sont hautement nocifs pour votre santé et celle du bébé, car ils traversent facilement la barrière placentaire.

6- Privilégiez la consommation de légumes verts à feuilles sombres (choux, épinards, haricots verts...)

Pourquoi ? Les légumes verts sont d'importants apports en vitamine B9. La carence en vitamine B9 pendant la grossesse, est responsable du **spina-bifida*** du nouveau né.

7- Pas de consommation de son de blé pendant la grossesse.

Pourquoi ? Le son de blé peut irriter le tube digestif et diminuer l'absorption intestinale des indispensables sels minéraux.

8- Les apports en sel doivent être normaux (**sauf si prescription médicale contraire**) : ne pas resaler à table, le sel sera « **iodé et fluoré** » (c'est marqué sur l'emballage).

Pourquoi ? Les insuffisances d'apports en sodium, tous comme les excès, peuvent être dangereux pendant la gestation. Le fluor, lui, rentre dans la synthèse du squelette et des dents du fœtus.

9- La consommation générale en poisson, viande, œuf et **assimilé*** devra être relativement importante, au moins aux deux repas principaux.

Pourquoi ? Les anémies sont fréquentes lors des périodes de gestation. Les viandes, poissons et œufs sont de très bons apports en fer et en zinc, limitant les risques d'anémie ferriprive (carence en fer) et d'anémie mégaloblastique (carence en vitamine B12).

10- Les apports en produits laitiers devront être importants sous formes de fromages **pasteurisés**, laits (tous sauf le lait de soja à limiter), desserts lactés, yaourts (tous sauf à base de lait de soja).
Pourquoi ? Les apports en calcium sous forme de produits laitiers notamment, permettront de couvrir les besoins importants en calcium et en protéines animales de haute valeur biologique de l'enfant en développement, et d'éviter par la même occasion une déminéralisation osseuse de la mère. Pour le soja : voir point N°28.

11- « Je n'aime pas les produits laitiers » !
Possibilités : consommez des eaux minérales riches en calcium (Gourmayer, Hépar et Contrex). Attention, même si certains produits à base de soja (tofu ou jus de soja, desserts à base de soja) sont enrichis en calcium, **il ne faut pas en consommer plus d'un par jour au maximum** pendant la grossesse.
Pourquoi ? Voir le point N°28.

12- Privilégiez les eaux de boissons riches en magnésium (Rozana, Hépar), à la place de l'eau du robinet qu'il faudra éviter.
Pourquoi ? Il existe une corrélation entre la durée de gestation, la taille et le poids de l'enfant à terme, avec les apports alimentaires en magnésium. En prime, les eaux minérales sont pauvres en nitrates, qui sont nocifs pendant la période de grossesse.

13- Eliminez les aliments et les modes de cuissons indigestes tels : les charcuteries grasses, les produits trop salés, trop fumés, les graisses cuites, les fritures, les légumes secs entiers, les eaux gazeuses.
Pourquoi ? La compression abdominale par le fœtus, associée à des difficultés à la digestion, peut entraîner un inconfort digestif sérieux et durable pour la femme enceinte.

14- L'alimentation doit être d'une grande qualité hygiénique : bien laver les légumes et les fruits, consommez des fromages **au lait pasteurisé**, **ne pas consommer la croûte des fromages**, bien cuire les viandes (**pas de viandes saignantes ni crues**), ne pas consommer de poissons crus, ni crustacés crus (huître...)

Pourquoi ? Pour éviter la **listériose***, les parasitoses telles la **toxoplasmose*** et la contamination par **l'anisakis***...

15- Dans le réfrigérateur : emballez bien les aliments fragiles (viandes, poissons, plats préparés) et placez-les dans la zone la plus froide. Séparez les aliments crus des aliments cuits. Mettez rapidement les restes au réfrigérateur et ne les conservez pas plus de 2 à 3 jours au maximum. Désinfectez fréquemment le réfrigérateur. Lavez vous soigneusement les mains après chaque manipulation à risque et avant chaque repas.

Pourquoi ? Cela vous permettra de prévenir la plupart des risques d'infections microbiennes potentiellement dangereuses.

16- Il faut éviter les recettes contenant des œufs crus (mayonnaise maison, par exemple). Si vous en faites, ne gardez pas les restes, jetez ce que vous n'avez pas consommé **immédiatement**.

Pourquoi ? Les œufs crus et les préparations à base d'œuf cru, sont susceptibles d'héberger des salmonelles, dont la toxi-infection alimentaire qu'elle provoque : la **salmonellose,** est potentiellement mortelle pour le fœtus.

17- Favorisez la consommation des agrumes chez les fruits.

Pourquoi ? Les agrumes sont riches en vitamine C, et la vitamine C favorise l'absorption du fer alimentaire. Elle aide donc à prévenir une fréquente carence en fer chez la femme enceinte.

18- **Il n'est pas question de manger plus** pendant la grossesse, sous prétexte que vous êtes deux à nourrir par une seule bouche.

Pourquoi ? Une alimentation équilibrée, avec des apports alimentaires consommés lentement, qui couvrent la satiété, sont suffisants pour vous deux (pas besoin d'en rajouter !) Un goûter peut cependant être le bienvenu.

19- Tous les corps gras devront être présents dans l'alimentation : beurre, crème fraîche, huiles végétales.

Pourquoi ? Le bébé, pendant son développement, à besoin de tous les nutriments que les corps gras peuvent lui apporter (acides gras, vitamines A, E, K et D, cholestérol…)

20- Les cocktails de vitamines et d'oligo-éléments, ne sont pas une obligation nutritionnelle pour une femme enceinte.

Pourquoi ? Une alimentation saine et équilibrée, où tous les nutriments sont apportés, est suffisante pour permettre à la femme enceinte et au bébé en développement, d'obtenir tout ce dont ils ont besoins. De plus, ces cocktails peuvent contenir d'autres vitamines ou oligo-éléments dont la consommation **en quantité élevée est contre-indiquée** chez la femme enceinte.

21- Attention à ne pas abuser du café ou du thé.

Pourquoi ? La caféine et la théine sont deux excitants cardiaques, bien inutiles pendant la période de grossesse. De plus, ces deux protéines passent très aisément la barrière placentaire : le bébé aura alors, lui aussi, sa dose d'excitant cardiaque, dont il peut, également, aisément se passer. **Solution : buvez du café décaféiné**.

22- Vous avez tout le temps faim ?

Pourquoi ? Votre alimentation n'est très certainement pas équilibrée. Suivez les règles nutritionnelles qui vous seront ultérieurement conseillées, et laissez vous guider par les semaines de menus proposées, disponibles directement en ligne sur mon site Internet.

23- La consommation de levure de bière en paillettes est très intéressante.

Pourquoi ? Elles représentent de très gros apports en vitamines du groupe B qui sont très importantes, ainsi qu'en protéines de haute valeur biologique.

24- Vous ne devez pas manger plus, si vous attendez un seul enfant, des jumeaux ou des triplés.

Pourquoi ? Vos besoins énergétiques et nutritionnels, ne s'en retrouvent que **très légèrement augmentés**.

25- Etre végétarienne ou végétalienne pendant une grossesse, peut être dangereux, sans un suivi nutritionnel avec un diététicien.
Pourquoi ? En ne consommant aucun produit d'origine animale, vous risquez des carences graves en vitamine B12 conduisant à une anémie sévère (appelée anémie mégaloblastique).

26- Comment éviter les nausées et les vomissements dans les 4 premiers mois de grossesse ?
Possibilités : ils sont accentués par un laps de temps trop long entre deux repas, dans ce cas, fractionnez votre alimentation au cours de la journée en prenant trois repas plus légers que d'habitude, qui seront complétés par un goûter et une collation. Essayez également de ne pas prendre de petit-déjeuner trop tard le matin.

27- Il est **déconseillé** aux femmes enceintes de consommer du foie, de n'importe quel animal. (Une fois de temps en temps seulement).
Pourquoi ? Les foies sont riches en vitamines, notamment en vitamine A, dont la surcharge alimentaire est susceptible d'être **tératogène***.

28- Par précaution, il est conseillé aux femmes enceintes de ne pas trop consommer de produits à base de soja.
Pourquoi ? Le soja contient des phyto-oestrogènes, pouvant **éventuellement** (ce n'est cependant pas réellement prouvé chez l'homme à l'heure où ses lignes sont écrites) provoquer des effets indésirables chez le bébé.

29- Si vous possédez des d'antécédents d'allergie dans votre famille (parents du 1er degré), il est conseillé d'éviter l'arachide et tous les aliments contenant de l'arachide : cacahuètes et pâte ou beurre de cacahuètes, huile d'arachide, pendant la grossesse.
Pourquoi ? Cela préviendra éventuellement certains risques futurs d'allergies alimentaires du nouveau né.

Plan type d'une journée d'alimentation, adapté à la femme enceinte.

☝ **ATTENTION :** il s'agit d'une proposition d'alimentation adaptée aux femmes enceintes <u>en bonne santé</u>, c'est-à-dire aux femmes enceintes qui ne souffrent d'aucune pathologie connue, et ne réclamant aucune autre mesure diététique particulière.

Le petit-déjeuner

Le petit déjeuner doit être énergétique, riche en sucres lents sous forme de féculent, mais doit être également riche en calcium, en eau et doit apporter un peu de matières grasses et des fibres alimentaires végétales en quantité.

Voici la composition de petit-déjeuner que je vous conseille :

➢ **Produit laitier au choix, ces apports sont importants :** laits de mammifères (vache, brebis, chèvre...) entiers, demi-écrémés, écrémés, lait d'amande, lait de soja (à limiter), yaourt, petit suisse, fromage blanc, sucrés ou non, avec ou sans fruit, à base de soja (à limiter) ou non, édulcorés ou non, allégés en matières grasses ou non, fromage au lait pasteurisé sans la croûte, crème dessert lactée, crème pâtissière, flan... mais peut également être apporté sous la forme de riz au lait, semoule au lait...
⇨ **Apports en calcium et en protéines animales de haute valeur biologique.**

➢ **Un apport en féculent au choix :** pain (le pain complet, aux céréales... **seront nettement mieux** que le pain blanc, le pain peut être grillé soi-même sans problème), céréales complètes type muesli, flocons d'avoine, biscuits spéciaux pour petit-déjeuner riches en céréales, riz au lait, semoule au lait, pain suédois à la

farine complète, chocos, parfois des pains au lait… **Evitez de consommer :** toutes les biscottes, cracottes, brioches, les céréales allégées pour régime, les céréales à base de blé soufflé qui sont très sucrées, les galettes de riz soufflé…
➪ **Apport en énergie à diffusion lente et progressive, ils apportent également des fibres alimentaires végétales, des sels minéraux et des vitamines (si céréales complètes notamment).**

➢ **Un apport en fruit au choix :** fruit frais, fruit frais pressé soi-même, jus de fruits **100% fruit avec leur pulpe**, compote de fruits **sans sucre ajouté.**
➪ **Apports en eau, vitamines, sels minéraux et fibres alimentaires végétales.**

➢ **Un apport en matières grasses :** privilégiez le beurre, mais pas d'excès d'apport dans votre petit déjeuner (10g sont suffisants). Attention à la margarine végétale, qui apporte de l'huile de palme en quantité plus ou moins importante, je ne vous la conseille pas. Les beurres allégés en matières grasses sont également allégés en vitamines A, E et D (donc pas très intéressants en définitive).
➪ **Apports indispensables en acides gras, cholestérol, vitamines A, E et D et en énergie.**

➢ **Des apports en produits sucrés :** confitures, gelées, marmelades, sucres, miel, chocolats, gâteaux riches en sucre, céréales soufflées sucrées… n'ont pas d'intérêt particulier. **Je vous conseille de les éviter.** Le goût du sucre peut-être remplacé par des édulcorants : aspartame, sucralose, extrait de Stévia sans problème.

➢ **Un apport en légumes verts :** sous forme de potage par exemple, sera possible et sera même très intéressant.
➪ **Apports en fibres alimentaires végétales, en eau, en vitamines et en sels minéraux.**

➢ **Un apport léger en viande maigre est également possible :** sous forme de jambon blanc découenné, de blanc de dinde…
➪ **Apports en protéines animales de haute valeur biologique, en vitamines et en sels minéraux.**

Le déjeuner et le dîner

Le déjeuner doit être énergétique, riche en sucres lents sous forme de féculents, mais doit être également riche en protéines animales, en calcium, en eau et doit apporter un peu de matières grasses, mais si possible, pas sous forme cuite, ainsi que des fibres alimentaires végétales en quantité importante.

Le dîner ne doit pas être aussi calorique que le déjeuner, la présence des féculents n'est pas une obligation. Les apports en protéines animales doivent être maintenus, idem pour les apports alimentaires en calcium, en eau et en matières grasses (idéalement ils ne seront pas sous forme cuite). Des fibres alimentaires végétales en quantité, sont impératives.

Voici la composition de déjeuner que je vous conseille :

➢ **Produit laitier au choix, ces apports sont importants** : laits de mammifères (vache, brebis, chèvre...) entiers, demi-écrémés, écrémés, lait d'amande, lait de soja (à limiter), yaourt, petit suisse, fromage blanc, sucrés ou non, avec ou sans fruit, à base de soja (à limiter) ou non, édulcorés ou non, allégés en matières grasses ou non, fromage au lait pasteurisé sans la croûte, crème dessert lactée, crème pâtissière, flan... mais peut également être apporté sous la forme de riz au lait, semoule au lait...
↪ **Apports en calcium et en protéines animales de haute valeur biologique.**

➢ **Un apport en viande, poisson, œuf ou assimilés*** : environ 100g suffisent par déjeuner, ces apports sont importants. Les modes de cuisson seront grillés, au court-bouillon, au four, en papillote, micro-onde. Pas trop de viandes en sauce, et évitez autant que possible les fritures et les cuissons dans la matière grasse. **Les apports en poisson surtout « gras » sont très intéressants** pour leur richesse en acide gras à longue chaîne carbonée et en oméga 3.
↪ **Apports en protéines animales de haute valeur biologique, en calcium, en vitamines et en sels minéraux.**

➢ **Un apport indispensable en féculents :** consommez du pain (le pain complet, aux céréales... **seront nettement mieux** que le pain blanc). Consommez également du riz complet, ou des pâtes complètes ou encore des légumes secs (flageolet, coco, lentilles, soissons...), des pommes de terre... (Rendez vous sur mon site Internet, à la rubrique « liste des féculents », pour obtenir une information beaucoup plus complète sur les féculents de disponibles à la consommation courante). Evitez autant que possible les céréales **blutées*.** Les féculents représentent les fondations de votre alimentation et de l'équilibre alimentaire, **ils sont indispensables.**
⇨ **Apport en énergie à diffusion lente et progressive. Les féculents apportent également des fibres alimentaires végétales, des sels minéraux et des vitamines** (surtout **si céréales complètes**).

➢ **Un apport indispensable en légumes verts :** la consommation de légumes crus, **avec respect des règles d'hygiène strictes**, est conseillée pour au moins le 1/3 de ces apports totaux journaliers. Les légumes verts peuvent être également cuits, en boîte, surgelés, apportés sous forme de poêlée cuisinée (surgelée ou non), frais, sous forme de potage...
⇨ **Apports en fibres alimentaires végétales, en sels minéraux, en vitamines et en eau.**

➢ **Un apport en matières grasses :** évitez les graisses cuites telles les viandes cuites dans la matière grasse. Pas trop de crème fraîche. Evitez la margarine végétale si possible. Privilégiez l'huile d'olive pour la cuisson et l'huile de noix pour l'assaisonnement. Cependant, l'alternance régulière des huiles végétales est conseillée. Pas d'excès dans les apports. Attention à l'huile d'arachide.
⇨ **Apports indispensables en acides gras, omégas 3, 6 et 9, en vitamines A, E, K et D et en énergie.**

➢ **Un apport en fruit au choix :** fruit frais, fruit frais pressé soi-même, jus de fruits **100% fruit avec leur pulpe**, compote de fruits **sans sucre ajouté, fruits pochés.**
⇨ **Apports indispensables en eau, vitamines, sels minéraux et fibres alimentaires végétales.**

➢ **Des apports en produits sucrés :** confiture, gelée, marmelade, sucres, miel, chocolats, gâteaux riches en sucre... n'ont pas d'intérêt particulier, à part **celui de vous faire trop grossir pendant votre grossesse** (prise de poids optimale au terme : entre 7 et 12 Kg). **Je vous conseille de les éviter.** Le goût du sucre peut-être remplacé par des édulcorants : aspartame, sucralose, extrait de Stévia sans aucun problème <u>connu à l'heure ou ses lignes sont écrites</u>.

Voici la composition de dîner que je vous conseille :

➢ **Produit laitier au choix, ces apports sont importants :** laits de mammifères (vache, brebis, chèvre...) entiers, demi-écrémés, écrémés, lait d'amande, lait de soja (à limiter), yaourt, petit suisse, fromage blanc, sucrés ou non, avec ou sans fruit, à base de soja (à limiter) ou non, édulcorés ou non, allégés en matières grasses ou non, fromage au lait pasteurisé sans la croûte, crème dessert lactée, crème pâtissière, flan... mais peut également être apporté sous la forme de riz au lait, semoule au lait...
⇨ **Apports en calcium et en protéines animales de haute valeur biologique.**

➢ **Un apport en viande, poisson, œuf ou assimilés* :** environ 100g suffisent par dîner, ces apports sont importants. Les modes de cuisson seront grillés, au court-bouillon, au four, en papillote, micro-onde. Pas trop de viandes en sauce, et évitez autant que possible les fritures et les cuissons dans la matière grasse. **Les apports en poisson surtout « gras » sont très intéressants** pour leur richesse en acide gras à longue chaîne carbonée et en oméga 3, ils seront privilégiés au cours du dîner.
⇨ **Apports en protéines animales de haute valeur biologique, en calcium, en vitamines et en sels minéraux.**

➢ **Un apport en féculents : non indispensable au dîner.** Si sensations de faim nocturnes, ou activité physique assez importante dans la journée, des apports en féculents peuvent alors être maintenus au repas du dîner, **et respecteront les mêmes règles nutritionnelles qu'au déjeuner :** consommez du pain (le pain complet, aux céréales... **seront nettement mieux** que le pain blanc).

Consommez également du riz complet, ou des pâtes complètes ou encore des légumes secs (flageolet, coco, lentilles, soissons...), des pommes de terre... Evitez autant que possible les céréales **blutées***.
⇨ **Apport en énergie à diffusion lente et progressive. Ils apportent également des fibres alimentaires végétales, des sels minéraux et des vitamines (surtout <u>si céréales complètes</u>).**

➢ **Un apport <u>indispensable</u> en légumes verts :** la consommation de légumes crus est conseillée pour au moins le 1/3 de ces apports (toujours veiller au respect strict des règles d'hygiène), les légumes verts peuvent être également cuits, en boîte, surgelés, apportés sous forme de poêlée cuisinée (surgelée ou non), frais, potage...
⇨ **Apports indispensables en fibres alimentaires végétales, en sels minéraux, en vitamines et en eau.**

➢ **Un apport en matières grasses :** évitez les graisses cuites telles les viandes cuites dans la matière grasse. Pas trop de crème fraîche. Evitez la margarine végétale. Privilégiez l'huile d'olive pour la cuisson et l'huile de noix pour l'assaisonnement. Cependant, l'alternance régulière des huiles végétales est conseillée. Pas d'excès dans les apports. Attention à l'huile d'arachide. Il est conseillé d'en apporter un peu moins qu'au déjeuner en quantité.
⇨ **Apports importants en acides gras, omégas 3, 6 et 9, en vitamines A, E, K et D indispensables, et en énergie.**

➢ **Un apport en fruit au choix :** fruit frais, fruit frais pressé soi-même, jus de fruits **100% fruit avec leur pulpe**, compote de fruits **sans sucre ajouté, fruits pochés.**
⇨ **Apports indispensables en eau, vitamines, sels minéraux et fibres alimentaires végétales.**

➢ **Des apports en produits sucrés :** confiture, gelée, marmelade, sucres, miel, chocolats, gâteaux riches en sucre... n'ont pas d'intérêt **Je vous conseille de les éviter**. Le goût du sucre peut-être remplacé par des édulcorants : aspartame, sucralose, extrait de Stévia sans aucun problème <u>connu à l'heure ou ses lignes sont écrites.</u>

Le goûter

Le goûter pour une femme enceinte est intéressant si sensations de faim. Si la faim n'est pas présente, il ne sera pas judicieux de goûter automatiquement. Ce goûter est intéressant surtout sur les derniers mois de la grossesse. Il permet d'apporter une quantité d'énergie non négligeable entre les deux repas principaux, surtout si les nausées rendent ces derniers difficiles.

Voici la composition de goûter que je vous conseille :

➢ **Produit laitier au choix, ces apports sont importants :** laits de mammifères (vache, brebis, chèvre...) entiers, demi-écrémés, écrémés, lait d'amande, lait de soja (à limiter), yaourt, petit suisse, fromage blanc, sucrés ou non, avec ou sans fruit, à base de soja (à limiter) ou non, édulcorés ou non, allégés en matières grasses ou non, fromage au lait pasteurisé sans la croûte, crème dessert lactée, crème pâtissière, flan... mais peut également être apporté sous la forme de riz au lait, semoule au lait...
⇨ **Apports en calcium et en protéines animales de haute valeur biologique.**

➢ **Un apport en féculent au choix :** pain (le pain complet, aux céréales... **seront nettement mieux** que le pain blanc, le pain peut être grillé soi-même sans problème), céréales complètes type muesli, flocons d'avoine, biscuits spéciaux pour petit-déjeuner riches en céréales, riz au lait, semoule au lait, pain suédois à la farine complète, chocos, parfois des pains au lait... **Evitez de consommer :** toutes les biscottes, cracottes, brioches, les céréales allégées pour régime, les céréales à base de blé soufflé qui sont très sucrées, les galettes de riz soufflé...
⇨ **Apport en énergie à diffusion lente et progressive, ils apportent également des fibres alimentaires végétales, des sels minéraux et des vitamines (si céréales complètes notamment).**

➢ **Un apport en fruit au choix :** fruit frais, fruit frais pressé soi-même, jus de fruits **100% fruit avec leur pulpe**, compote de fruits **sans sucre ajouté.**
⇨ **Apports en eau, vitamines, sels minéraux et fibres alimentaires végétales.**

➢ **Un apport en matières grasses :** privilégiez le beurre, mais pas d'excès d'apport dans votre petit déjeuner (10g sont suffisants). Attention à la margarine végétale, qui apporte de l'huile de palme en quantité plus ou moins importante, je ne vous la conseille pas. Les beurres allégés en matières grasses sont également allégés en vitamines A, E et D (donc pas très intéressants en définitive).
⇨ **Apports indispensables en acides gras, cholestérol, vitamines A, E et D et en énergie.**

➢ **Des apports en produits sucrés :** confitures, gelées, marmelades, sucres, miel, chocolats, gâteaux riches en sucre, céréales soufflées sucrées... n'ont pas d'intérêt particulier. **Je vous conseille de les éviter**. Le goût du sucre peut-être remplacé par des édulcorants : aspartame, sucralose, extrait de Stévia sans problème.

➢ **Un apport léger en viande maigre est également possible :** sous forme de jambon blanc découenné, de blanc de dinde...
⇨ **Apports en protéines animales de haute valeur biologique, en vitamines et en sels minéraux.**

☝ Evidemment, il n'est pas question d'apporter à chaque goûter tous les nutriments et familles d'aliments cités ci-avant, vous pouvez par exemple, consommer aujourd'hui une tranche de jambon, avec un peu de pain complet et du beurre et c'est tout. Demain, un fruit, des céréales et un yaourt suffiront... le tout étant d'alterner les choix, et d'apporter surtout à chaque goûter : **un apport en féculent et un apport en calcium.**

Exemples de petits-déjeuners (et de goûters) conseillés pour une femme enceinte.

Exemple 1

- Boisson(s) chaude(s) et/ou froide(s) : café décaféiné ou léger, et/ou thé léger, et/ou tisane, sucrée(s) ou édulcorée(s), laits de mammifères au choix. Le lait de soja est possible mais vous limiterez sa consommation, le lait d'amande ne posera pas de problème.

- Yaourt ou fromage blanc ou petits suisses, **consommez ceux que vous aimez : au lait entier**☺, **sucrés**☺ **ou 0% matière grasse et édulcorés**☺☺☺ avec ou sans fruit, au lait de soja (à limiter) ou de mammifère.
⇨ *Apport en produit laitier.*

- **Une portion de pain.** Le pain sera complet ou aux céréales☺☺☺, si vous n'aimez pas le pain complet ni celui aux céréales, consommez du pain blanc à la place. Le pain peut être grillé ou non.
⇨ *Apport en féculent.*

- Beurre☺☺☺ ou margarine végétale☹. Les beurres allégés (41 %, 20 %, 15 % MG...) sont moins caloriques, mais ils sont allégés également en vitamines, ce qui réduit leur intérêt nutritionnel. Souvenez vous que <u>**plus la teneur en matières grasses du beurre ou de la margarine végétale est basse, et plus vous pouvez en consommer en proportion**</u>.
⇨ *Apport en matières grasses.*

- 1 compote de fruits sans sucre ajouté.
⇨ *Apport en fruits.*

Exemple 2

- Boisson(s) chaude(s) et/ou froide(s) : café décaféiné ou léger, et/ou thé léger, et/ou tisane, sucrée(s) ou édulcorée(s), laits de mammifères au choix. Le lait de soja est possible mais vous limiterez sa consommation, le lait d'amande ne posera pas de problème.

- Riz au lait « maison » ou industriel, sucré ou édulcoré.
⇨ *Apports en produit laitier (lait) + féculent (riz).*

- 1 fruit frais au choix.
⇨ *Apport en fruit.*

Exemple 3

- Boisson(s) chaude(s) et/ou froide(s) : café décaféiné ou léger, et/ou thé léger, et/ou tisane, sucrée(s) ou édulcorée(s), laits de mammifères au choix. Le lait de soja est possible mais vous limiterez sa consommation, le lait d'amande ne posera pas de problème.

- 1 verre de jus de fruits 100% fruit.
⇨ *Apport en fruits.*

- **Une portion de pain.** Le pain sera complet ou aux céréales☺☺☺, si vous n'aimez pas le pain complet ni celui aux céréales, consommez du pain blanc à la place. Le pain peut être grillé ou non.
⇨ *Apport en féculent.*

- Fromage au choix (au lait pasteurisé et sans la croûte).
⇨ *Apports en produit laitier (fromage) et en matières grasses (celles du fromage, voir ci dessous⬇).*

✋ Les matières grasses du fromage remplacent celles généralement apportées par le beurre, **qui est dans le cas présent absent**.

Exemple 4

- Boisson(s) chaude(s) et/ou froide(s) : café décaféiné ou léger, et/ou thé léger, et/ou tisane, sucrée(s) ou édulcorée(s), laits de mammifères au choix. Le lait de soja est possible mais vous limiterez sa consommation, le lait d'amande ne posera pas de problème.

- Yaourt ou fromage blanc ou petits suisses, **consommez ceux que vous aimez : au lait entier☺, sucrés☺ ou 0% matière grasse et édulcorés☺☺☺** avec ou sans fruit, au lait de soja (à limiter) ou de mammifère.
➪ *Apport en produit laitier.*

- Petits pains suédois (si possible à base de farine de blé complet).
➪ *Apport en féculent.*

- Beurre☺☺☺ ou margarine végétale☹. Les beurres allégés (41 %, 20 %, 15 % MG...) sont moins caloriques, mais ils sont allégés également en vitamines, ce qui réduit leur intérêt nutritionnel. Souvenez vous que **plus la teneur en matières grasses du beurre ou de la margarine végétale est basse, et plus vous pouvez en consommer en proportion**.
➪ *Apport en matières grasses.*

Exemple 5

- Boisson(s) chaude(s) et/ou froide(s) : café décaféiné ou léger, et/ou thé léger, et/ou tisane, sucrée(s) ou édulcorée(s).

- Lait (écrémé, demi écrémé ou entier) chocolaté ou non, chaud ou froid.
➪ *Apport en produit laitier.*

- Muesli aux fruits secs.
➪ *Apports en féculent et en fruits.*

✋ Dans cet exemple de petit-déjeuner, les matières grasses ne sont pas présentes, on n'en fera pas une maladie, nous n'allons tout de même pas mettre du beurre dans le muesli !

Exemple 6

- Boisson(s) chaude(s) et/ou froide(s) : café décaféiné ou léger, et/ou thé léger, et/ou tisane, sucrée(s) ou édulcorée(s).

- Lait d'amande sucré ou non, aromatisé ou non, enrichi en calcium.
➪ *Apport en produit laitier.*

- Crêpes fourrées à la compote de fruits rouges.
➪ *Apports en féculents (farine de blé et Maïzena) et en fruits.*

✋ Dans cet exemple de petit-déjeuner, les matières grasses ne sont à nouveau, pas présentes. Cela n'est pas problématique.

Exemples de déjeuners conseillés pour une femme enceinte.

Exemple 1

- Crudités au choix dressées avec vinaigrette (évitez l'huile d'arachide), sel et poivre.
⇨ *Apports en légumes verts + une part d'huile qui représente une partie des apports conseillés en matières grasses.*

- 1 viande **grillée**, (sel et poivre).
⇨ *Apport en protéines animales.*

- Pâtes (au mieux les pâtes seront à base de blé complet), accompagnées après cuisson d'une noisette de beurre et de gruyère râpé au lait pasteurisé.
⇨ *Le beurre représente la partie restante des apports recommandés en matières grasses pour le déjeuner + apport en un produit laitier qui est représenté par le gruyère râpé (fromage) + apport en féculent (les pâtes).*

- Pain. Au mieux : le pain sera complet ou aux céréales☺☺☺. Si vous n'aimez pas le pain complet ni celui aux céréales, consommez du pain blanc à la place☺.
⇨ *Apport en féculent.*

- 1 pomme.
⇨ *Apport en fruit.*

Exemple 2

- Salade composée avec : tomate, concombre, laitue, maïs doux à volonté, du surimi et du thon au naturel + riz (si possible du riz complet) + huile végétale au choix (pas d'huile d'arachide) pour confectionner la vinaigrette, sel et poivre.
⇨ *Apports en légumes verts + protéines animales (thon et surimi) + féculent (riz complet) + matières grasses (huile végétale).*

- Pain. Au mieux : le pain sera complet ou aux céréales☺☺☺. Si vous n'aimez pas le pain complet ni celui aux céréales, consommez du pain blanc à la place☺.
⇨ *Apport en féculent.*

- Fromage au choix au lait pasteurisé et sans la croûte.
⇨ *Apport en produit laitier.*

- Une compote de fruits au choix **sans sucre ajouté**.
⇨ *Apport en fruits.*

Exemple 3

- 2 tomates farcies avec de la viande hachée et du riz cuit pilaf au curry (si possible du riz complet), sel et poivre.
⇨ *Apports en légume vert (tomates) + protéines animales (viande) + féculent (riz complet) + matières grasses (de l'huile végétale hors arachide, fut utilisée pour l'élaboration du riz pilaf).*

- Pain. Au mieux : le pain sera complet ou aux céréales☺☺☺. Si vous n'aimez pas le pain complet ni celui aux céréales, consommez du pain blanc à la place☺.
⇨ *Apport en féculent.*

- 1 yaourt aux fruits au choix **au lait entier**☺, **sucré**☺ ou **0% matière grasse et édulcoré**☺☺☺.
⇨ *Apport en produit laitier.*

- Banane.
⇨ *Apport en fruit.*

Exemple 4

- Salade composée de pommes de terre avec une vinaigrette composée d'huile végétale au choix (hors huile d'arachide), un peu de moutarde et de la sauce Maggi saveur (genre Viandox), sel et poivre.
⇨ *Apports en féculent (pommes de terre) + matières grasses (huile végétale).*

- Un beau rouget cuit en papillote, accompagné d'une julienne de légumes verts à volonté, sel et poivre.
⇨ *Apports en protéines animales (poisson) + légumes verts.*

- Pain. Au mieux : le pain sera complet ou aux céréales☺☺☺. Si vous n'aimez pas le pain complet ni celui aux céréales, consommez du pain blanc à la place☺.
⇨ *Apport en féculent.*

- Fromage au choix au lait pasteurisé et sans la croûte.
⇨ *Apport en produit laitier.*

- 1 pomme cuite au four.
⇨ *Apport en fruit.*

Exemple 5

- Moules de bouchot **à volonté**, mode de cuisson au choix, sel et poivre.
⇨ *Apport en protéines animales (moules).*

- Pommes de terre frites au four (frites surgelées à cuire au four), sinon frites naturelles « maison » à cuire dans la machine qui n'utilise d'une cuillère à soupe d'huile...
⇨ *Apports en féculent (pommes de terre) + matières grasses.*
- Pain. Au mieux : le pain sera complet ou aux céréales☺☺☺. Si vous n'aimez pas le pain complet ni celui aux céréales, consommez du pain blanc à la place☺.
⇨ *Apport en féculent.*

- Laitue **à volonté** avec vinaigrette (pas d'huile d'arachide), sel et poivre.
⇨ *Apports en matières grasses + légume vert (laitue).*

- Yaourt au soja enrichi en calcium, **sucré**☺ ou **édulcoré**☺☺☺, accompagné de morceaux de fruit frais au choix.
⇨ *Apports en calcium et en fruit.*

Exemples de dîners conseillés pour une femme enceinte.

Exemple 1

- Potage de légumes (la quantité de potage n'est pas limitée), sel et poivre.
⇨ *Apport en légumes verts.*

- 2 gros œufs cuits « au plat », dans une poêle antiadhésive, avec un peu d'huile végétale au choix (hors huile d'arachide).
⇨ *Apports en protéines animales (œufs) + matières grasses.*

- Bouquets de chou brocoli à volonté cuits à la vapeur, sel et poivre.
⇨ *Apport en légume vert.*

- Pain. Au mieux : le pain sera complet ou aux céréales☺☺☺. Si vous n'aimez pas le pain complet ni celui aux céréales, consommez du pain blanc à la place☺.
⇨ *Apport en féculent.*

Fromage au choix au lait pasteurisé et sans la croûte.
⇨ *Apport en produit laitier.*

- Une poignée de cerises.
⇨ *Apport en fruits.*

Exemple 2

- Taboulé.
⇨ *Apports en féculent (semoule de blé) + matières grasses (huile végétale du taboulé, pas d'huile d'arachide).*

- Roulades de blancs de poireaux au jambon blanc découenné et dégraissé, accompagnées de lait de coco, le tout parsemé de gruyère râpé, et cuit au four, sel et poivre.
➡ *Apports en légume vert (poireaux) + protéines animales (jambon blanc) + matières grasses et produit laitier (gruyère).*

- Pain. Au mieux : le pain sera complet ou aux céréales☺☺☺. Si vous n'aimez pas le pain complet ni celui aux céréales, consommez du pain blanc à la place☺.
➡ *Apport en féculent.*

- Petits suisses au choix (**consommez ceux que vous aimez : au lait entier**☺**, sucrés**☺ **ou 0% matière grasse et édulcorés**☺☺☺).
➡ *Apport en produit laitier.*

- Une compote de rhubarbe faite « maison » édulcorée ou sucrée.
➡ *Apport en fruit (pas tout à fait vrai, en effet, la rhubarbe est un légume vert... mais bon...)*

Exemple 3

- Salade composée de crevettes décortiquées, coques, tomate, concombre, pomme golden coupée en dès, jeunes pousses de maïs doux, le tout assaisonné d'une sauce fromage blanc + huile végétale (pas d'huile d'arachide) + jus de citron ou vinaigre, sel et poivre.
➡ *Apports en légumes verts (tomate, jeunes pousses de maïs et concombre) + protéines animales (crevettes, coques) + produit laitier (fromage blanc) + matières grasses (huile végétale) + apport en fruit (pomme).*

- Pain. Au mieux : le pain sera complet ou aux céréales☺☺☺. Si vous n'aimez pas le pain complet ni celui aux céréales, consommez du pain blanc à la place☺.
➡ *Apport en féculent.*

Exemple 4

- Salade de pommes de terre vinaigrettes, composée avec de l'huile végétale au choix (hors arachide), vinaigre, moutarde, sel et poivre.
⇨ *Apports en féculent (pommes de terre) + matières grasses (huile végétale).*

- Rôti de bœuf cuit.
⇨ *Apport en protéines animales.*

- Bouquets de chou fleur cuits à la vapeur, puis nappés d'une sauce béchamel, sel et poivre.
⇨ *Apports en légume vert (chou fleur) + produit laitier (béchamel) + féculent (béchamel).*

- Pain. Au mieux : le pain sera complet ou aux céréales☺☺☺. Si vous n'aimez pas le pain complet ni celui aux céréales, consommez du pain blanc à la place☺.
⇨ *Apport en féculent.*

Fromage au choix au lait pasteurisé et sans la croûte.
⇨ *Apport en produit laitier.*

- 2 clémentines.
⇨ *Apport en fruit.*

Exemple 5

- Potage de légumes au choix, sel et poivre.
⇨ *Apport en légumes verts.*

- Une andouillette grillée.
⇨ *Apport en protéines animales.*

- Petits pois carottes, accompagnés d'une noisette de beurre.
⇨ *Apports en légumes verts (petits pois et carottes) + matières grasses (beurre).*

- Pain. Au mieux : le pain sera complet ou aux céréales☺☺☺. Si vous n'aimez pas le pain complet ni celui aux céréales, consommez du pain blanc à la place☺.
⇨ *Apport en féculent.*

- 1 crème dessert light ou non (du commerce) saveur chocolat.
⇨ *Apport en produit laitier.*

- Salade de fruits au naturel ou au sirop léger.
⇨ *Apport en fruits.*

Tableau récapitulatif.

Dénominations	Intérêt général	Intérêt petit déjeuner	Intérêt au déjeuner	Intérêt au goûter	Intérêt au dîner
Produits laitiers	☺☺☺*	☺☺☺	☺☺☺	☺☺☺	☺☺☺
Fromages **au lait pasteurisé**	☺☺☺	☺☺☺	☺☺☺	☺☺☺	☺☺
Viandes, œufs, poissons et **assimilés***	☺☺☺	☺	☺☺☺	☺	☺☺☺
Pain blanc	☺*	☺	☺	☺	☺
Pain complet et assimilés	☺☺☺	☺☺☺	☺☺☺	☺☺☺	☺☺
Légumes verts et fruits frais	☺☺☺	☺☺☺	☺☺☺	☺☺☺	☺☺☺
Féculents **blutés***	☺	☺	☺	☺	☺
Féculents complets	☺☺☺	☺☺☺	☺☺☺	☺☺☺	☺☺
Matières grasses	☺☺☺	☺☺☺	☺☺☺	☺	☺☺☺*
Sucres et produits sucrés	☹*	☹	☹	☹	☹
Activité physique	☺☺				
Perte de poids	☹*				
Importance de la diététique	☺☺☺				

Je résume, l'alimentation d'une femme enceinte (en bonne santé).

➢ L'alimentation sera parfaitement équilibrée, composée de 3 voire 4 repas dans la journée, pas de repas sauté, **pas de gros repas.**
➢ Au rayon des produits laitiers (hors fromage) : tous : yaourt, fromage blanc, petit suisse, crème dessert, tous les laits...
➢ Au rayon des fromages : tous au **lait pasteurisé sans la croûte**.
➢ Au rayon des viandes, poissons, œufs et **assimilés*** : des choix seront à faire. **Favorisez les poissons gras** et les cuissons grillées, sans excès de matières grasses cuites, pas de cuisson **saignante** ni de consommation **crue**. Idéalement des apports se feront au moins aux deux repas principaux : déjeuner et dîner.
➢ Au rayon du pain : **privilégiez** les pains complets, aux céréales... plutôt que **le pain blanc qu'il faudra, au mieux, éviter.**
➢ Au rayon des féculents (pommes de terre, légumes secs, riz, pâtes... rendez vous sur mon site à la rubrique « - Liste des féculents ») : tous et à tous les repas. **Privilégiez** les féculents à base de céréales complètes (pâtes complètes, riz complet...)
➢ Au rayon des légumes verts (rendez vous sur mon site à la rubrique : « - Liste des légumes verts ») : **apports importants et en bonne quantité** au moins aux deux repas principaux.
➢ Au rayon des fruits frais, compotes, jus de fruits 100% fruit : tous en **quantité importante** (sauf si prise de poids excessive, où leur consommation sera contrôlée).
➢ Au rayon des matières grasses : toutes (sauf l'huile d'arachide) en les alternants. Pas d'excès.
➢ Au rayon du sucre et des produits sucrés : pas d'excès, à limiter.
➢ Au rayon des boissons : eau minérale plate (gazeuse à limiter), en bouteille, riche en magnésium et en calcium, **évitez les eaux du robinet.**
➢ Au rayon des condiments (sel, poivre, épices, moutarde...) : pas d'excès de sel.
➢ Au rayon de la perte de poids : la période de grossesse **n'est pas incompatible** avec une surveillance de la prise de poids par un diététicien pendant la gestation, surtout si surpoids déjà existant.

L'ALIMENTATION D'UN ENFANT ET D'UN ADO EN BONNE SANTE

Les mots accompagnés d'un astérisque* sont définis à la page 419.

Mesures hygiéno-diététiques :

1- Ils doivent effectuer 3 **repas équilibrés** dans la journée plus un goûter (ce dernier n'étant pas indispensable).
Pourquoi ? Un enfant et un adolescent en bonne santé sont, en général, physiquement actifs (c'est en tous cas fortement conseillé), et sont en période de croissance, notamment pour les enfants, ce qui entraîne des besoins énergétiques et nutritionnels relativement importants à cet âge de la vie.

2- Ils doivent consommer un produit laitier à **chaque repas**.
Pourquoi ? Les produits laitiers sont sources de calcium et de protéines de haute valeur biologique, indispensables à la croissance harmonieuse du squelette et de la masse musculaire (grâce aux apports en calcium, protéines animales et en vitamine D). A savoir que l'ostéoporose, se prévient dès le plus jeune âge, grâce à des apports en **calcium suffisants**. Dès l'entrée dans l'âge adulte, si les besoins en calcium ne furent pas suffisamment couverts, surtout pendant l'enfance, c'est déjà trop tard pour rattraper !

3- Ils doivent consommer des féculents à chaque repas : pain, pâtes, riz, pommes de terre, légumes secs... notamment au petit-déjeuner, au déjeuner et au goûter, voire même au dîner (sauf si surpoids).
Pourquoi ? Ils sont sources d'énergie, indispensable pour leur vitalité quotidienne, et ils sont très utiles pour une croissance harmonieuse. De plus, les adolescents sont au maximum de leurs **dépenses énergétiques basales journalières** vers l'âge de 16-17 ans, ensuite, celles-ci déclinent progressivement en vieillissant.

4- Il est conseillé de consommer des pâtes complètes, du riz complet, du pain complet ou aux céréales... plutôt que des céréales **blutées***.

Pourquoi ? Ce sont des produits riches en fibres alimentaires végétales, en fer, en zinc et autres sels minéraux, en vitamines... alors que les céréales **blutées*** s'en retrouvent exemptées.

5- Ils doivent consommer environ 100g de viande, poisson, œuf ou **assimilés*** pendant l'enfance, et ce, par jour, et le double à l'adolescence **au maximum**. Les régimes végétariens et végétaliens **ne sont pas du tout conseillés**.

Pourquoi ? Les protéines animales rentrent dans la synthèse des muscles en croissance, et apportent des vitamines et des sels minéraux qui sont très importants pour le développement et la croissance des enfants et des ados.

6- Ils doivent apporter des légumes verts et des fruits en quantité.

Pourquoi ? Ceux-ci sont d'indispensables apports en vitamines, sels minéraux, fibres alimentaires végétales, qui sont utiles à la croissance, à la récupération après les activités physiques auxquelles les enfants ont tendance à s'adonner, ils sont utiles également pour un bon transit intestinal.

7- Ils doivent consommer le moins de sucres rapides possibles : sucre blanc, roux, de canne, bonbons, chocolats, confitures, gelées, marmelade, pâtisseries, pâtes à tartiner...

Pourquoi ? Ces produits n'ont **aucun intérêt nutritionnel**. Ils favorisent le surpoids et l'obésité. Ils n'ont aucun autre intérêt que d'apporter du plaisir aux enfants et adolescents. Les apports devront être **contrôlés** et **limités**. Beaucoup d'adultes deviennent « **accros au sucre et au sucré** », après avoir pendant de nombreuses années, consommés du sucre régulièrement, et ce, notamment dès l'enfance.

8- Les boissons « light » ou « zéro » seront consommables sans problème. Cependant, l'eau plate restera de loin, la meilleure des boissons, et donc, **la seule véritablement conseillée**.

Pourquoi ? Ces boissons sont sans sucre, mais édulcorées. Elles ne sont donc pas nocives pour la santé, au contraire des sodas très riches en sucre. L'eau est **la seule et unique boisson indispensable à la vie.** Habituer des enfants à boire des sodas, entraîne une accoutumance à ceux-ci, favorisant alors fortement l'abandon total et définitif de la consommation d'eau plate, et ce, généralement, durant toute leur vie.

9- Au niveau des matières grasses, privilégiez l'alternance des huiles végétales, pas d'excès en beurre. Evitez la margarine végétale si possible.
Pourquoi ? Les huiles végétales et le beurre apportent des vitamines liposolubles indispensables (Vitamine E, A, D et K), des oméga 3, 6, et 9, des acides gras saturés et du cholestérol...

10- Attention à la surconsommation du sel, apprenez leur à ne pas resaler les plats.
Pourquoi ? Les mauvaises habitudes s'apprennent très tôt, et les nombreuses pathologies liées à la surconsommation de sodium n'attendent que cela. Dès lors que l'enfant et l'adolescent s'habituent à manger trop salé, il y a de très forte chance à ce qu'ils continuent de trop saler à l'âge adulte.

11- Les goûters ne sont pas indispensables, si l'alimentation est équilibrée et apporte suffisamment d'apports énergétiques pendant les repas principaux.
Pourquoi ? Si les enfants n'ont pas faim à l'heure du goûter, ne les forcez pas. Cependant, si ceux-ci ont faim, alors pourquoi pas. Mais le goûter devra être le moins riche possible en sucre rapide, (voir le point N°7).

12- L'activité physique devra être régulière, en plus de celle effectuée à l'école.
Pourquoi ? L'activité physique augmente les dépenses énergétiques journalières, ainsi, les problèmes de surpoids et d'obésité infantile s'en retrouvent alors réduits. Elle stimule également le développement optimal du tissu osseux, servant de

base solide pour contrecarrer, une éventuelle future ostéoporose aux âges avancés de la vie.

13- Si votre enfant dit ne pas aimer le potage ou les légumes verts, c'est souvent par manque d'informations les concernant.
Pourquoi ? Les enfants sont très ouverts et sont à l'écoute des règles alimentaires. Si vous dîtes à votre enfant qu'il doit manger son potage ou ses légumes verts « pour bien grandir », cela n'aura pas d'effet. Mais si celui-ci sait pourquoi il faut manger des légumes verts : qu'ils apportent des vitamines, des sels minéraux, qu'ils aident à éviter d'avoir certains cancers plus tard (à l'âge adulte), qu'ils aident fortement à aller aux toilettes tous les jours (et donc à éviter les maux de ventre liés à la constipation par exemple), à être meilleur dans le sport, à mieux dormir la nuit... vous aurez certainement une meilleure écoute et collaboration de leur part.

14- Apprenez aux enfants à bien se laver les mains avant chaque repas.
Pourquoi ? Les enfants mettent les mains partout. Les mains sales sont vectrices de bactéries, virus et parasites microscopiques qui peuvent, par le biais de la manipulation des aliments pendant le repas, être ingérés. Diverses pathologies, plus ou moins graves, peuvent alors se déclarer par la suite.

15- Etre végétarien pour un enfant ou un ado, peut être dangereux, sans un suivi avec un diététicien.
Pourquoi ? Lorsqu'on ne consomme aucun produit d'origine animale, on risque par exemple, des carences graves en vitamine B12 conduisant à une anémie sévère (anémie mégaloblastique).

16- Un enfant ou un ado qui va au fast-food, ce n'est pas un problème majeur, seulement si ceux-ci ne s'y alimentent **qu'occasionnellement.**
Pourquoi ? La qualité nutritionnelle de ce genre d'établissement est certes à désirer, mais tout réside dans la fréquence de fréquentation. Si cette fréquence se limite à 1 fois par mois environ, cela n'aura pas d'incidence particulière.

Plan type d'une journée d'alimentation équilibrée, adapté aux enfants et ados.

👆 **ATTENTION** : il s'agit d'une proposition d'alimentation adaptée aux enfants et adolescents en bonne santé, c'est-à-dire aux enfants et adolescents qui ne souffrent d'aucune pathologie connue, et ne réclamant aucune mesure diététique particulière.

Le petit-déjeuner

Le petit déjeuner doit être énergétique, riche en sucres lents sous forme de féculent, mais doit être également riche en calcium, en eau et il doit apporter un peu de matières grasses et des fibres alimentaires végétales en quantité.

Voici la composition de petit-déjeuner que je leur conseille :

➢ **Produit laitier au choix, ces apports sont importants** : laits de mammifères (vache, brebis, chèvre...) entiers, demi-écrémés, lait d'amande, lait de soja, yaourt, petit suisse, fromage blanc, sucrés ou non, avec ou sans fruit, à base de soja ou non, édulcorés ou non, allégés en matières grasses ou non, fromage au choix, crème dessert lactée, crème pâtissière, flan... mais peut également être apporté sous la forme de riz au lait, semoule au lait...
⇨ **Apports en calcium et en protéines animales de haute valeur biologique.**

➢ **Un apport en féculent au choix :** pain (le pain complet, aux céréales... **seront nettement mieux** que le pain blanc, le pain peut être grillé soi-même sans problème), céréales complètes type muesli, flocons d'avoine, biscuits spéciaux pour petit-déjeuner riches en céréales, riz au lait, semoule au lait, pain suédois à la farine complète, chocos, parfois des pains au lait... **Ils sera utile**

d'éviter de consommer : toutes les biscottes, cracottes, brioches, les céréales allégées pour régime, les céréales à base de blé soufflé qui sont très sucrées, les galettes de riz soufflé, brioches... produits trop gras et/ou trop sucrés.
⇨ **Apport en énergie à diffusion lente et progressive, ils apportent également des fibres alimentaires végétales, des sels minéraux et des vitamines (si céréales complètes notamment).**

➢ **Un apport en fruit au choix :** fruit frais, fruit frais pressé soi-même, jus de fruits **100% fruit avec leur pulpe**, compote de fruits **sans sucre ajouté.**
⇨ **Apports en eau, vitamines, sels minéraux et fibres alimentaires végétales.**

➢ **Un apport en matières grasses :** le beurre sera privilégié, mais pas d'excès d'apport dans le petit déjeuner. Attention à la margarine végétale, qui apporte de l'huile de palme en quantité plus ou moins importante, je ne la conseille pas. Les beurres allégés en matières grasses sont également allégés en vitamines A, E et D (donc pas très intéressants en définitive).
⇨ **Apports indispensables en acides gras, cholestérol, vitamines A, E et D et en énergie.**

➢ **Des apports en produits sucrés :** confitures, gelées, marmelades, sucres, miel, chocolats, gâteaux riches en sucre, céréales soufflées sucrées... n'ont pas d'intérêt particulier. **Je conseille de les éviter**. Le goût du sucre peut-être remplacé par des édulcorants : aspartame, sucralose, extrait de Stévia sans problème.

➢ **Un apport en légumes verts :** sous forme de potage par exemple, sera possible et sera même très intéressant.
⇨ **Apports en fibres alimentaires végétales, en eau, en vitamines et en sels minéraux.**

Le déjeuner et le dîner

Le déjeuner doit être énergétique, riche en sucres lents sous forme de féculents, mais doit être également riche en protéines animales, en calcium, en eau et doit apporter un peu de matières grasses, mais pas trop sous forme cuite, ainsi que des fibres alimentaires végétales en quantité importante.

Le dîner ne doit pas être aussi calorique que le déjeuner, la présence des féculents n'est pas une obligation. Les apports en protéines animales doivent être maintenus à l'adolescence, et seront plutôt évités pendant l'enfance. Les apports alimentaires en calcium, en eau seront importants, et ceux en matières grasses limités. Des fibres alimentaires végétales, apportées en quantité, sont impératives.

Voici la composition de déjeuner que je leur conseille :

➢ **Produit laitier au choix, ces apports sont importants :** laits de mammifères (vache, brebis, chèvre...) entiers, demi-écrémés, lait d'amande, lait de soja, yaourt, petit suisse, fromage blanc, sucrés ou non, avec ou sans fruit, à base de soja ou non, édulcorés ou non, allégés en matières grasses ou non, fromage au choix, crème dessert lactée, crème pâtissière, flan... mais peut également être apporté sous la forme de riz au lait, semoule au lait...
⇨ **Apports en calcium et en protéines animales de haute valeur biologique.**

➢ **Un apport en viande, poisson, oeufs ou assimilés* :** environ 100g suffisent par déjeuner, ces apports sont importants. Les modes de cuisson seront grillés, au court-bouillon, au four, en papillote, au micro-onde. Pas trop de viandes en sauce, et les fritures et les cuissons dans la matière grasse seront limitées autant que possible.
⇨ **Apports en protéines animales de haute valeur biologique, en calcium, en vitamines et en sels minéraux. Les apports en poisson sont très intéressants.**

➢ **Un apport <u>indispensable</u> en féculents** : ils doivent consommer du pain (le pain complet, aux céréales... **seront nettement mieux que le pain blanc).** A consommer également du riz complet, ou des pâtes complètes ou encore des légumes secs (flageolet, coco, lentilles, soissons...), des pommes de terre... (Rendez vous sur mon site Internet, à la rubrique « liste des féculents », pour obtenir une information beaucoup plus complète sur les féculents de disponibles à la consommation courante). Les céréales **blutées* seront à éviter autant que possible.** Les féculents représentent les fondations de leur alimentation et de l'équilibre alimentaire, <u>**ils sont indispensables.**</u>
⇨ **Apport en énergie à diffusion lente et progressive. Les féculents apportent également des fibres alimentaires végétales, des sels minéraux et des vitamines (surtout <u>si céréales complètes</u>).**

➢ **Un apport <u>indispensable</u> en légumes verts** : la consommation de légumes crus est conseillée pour au moins le 1/3 de ces apports totaux journaliers. Les légumes verts peuvent être également cuits, en boîte, surgelés, apportés sous forme de poêlée cuisinée (surgelée ou non), frais, sous forme de potage...
⇨ **Apports en fibres alimentaires végétales, en sels minéraux, en vitamines et en eau.**

➢ **Un apport en matières grasses** : limitez les graisses cuites telles les viandes cuites dans la matière grasse. Pas trop de crème fraîche. Evitez la margarine végétale si possible. Privilégiez l'huile d'olive pour la cuisson et l'huile de noix pour l'assaisonnement. Cependant, l'alternance régulière des huiles végétales est conseillée. Pas d'excès dans les apports.
⇨ **Apports indispensables en acides gras, omégas 3, 6 et 9, en vitamines A, E, K et D et en énergie.**

➢ **Un apport en fruit au choix** : fruit frais, fruit frais pressé soi-même, jus de fruits **100% fruit avec leur pulpe**, compote de fruits **sans sucre ajouté, fruits pochés.**
⇨ **Apports indispensables en eau, vitamines, sels minéraux et fibres alimentaires végétales.**

➢ **Des apports en produits sucrés :** confiture, gelée, marmelade, sucres, miel, chocolats, gâteaux riches en sucre... n'ont pas d'intérêt particulier. **Ils seront à limiter au maximum.** Le goût du sucre peut-être remplacé par des édulcorants : aspartame, sucralose, extrait de Stévia sans aucun problème.

Voici la composition de dîner que je leur conseille :

➢ **Produit laitier au choix, ces apports sont importants :** laits de mammifères (vache, brebis, chèvre...) entiers, demi-écrémés, lait d'amande, lait de soja, yaourt, petit suisse, fromage blanc, sucrés ou non, avec ou sans fruit, à base de soja ou non, édulcorés ou non, allégés en matières grasses ou non, fromage au choix, crème dessert lactée, crème pâtissière, flan... mais peut également être apporté sous la forme de riz au lait, semoule au lait...
➪ **Apports en calcium et en protéines animales de haute valeur biologique.**

➢ **Un apport en viande, poisson, œufs ou assimilés* :** environ 100g suffisent par dîner pour un ado, cet apport sera **évité** chez les enfants. Les modes de cuisson seront grillés, au court-bouillon, au four, en papillote, au micro-onde. Pas trop de viandes en sauce et limitez autant que possible les fritures et les cuissons dans la matière grasse. **Les apports en poisson sont très intéressants** pour leur richesse en acide gras à longue chaîne carbonée et en oméga 3. Favorisez le poisson le soir et la viande le midi.
➪ **Apports en protéines animales de haute valeur biologique, de calcium, de vitamines et de sels minéraux.**

➢ **Un apport en féculents : non indispensable au dîner en cas de surpoids.** Les enfants et ados doivent consommer du pain (le pain complet, aux céréales... **seront nettement mieux** que le pain blanc). A consommer également du riz complet, ou des pâtes complètes ou encore des légumes secs (flageolet, coco, lentilles, soissons...), des pommes de terre... (Rendez vous sur mon site Internet, à la rubrique « liste des féculents », pour obtenir une information beaucoup plus complète sur les féculents de disponibles à la consommation courante). Les céréales **blutées*** seront à éviter autant que

possible. Les féculents représentent les fondations de leur alimentation et de l'équilibre alimentaire, **ils sont indispensables.**
⇨ **Apport en énergie à diffusion lente et progressive. Les féculents apportent également des fibres alimentaires végétales, des sels minéraux et des vitamines** (surtout **si céréales complètes**).

➢ Un apport **indispensable** en légumes verts : la consommation de légumes crus est conseillée pour au moins le 1/3 de ces apports, les légumes verts peuvent être également cuits, en boîte, surgelés, sous forme de poêlée cuisinée (surgelée ou non), frais, sous forme de potage...
⇨ **Apports en fibres alimentaires végétales, en sels minéraux, en vitamines et en eau.**

➢ Un **apport en matières grasses** : il faudra limiter les graisses cuites telles les viandes cuites dans la matière grasse. Pas trop de crème fraîche. Evitez si possible la margarine végétale. L'huile d'olive pour la cuisson et l'huile de noix pour l'assaisonnement seront privilégiées. Cependant, l'alternance régulière des huiles végétales est conseillée. Pas d'excès dans les apports. Il est conseillé d'en apporter un peu moins qu'au déjeuner en quantité.
⇨ **Apports indispensables en acides gras, omégas 3, 6 et 9, en vitamines A, E, K et D, et en énergie.**

➢ **Un apport en fruit au choix :** fruit frais, fruit frais pressé soi-même, jus de fruits **100% fruit avec leur pulpe**, compote de fruits **sans sucre ajouté, fruits pochés.**
⇨ **Apports en eau, vitamines, sels minéraux et fibres alimentaires végétales.**

➢ **Des apports en produits sucrés :** confiture, gelée, marmelade, sucres, miel, chocolats, gâteaux riches en sucre... n'ont pas d'intérêt particulier, à part **celui de faire grossir. Je vous conseille de les limiter au maximum.** Le goût du sucre peut-être remplacé par des édulcorants : aspartame, sucralose, extrait de Stévia sans aucun problème.

Le goûter

Le goûter pour un enfant ou un ado est intéressant si sensations de faim dans l'après midi et/ou si l'activité physique est importante. Si la faim n'est pas présente, ou si l'activité physique est faible ou nulle, il ne sera pas indispensable de goûter.

Voici la composition de goûter que je leur conseille :

➤ **Produit laitier au choix, ces apports sont importants :** laits de mammifères (vache, brebis, chèvre...) entiers, demi-écrémés, lait d'amande, lait de soja, yaourt, petit suisse, fromage blanc, sucrés ou non, avec ou sans fruit, à base de soja ou non, édulcorés ou non, allégés en matières grasses ou non, fromage au choix, crème dessert lactée, crème pâtissière, flan... mais peut également être apporté sous la forme de riz au lait, semoule au lait...
➪ **Apports en calcium et en protéines animales de haute valeur biologique.**

➤ **Un apport en féculent au choix :** pain (le pain complet, aux céréales... **seront nettement mieux** que le pain blanc, le pain peut être grillé soi-même sans problème), céréales complètes type muesli, flocons d'avoine, biscuits spéciaux pour petit-déjeuner riches en céréales, riz au lait, semoule au lait, pain suédois à la farine complète, chocos, parfois des pains au lait... il sera utile d'**éviter de consommer :** toutes les biscottes, cracottes, brioches, les céréales allégées pour régime, les céréales à base de blé soufflé qui sont très sucrées, les galettes de riz soufflé, brioches... produits trop gras et/ou trop sucrés.
➪ **Apport en énergie à diffusion lente et progressive, ils apportent également des fibres alimentaires végétales, des sels minéraux et des vitamines (si céréales complètes notamment).**

➢ **Un apport en fruit au choix :** fruit frais, fruit frais pressé soi-même, jus de fruits **100% fruit avec leur pulpe**, compote de fruits **sans sucre ajouté.**
⇨ **Apports en eau, vitamines, sels minéraux et fibres alimentaires végétales.**

➢ **Un apport en matières grasses :** privilégiez le beurre, mais pas d'excès d'apport dans le petit déjeuner. Attention à la margarine végétale, qui apporte de l'huile de palme en quantité plus ou moins importante, je ne la conseille pas. Les beurres allégés en matières grasses sont également allégés en vitamines A, E et D (donc pas très intéressants en définitive).
⇨ **Apports indispensables en acides gras, cholestérol, vitamines A, E et D et en énergie.**

➢ **Des apports en produits sucrés :** confitures, gelées, marmelades, sucres, miel, chocolats, gâteaux riches en sucre, céréales soufflées sucrées... n'ont pas d'intérêt particulier. **Je conseille de les éviter**. Le goût du sucre peut-être remplacé par des édulcorants : aspartame, sucralose, extrait de Stévia sans problème.

☝ Evidemment, il n'est pas question d'apporter à chaque goûter tous les nutriments et familles d'aliments cités ci-avant, les enfants et ados peuvent, par exemple, consommer aujourd'hui une compote, avec un peu de pain complet et du beurre et c'est tout. Demain, un fruit, des céréales et un yaourt suffiront... Le tout étant d'alterner les choix, et d'apporter surtout à chaque goûter un apport en fruit et un apport en calcium.

Rendez vous sur mon site Internet, vous y trouverez une page spéciale contenant un compteur pour le calcul en ligne de l'IMC de votre enfant ou ados, accompagné de sa traduction clinique : maigreur, poids idéal, surpoids, obésité.

Exemples de petits-déjeuners (et de goûters) conseillés pour des enfants et des ados.

Exemple 1

- Lait (entier, demi écrémé), yaourt ou fromage blanc ou petits suisses, crème dessert... ils **consommeront ceux qu'ils aiment : au lait entier**☺, **sucrés**☹ **ou 0% matière grasse et édulcorés**☺☺☺ avec ou sans fruit, au lait de soja, d'amande ou de mammifère...
⇨ *Apport en produit laitier.*

- **Une portion de pain.** Le pain sera complet ou aux céréales☺☺☺, si ils n'aiment pas le pain complet ni celui aux céréales, du pain blanc sera consommé à la place☺. Le pain peut être grillé ou non.
⇨ *Apport en féculent.*

- Beurre☺☺☺ ou margarine végétale☹. Les beurres allégés (41 %, 20 %, 15 % MG...) sont moins caloriques, mais ils sont allégés également en vitamines, ce qui réduit leur intérêt nutritionnel. Souvenez vous que **plus la teneur en matières grasses du beurre ou de la margarine végétale est basse, et plus vous pouvez en consommer en proportion**.
⇨ *Apport en matières grasses.*

- 1 compote de fruits sans sucre ajouté.
⇨ *Apport en fruits.*

Exemple 2

- **Une portion de pain.** Le pain sera complet ou aux céréales☺☺☺, si ils n'aiment pas le pain complet ni celui aux céréales, du pain blanc sera consommé à la place☺. Le pain peut être grillé ou non.
⇨ *Apport en féculent.*

- Fromage au choix.
⇨ *Apports en produit laitier (fromage) et en matières grasses (celles du fromage, voir ci dessous⬇).*

- 1 fruit frais au choix.
⇨ *Apport en fruit.*

✋ Les matières grasses du fromage remplacent celles apportées en temps normal par le beurre, **qui est dans le cas présent absent**. Par pitié, ne soyez pas comme les normands : ne pas consommer le fromage avec du beurre (ni avec de la margarine végétale !)

Exemple 3

- Lait (entier, demi écrémé), yaourt ou fromage blanc ou petits suisses, crème dessert... ils **consommeront ceux qu'ils aiment : au lait entier**☺**, sucrés**☺ **ou 0% matière grasse et édulcorés**☺☺☺ avec ou sans fruit, au lait de soja, d'amande ou de mammifère...
⇨ *Apport en produit laitier.*

- 1 verre de jus de fruits 100% fruit.
⇨ *Apport en fruits.*

- Petits pains suédois (si possible à base de farine de blé complet).
⇨ *Apport en féculent.*

- Beurre☺☺☺ ou margarine végétale☹. Les beurres allégés (41 %, 20 %, 15 % MG...) sont moins caloriques, mais ils sont allégés également en vitamines, ce qui réduit leur intérêt nutritionnel. Souvenez vous que <u>**plus la teneur en matières grasses du beurre ou de la margarine végétale est basse, et plus vous pouvez en consommer en proportion**</u>.
⇨ *Apport en matières grasses.*

Exemple 4

- Lait (entier, demi écrémé), yaourt ou fromage blanc ou petits suisses, crème dessert... ils **consommeront ceux qu'ils aiment : au lait entier**☺, **sucrés**☺ **ou 0% matière grasse et édulcorés**☺☺☺ avec ou sans fruit, au lait de soja, d'amande ou de mammifère...
⇨ *Apport en produit laitier.*

- Muesli aux fruits secs.
⇨ *Apports en féculent et en fruits.*

✋ Dans cet exemple de petit-déjeuner, les matières grasses ne sont pas présentes, on n'en fera pas une maladie, nous n'allons tout de même pas mettre du beurre dans le muesli !

Exemple 5

- Lait (entier, demi écrémé), yaourt ou fromage blanc ou petits suisses, crème dessert... ils **consommeront ceux qu'ils aiment : au lait entier**☺, **sucrés**☺ **ou 0% matière grasse et édulcorés**☺☺☺ avec ou sans fruit, au lait de soja, d'amande ou de mammifère...
⇨ *Apport en produit laitier.*

- Crêpes natures fourrées à la compote de fruits rouges.
⇨ *Apports en féculents (farine de blé et Maïzena) et en fruits.*

✋ Dans cet exemple de petit-déjeuner, les matières grasses ne sont à nouveau, pas présentes. Cela n'est pas grave.

Exemple 6

- Lait d'amande chocolaté ou nature, sucré ou non.
⇨ *Apport en calcium.*

- Sandwich composé de pain complet, un peu de beurre, jambon blanc et fromage au choix.
⇨ *Apports en féculent (pain), en matières grasses (beurre), en protéines animales (jambon blanc) et en calcium (fromage) .*

- 1 jus de fruits 100% fruit.
⇨ *Apport en fruits.*

Exemple 7

- Yaourt au lait de soja.
⇨ *Apport en calcium.*

- Chocos.
⇨ *Apport en féculent.*

- 1 fruit cru au choix.
⇨ *Apport en fruit.*

Exemples de déjeuners conseillés pour des enfants et des ados.

Exemple 1

- Crudités au choix dressées avec vinaigrette, sel et poivre.
⇨ *Apports en légumes verts + une part d'huile qui représente une partie des apports conseillés en matières grasses.*

- 1 viande **grillée**, (sel et poivre).
⇨ *Apport en protéines animales.*

- Pâtes (au mieux les pâtes seront à base de blé complet), accompagnées après cuisson d'une noisette de beurre et de gruyère râpé.
⇨ *Le beurre représente la partie restante des apports recommandés en matières grasses pour le déjeuner + apports en un produit laitier qui est représenté par le gruyère râpé (fromage) + apport en féculent (les pâtes).*

- Pain. Au mieux : le pain sera complet ou aux céréales☺☺☺. Si ils n'aiment pas le pain complet ni celui aux céréales, ils peuvent consommer du pain blanc à la place☺.
⇨ *Apport en féculent.*

- 1 pomme.
⇨ *Apport en fruit.*

Exemple 2

- Salade composée avec : tomate, concombre, laitue, maïs doux à volonté, du surimi et du thon au naturel + riz (si possible du riz complet) + un peu d'huile pour faire la vinaigrette, sel et poivre.

➪ *Apports en légumes verts + protéines animales (thon et surimi) + féculent (riz) + matières grasses (huile végétale).*

- Pain. Au mieux : le pain sera complet ou aux céréales☺☺☺. Si ils n'aiment pas le pain complet ni celui aux céréales, ils peuvent consommer du pain blanc à la place☺.
➪ *Apport en féculent.*

- Fromage au choix.
➪ *Apport en produit laitier.*

- Une compote de fruits au choix **sans sucre ajouté**.
➪ *Apport en fruits.*

Exemple 3

- 2 tomates farcies avec de la viande hachée et du riz cuit pilaf au curry (si possible du riz complet), sel et poivre.
➪ *Apports en légume vert (tomates) + protéines animales (viande) + féculent (riz) + matières grasses (de l'huile végétale fut utilisée pour l'élaboration du riz pilaf).*

- Pain. Au mieux : le pain sera complet ou aux céréales☺☺☺. Si ils n'aiment pas le pain complet ni celui aux céréales, ils peuvent consommer du pain blanc à la place☺.
➪ *Apport en féculent.*

- 1 yaourt aux fruits au choix **au lait entier**☺, **sucré**☺ ou **0% matière grasse et édulcoré**☺☺☺.
➪ *Apport en produit laitier.*

- Banane.
➪ *Apport en fruit.*

Exemple 4

- Salade composée de pommes de terre avec une vinaigrette élaborée avec un peu de moutarde, de la sauce Maggi saveur (genre Viandox), sel et poivre.
⇨ *Apports en féculent (pommes de terre) + matières grasses (huile végétale).*

- 1 beau rouget cuit en papillote, accompagné d'une julienne de légumes verts à volonté, sel et poivre.
⇨ *Apports en protéines animales (poisson) + légumes verts.*

- Pain. Au mieux : le pain sera complet ou aux céréales☺☺☺. Si ils n'aiment pas le pain complet ni celui aux céréales, ils peuvent consommer du pain blanc à la place☺.
⇨ *Apport en féculent.*

- Fromage au choix.
⇨ *Apport en produit laitier.*

- 1 tartelette aux pommes.
⇨ *Apport en fruit.*

Exemple 5

- Moules de bouchot **à volonté**, mode de cuisson au choix, sel et poivre.
⇨ *Apports en protéines animales (moules).*

- Pommes de terre frites au four (frites surgelées à cuire au four)☺☺☺, sinon frites naturelles « maison » à cuire dans la machine qui n'utilise d'une cuillère à soupe d'huile... ☺☺☺ ou encore frites traditionnelles cuites dans de l'huile de friture☺.
⇨ *Apports en féculent (pommes de terre) + matières grasses.*

- Pain. Au mieux : le pain sera complet ou aux céréales☺☺☺. Si ils n'aiment pas le pain complet ni celui aux céréales, ils peuvent consommer du pain blanc à la place☺.
⇨ *Apport en féculent.*

- Laitue **à volonté** avec vinaigrette, sel et poivre.
⇨ *Apports en matières grasses + légume vert (laitue).*

- Fromage blanc, **au lait entier**☺, **sucré**☺ ou **0% matière grasse et édulcoré**☺☺☺, accompagné de morceaux de fruits frais au choix.
⇨ *Apports en produit laitier et en fruits.*

Exemple 6

- Salade de tomates sauce vinaigrette, sel et poivre.
⇨ *Apports en légume vert (tomates) + matières grasses (huile végétale).*

- Quiche au poisson (poisson au choix), faite avec une pâte feuilletée ou brisée.
⇨ *Apport en protéines animales (poisson) + apport léger en produits laitiers (appareil à flan) + apport léger en féculent (pâte feuilletée ou brisée).*

- Pain. Au mieux : le pain sera complet ou aux céréales☺☺☺. Si ils n'aiment pas le pain complet ni celui aux céréales, ils peuvent consommer du pain blanc à la place☺.
⇨ *Apport en féculent.*

- 1 semoule de riz au lait de soja faite « maison » ou industrielle.
⇨ *Apports en produit laitier (lait) + féculent (semoule de riz).*

- Tranches d'ananas au naturel.
⇨ *Apport en fruit.*

Exemples de dîners conseillés pour des enfants et des ados.

Exemple 1

- Potage de légumes (la quantité de potage n'est pas limitée), sel et poivre.
➪ *Apport en légumes verts.*

- 2 gros œufs cuits « au plat », dans une poêle antiadhésive, avec un peu d'huile végétale au choix.
➪ *Apports en protéines animales (œufs) + matières grasses (huile végétale).*

- Bouquets de chou brocoli à volonté cuits à la vapeur, sel et poivre.
➪ *Apport en légume vert.*

- Pain. Au mieux : le pain sera complet ou aux céréales☺☺☺. Si ils n'aiment pas le pain complet ni celui aux céréales, ils peuvent consommer du pain blanc à la place☺.
➪ *Apport en féculent.*

- Fromage au choix.
➪ *Apport en produit laitier.*

- Une poignée de cerises.
➪ *Apport en fruits.*

Exemple 2

- Taboulé.
➪ *Apports en féculent (semoule de blé) + matières grasses (huile végétale du taboulé).*

- Roulades de blancs de poireaux au jambon blanc, accompagnées de crème fraîche (ou béchamel), le tout parsemé de gruyère râpé, puis l'ensemble cuit au four, sel et poivre.
➪ *Apports en légume vert (poireaux) + protéines animales (jambon blanc) + matières grasses et produits laitiers (crème fraîche et gruyère).*

- Pain. Au mieux : le pain sera complet ou aux céréales☺☺☺. Si ils n'aiment pas le pain complet ni celui aux céréales, ils peuvent consommer du pain blanc à la place☺.
➪ *Apport en féculent.*

- Un yaourt aux fruits au choix : **au lait entier**☺, **sucré**☺ ou **0% matière grasse et édulcoré**☺☺☺, au lait de mammifère ou de soja.
➪ *Apports en produit laitier et en fruits.*

- Une compote de rhubarbe faite « maison » édulcorée ou sucrée.
➪ *Apport en fruit (pas tout à fait vrai, en effet, la rhubarbe est un légume vert...)*

Exemple 3

- Salade composée de crevettes décortiquées, coques, tomate, concombre, pomme golden coupée en dès, jeunes pousses de maïs doux, le tout assaisonné d'une sauce fromage blanc + un peu d'huile végétale + jus de citron ou vinaigre, sel et poivre.
➪ *Apports en légumes verts (tomate, jeunes pousses de maïs et concombre) + protéines animales (crevettes, coques) + produit*

laitier (fromage blanc) + matières grasses (huile végétale) + apport en fruit (pomme).

- Pain. Au mieux : le pain sera complet ou aux céréales☺☺☺. Si ils n'aiment pas le pain complet ni celui aux céréales, ils peuvent consommer du pain blanc à la place☺.
➪ *Apport en féculent.*

Exemple 4

- Salade de pommes de terre sauce vinaigrette à la moutarde, sel et poivre.
➪ *Apports en féculent (pommes de terre) + matières grasses (huile végétale).*

- Rôti de bœuf cuit.
➪ *Apport en protéines animales.*

- Bouquets de chou fleur cuits à la vapeur, puis nappés d'une sauce béchamel, sel et poivre.
➪ *Apports en légume vert (chou fleur) + produit laitier (béchamel) + léger apport en féculent (béchamel).*

- Pain. Au mieux : le pain sera complet ou aux céréales☺☺☺. Si ils n'aiment pas le pain complet ni celui aux céréales, ils peuvent consommer du pain blanc à la place☺.
➪ *Apport en féculent.*

- Fromage au choix.
➪ *Apport en produit laitier.*

- 2 clémentines.
➪ *Apport en fruits.*

Exemple 5

- Potage de légumes au choix, sel et poivre.
⇨ *Apport en légumes verts.*

- Une andouillette grillée.
⇨ *Apport en protéines animales.*

- Petits pois carottes, accompagnés d'une noisette de beurre.
⇨ *Apports en légumes verts (petits pois et carottes) + matières grasses (beurre).*

- Pain. Au mieux : le pain sera complet ou aux céréales☺☺☺. Si ils n'aiment pas le pain complet ni celui aux céréales, ils peuvent consommer du pain blanc à la place☺.
⇨ *Apport en féculent.*

- 1 crème dessert light ou non saveur chocolat.
⇨ *Apport en produit laitier.*

- Salade de fruits au naturel ou au sirop léger.
⇨ *Apport en fruits.*

Tableau récapitulatif.

Dénominations	Intérêt général	Intérêt petit déjeuner	Intérêt au déjeuner	Intérêt au goûter	Intérêt au dîner
Produits laitiers	:):):)*	:):):)	:):):)	:):):)	:):):)
Fromages	:):):)	:):):)	:):):)	:):):)	:):):)
Viandes, œufs, poissons et **assimilés***	:):):)	:(	:):):)	:(	:):)
Pain blanc	:):)*	:):)	:):)	:):)	:):)*
Pain complet et assimilés	:):):)	:):):)	:):):)	:):):)	:):):)
Légumes verts et fruits frais	:):):)	:):):)	:):):)	:):):)	:):):)
Féculents **blutées***	:):)	:):)	:):)	:):)	:)
Féculents complets	:):):)	:):):)	:):):)	:):):)	:):)
Matières grasses	:):):)	:):):)	:):):)	:)	:):)
Sucres et produits sucrés	:(*	:(	:(	:(*	:(
Activité physique	:):):)				
Perte de poids	:(				
Importante de la diététique	:):):)				

Je résume, l'alimentation d'un enfant et ado (en bonne santé).

➢ L'alimentation sera parfaitement équilibrée, composée de 3 repas dans la journée au moins, pas de repas sauté.
➢ Au rayon des produits laitiers (hors fromage) : tous : yaourt, fromage blanc, petit suisse, crème dessert, laits... en bonne quantité.
➢ Au rayon des fromages : tous.
➢ Au rayon des viandes, poissons, œufs et **assimilés*** : tous. **Favorisez** les cuissons grillées, sans excès de matières grasses cuites. Idéalement des apports se feront aux deux repas principaux : déjeuner et dîner chez l'ado et au repas du déjeuner **exclusivement** chez l'enfant.
➢ Au rayon du pain : **privilégiez** les pains complets, aux céréales... plutôt que **le pain blanc qui est à éviter si possible**.
➢ Au rayon des féculents (pommes de terre, légumes secs, riz, pâtes... rendez vous sur mon site à la rubrique « -Liste des féculents ») : tous et à tous les repas. **Privilégiez** les féculents à base de céréales complètes (pâtes complètes, riz complet...)
➢ Au rayon des légumes verts (rendez vous sur mon site à la rubrique : « - Liste des légumes verts ») : **apports importants et en bonne quantité** aux deux repas principaux au moins.
➢ Au rayon des fruits frais, compotes, jus de fruits 100% fruit : tous et en **quantité importante**.
➢ Au rayon des matières grasses : toutes en les alternants. Pas d'excès dans les apports.
➢ Au rayon du sucre et des produits sucrés : pas d'excès, à limiter au maximum.
➢ Au rayon des boissons : eau minérale plate ou gazeuse ou eau du robinet. Evitez **impérativement** la surconsommation des sodas, privilégiez les boissons light ou zéro**.**
➢ Au rayon des condiments (sel, poivre, épices, moutarde...) : pas d'excès de sel.
➢ Au rayon de l'activité physique : **très fortement conseillée.**
➢ Au rayon de la perte de poids : si surpoids, une perte de poids **de qualité** est **indispensable, accompagnée d'un diététicien**.

L'ALIMENTATION D'UNE PERSONNE ADULTE EN BONNE SANTE

Les mots accompagnés d'un astérisque* sont définis à la page 419.

Définition : on considèrera comme personnes adultes, tous les individus femmes et hommes, d'âges compris entre 18 et 64 ans inclus. Les personnes de 65 ans et plus se rendront à la page 125.

Mesures hygiéno-diététiques :

1- Vous devez effectuer, au moins, 3 **repas équilibrés** dans la journée.
   Pourquoi ? Tout individu, a besoin d'équilibrer son alimentation afin d'assurer à son organisme, les apports nutritionnels indispensables à son bon fonctionnement quotidien.

2- Vous devez consommer un produit laitier à chaque repas.
   Pourquoi ? Les produits laitiers sont sources de calcium et de protéines de haute valeur biologique, indispensables au renouvellement cellulaire du squelette et de la masse musculaire. Le calcium prévient de l'ostéoporose, surtout chez les femmes.

3- Vous devez consommer des féculents au moins **à chaque petit-déjeuner et déjeuner impérativement** : pains, pâtes, riz, pommes de terre, légumes secs...
   Pourquoi ? Ils sont sources d'énergie indispensable pour vous permettre de rester opérationnel(le) toute la journée. Plus l'activité physique sera importante, et plus les apports en féculents seront majorés. Les apports en féculents au petit-déjeuner et au déjeuner, représentent les **fondations** d'un bon équilibre alimentaire.

4- Les féculents ne sont pas une nécessité absolue au dîner.
   Pourquoi ? Sauf si la nuit ne vous sert pas à dormir, vous n'avez pas besoin d'autant d'énergie pour vos nuits, que pour vos journées.

5- Il est conseillé de consommer des pâtes complètes, du riz complet, du pain complet ou aux céréales...bref, des céréales complètes.
Pourquoi ? Ce sont des produits riches en fibres alimentaires végétales, en fer, en zinc et autres sels minéraux, ainsi qu'en vitamines, alors que les céréales **blutées*** s'en retrouvent exemptées. Elles favorisent le transit intestinal, limitant ainsi les risques d'apparition ultérieure de bon nombre de pathologies coliques, telles les diverticulites par exemple, mais également de certains cancers (notamment colorectaux)...

6- Il est conseillé de consommer **environ** 100g de viande, poisson, œufs ou **assimilés*** par jour au **maximum (pas moins non plus !)**. Soit une part de produits alimentaires carnés à un seul des deux repas principaux. Au-delà, il y a surconsommation en protéines.
Pourquoi ? Les protéines animales rentrent dans le renouvellement des cellules musculaires, et apportent des vitamines importantes pour le bon fonctionnement de l'organisme. Il est déconseillé de surconsommer des produits carnés à l'âge adulte, car cela entraîne une surcharge du travail rénal par augmentation des déchets azotés dans l'organisme.

7- Vous devez apporter des légumes verts et des fruits en quantité.
Pourquoi ? Ceux-ci sont d'indispensables apports en vitamines, sels minéraux, fibres alimentaires végétales, qui sont très utiles au bon fonctionnement de l'organisme, et à un bon transit intestinal.

8- Vous devez consommer le moins de sucres rapides possible : sucre blanc, roux, de canne, bonbons, chocolats, confitures, gelée, marmelade, pâtisseries, pâte à tartiner...
Pourquoi ? Ces produits n'ont aucun intérêt nutritionnel. Ils favorisent le surpoids et l'obésité. **Les sucres rapides et les produits sucrés sont, au mieux, à éviter.**
9- La seule boisson utile c'est l'eau (plate ou gazeuse), les autres boissons non aucun réel intérêt.

10- Au rayon des matières grasses, privilégiez l'alternance des huiles végétales, pas d'excès en beurre, évitez si possible la margarine végétale.

Pourquoi ? Les huiles végétales et le beurre apportent des vitamines liposolubles indispensables (Vitamine E, A, D et K) des oméga 3, 6, et 9... la margarine végétale apporte plus ou moins de l'huile de palme, nocive pour la santé, notamment pour vos artères !

11- Attention à la surconsommation de sel, ne pas resaler les plats.

Pourquoi ? Les maladies cardio-vasculaires, l'hypertension... autant de pathologies à forte morbidité, liées aux apports en sodium en excès dans l'alimentation.

12- Pratiquez une activité physique régulière et non stressante.

Pourquoi ? Cela vous gardera en forme physique, vous permettra plus aisément de garder un poids stable **et normal (dans les normes du poids « idéal »)**, et cela vous épargnera certainement bon nombre de pathologies, notamment cardio-vasculaires.

13- Etre végétarien ou végétalien, peut être dangereux, sans un suivi nutritionnel sérieux avec un diététicien.

Pourquoi ? Lorsqu'on ne consomme aucun produit d'origine animale, on risque des carences graves en vitamine B12, conduisant à une anémie sévère : l'anémie mégaloblastique.

14- Je vous conseille d'éviter le fromage au dîner ainsi que des apports **systématiques** de féculent à ce repas, de limiter au maximum votre consommation d'alcool, de privilégier les eaux minérales plutôt que l'eau du robinet et de boire beaucoup dans la journée même si vous ne ressentez pas de sensation de soif, de **manger lentement** et dans le calme, de ne pas sauter de repas quoiqu'il arrive, de ne pas vous suralimenter (**<u>cela arrive très souvent si l'on mange trop vite !</u>**)

15- Conseils hygiéno-diététiques divers, afin de limiter vos risques de devenir :

- Diabétique : le risque de devenir diabétique est d'autant plus important, si vous possédez des antécédents familiaux de **<u>premier degré</u>** de diabète dans votre famille (parents, grands parents, frère, sœur…), et si associé à un surpoids ou à une obésité existants. **On ne devient pas diabétique à cause de la surconsommation directe de sucre, on devient diabétique à cause de son surpoids et de ses propres prédispositions génétiques.** La meilleure prévention, pour ne pas devenir diabétique (ou tout au moins, pour limiter les risques de le devenir, surtout si prédisposition héréditaire familiale), c'est de ne jamais être, si possible, en surpoids, ou, si le surpoids est existant, de perdre au plus vite ce surpoids, tout en pratiquant, si possible, une activité physique régulière et non stressante.
Mon ouvrage : « **Quelle alimentation pour le diabète ?** » vous aidera à bien gérer et contrôler votre diabète sur le plan nutritionnel.

- Hypertension : plusieurs facteurs rentrent en cause : l'hérédité, le surpoids, la surconsommation de sel, le stress, des pathologies annexes... Sachez cependant que le surpoids est très souvent en cause, en effet, la perte de poids, associée à une diminution des apports alimentaires en sel, pour une personne hypertendue, donne d'excellents résultats sur l'abaissement de sa tension artérielle.
Mon ouvrage : « **Apprenez à manger & maigrissez !** » vous aidera à perdre du poids, et vous aidera à réduire votre hypertension.

- L'excès de cholestérol : l'excès de cholestérol et le surpoids ne sont pas automatiquement associés. Cependant, une perte de poids de qualité, associée à des mesures diététiques hypocholestérolémiantes, donnent généralement d'excellents résultats. L'hypercholestérolémie est généralement héréditaire.
Mon ouvrage : « **Au secours, j'ai trop de cholestérol !** » vous aidera à réduire votre cholestérol sanguin, grâce à des mesures diététiques appropriées, et si besoin, de perdre du poids par la même occasion.

Plan type d'une journée d'alimentation équilibrée, adapté aux adultes en bonne santé.

☝ **ATTENTION** : il s'agit d'une proposition d'alimentation adaptée aux adultes en bonne santé, c'est-à-dire aux adultes qui ne souffrent d'aucune pathologie connue, et ne réclamant aucune mesure diététique particulière.

Le petit-déjeuner

Le petit déjeuner doit être énergétique, riche en sucres lents sous forme de féculents, mais doit être également riche en calcium, en eau et doit apporter un peu de matières grasses et des fibres alimentaires végétales en quantité.

Voici la composition de petit-déjeuner que je vous conseille :

➢ **Produit laitier au choix, ces apports sont importants** : laits de mammifères (vache, brebis, chèvre...) entiers, demi-écrémés, écrémés, laits d'amande, d'avoine, de soja, yaourt, petit suisse, fromage blanc, sucrés ou non, avec ou sans fruit, à base de soja ou non, édulcorés ou non, allégés en matières grasses ou non, fromage au choix, crème dessert lactée, crème pâtissière, flan... mais peut également être apporté sous la forme de riz au lait, semoule au lait...
➪ **Apports en calcium et en protéines animales de haute valeur biologique.**

➢ **Un apport en féculent au choix** : pain (le pain complet, aux céréales... **seront nettement mieux** que le pain blanc, le pain peut être grillé soi-même sans problème), céréales complètes type muesli, flocons d'avoine, biscuits spéciaux pour petit-déjeuner riches en céréales, riz au lait, semoule au lait, pain suédois à la farine complète, chocos, parfois des pains au lait... **Evitez de**

consommer : toutes les biscottes, cracottes, brioches, les céréales allégées pour régime, les céréales à base de blé soufflé qui sont très sucrées, les galettes de riz soufflé, brioches... produits trop gras et/ou trop sucrés.
⇨ **Apport en énergie à diffusion lente et progressive, ils apportent également des fibres alimentaires végétales, des sels minéraux et des vitamines (si céréales complètes notamment).**

➢ **Un apport en fruit au choix :** fruit frais, fruit frais pressé soi-même, jus de fruits **100% fruit avec leur pulpe**, compote de fruits **sans sucre ajouté.**
⇨ **Apports en eau, vitamines, sels minéraux et fibres alimentaires végétales.**

➢ **Un apport en matières grasses :** privilégiez le beurre, mais pas d'excès d'apport dans le petit déjeuner. Attention à la margarine végétale, qui apporte de l'huile de palme en quantité plus ou moins importante, je ne vous la conseille pas. Les beurres allégés en matières grasses sont également allégés en vitamines A, E et D (donc pas très intéressants en définitive).
⇨ **Apports indispensables en acides gras, cholestérol, vitamines A, E et D et en énergie.**

➢ **Des apports en produits sucrés :** confitures, gelées, marmelades, sucres, miel, chocolats, gâteaux riches en sucre, céréales soufflées sucrées... n'ont pas d'intérêt particulier. **Je conseille de les éviter.** Le goût du sucre peut-être remplacé par des édulcorants : aspartame, sucralose, extrait de Stévia sans problème.

➢ **Un apport en légumes verts :** sous forme de potage par exemple, sera possible et sera même très intéressant.
⇨ **Apports en fibres alimentaires végétales, en eau, en vitamines et en sels minéraux.**

Le déjeuner et le dîner

Le déjeuner doit être énergétique, riche en sucres lents sous forme de féculents, mais doit être également riche en protéines animales, en calcium, en eau et doit apporter un peu de matières grasses, mais pas trop souvent sous forme cuite, ainsi que des fibres alimentaires végétales en quantité importante.

Le dîner ne doit pas être aussi calorique que le déjeuner, la présence des féculents n'est pas une nécessité absolue. Les apports en protéines animales peuvent être évités, c'est même conseillé. Les apports alimentaires en calcium, en eau seront importants, et ceux en matières grasses (pas trop souvent sous forme cuite) limités. Des fibres alimentaires végétales, apportées en quantité, sont impératives.

Voici la composition de déjeuner que je vous conseille :

➢ **Produit laitier au choix, ces apports sont importants** : laits de mammifères (vache, brebis, chèvre...) entiers, demi-écrémés, écrémés, laits d'amande, d'avoine, de soja, yaourt, petit suisse, fromage blanc, sucrés ou non, avec ou sans fruit, à base de soja ou non, édulcorés ou non, allégés en matières grasses ou non, fromage au choix, crème dessert lactée, crème pâtissière, flan... mais peut également être apporté sous la forme de riz au lait, semoule au lait...
⇨ **Apports en calcium et en protéines animales de haute valeur biologique.**

➢ **Un apport en viande, poisson, œufs ou assimilés*** : environ 100g suffisent par déjeuner, ces apports sont importants. Les modes de cuisson seront grillés, au court-bouillon, au four, en papillote, au micro-onde. Pas trop de viandes en sauce et évitez de trop consommer des fritures et de cuisiner dans la matière grasse. **Les apports en poisson sont très intéressants.**
⇨ **Apports en protéines animales de haute valeur biologique, en calcium, en vitamines et en sels minéraux.**

➢ **Un apport <u>indispensable</u> en féculents :** vous devez consommer du pain (le pain complet, aux céréales... **seront nettement mieux que le pain blanc).** Vous devez également consommer du riz complet, ou des pâtes complètes ou encore des légumes secs (flageolet, coco, lentilles, soissons...), des pommes de terre... (Rendez vous sur mon site Internet, à la rubrique « liste des féculents », pour obtenir une information beaucoup plus complète sur les féculents de disponibles à la consommation courante). Les céréales **blutées* seront à éviter autant que possible.** Les féculents représentent les fondations de votre alimentation et de votre équilibre alimentaire, **ils sont indispensables.**
⇨ **Apport en énergie à diffusion lente et progressive. Les féculents apportent également des fibres alimentaires végétales, des sels minéraux et des vitamines (surtout <u>si céréales complètes</u>).**

➢ **Un apport <u>indispensable</u> en légumes verts :** la consommation de légumes crus est conseillée pour au moins le 1/3 de ces apports totaux journaliers. Les légumes verts peuvent être également cuits, en boîte, surgelés, apportés sous forme de poêlée cuisinée (surgelée ou non), frais, sous forme de potage...
⇨ **Apports en fibres alimentaires végétales, en sels minéraux, en vitamines et en eau.**

➢ **Un apport en matières grasses :** limitez la consommation des graisses cuites telles les viandes cuites dans la matière grasse. Pas trop de crème fraîche. Evitez la margarine végétale si possible. Privilégiez l'huile d'olive pour la cuisson et l'huile de noix pour l'assaisonnement. Cependant, l'alternance régulière des huiles végétales est conseillée. Pas d'excès dans les apports.
⇨ **Apports indispensables en acides gras, omégas 3, 6 et 9, en vitamines A, E, K et D et en énergie.**

➢ **Un apport en fruit au choix :** fruit frais, fruit frais pressé soi-même, jus de fruits **100% fruit avec leur pulpe**, compote de fruits **sans sucre ajouté, fruits pochés.**
⇨ **Apports indispensables en eau, vitamines, sels minéraux et fibres alimentaires végétales.**

> **Des apports en produits sucrés :** confiture, gelée, marmelade, sucres, miel, chocolats, gâteaux riches en sucre... n'ont pas d'intérêt particulier. **Je vous conseille de les limiter au maximum.** Le goût du sucre peut-être remplacé par des édulcorants : aspartame, sucralose, extrait de Stévia sans aucun problème.

Voici la composition de dîner que je vous conseille :

> **Produit laitier au choix, ces apports sont importants :** laits de mammifères (vache, brebis, chèvre...) entiers, demi-écrémés, écrémés, laits d'amande, d'avoine, de soja, yaourt, petit suisse, fromage blanc, sucrés ou non, avec ou sans fruit, à base de soja ou non, édulcorés ou non, allégés en matières grasses ou non, fromage au choix, crème dessert lactée, crème pâtissière, flan... mais peut également être apporté sous la forme de riz au lait, semoule au lait...
⇨ **Apports en calcium et en protéines animales de haute valeur biologique.**

> **Un apport en viande, poisson, oeufs ou assimilés* :** environ 100g suffisent par dîner pour un adulte, **mais le mieux serait de les éviter à ce repas.** Les modes de cuisson seront grillés, au court-bouillon, au four, en papillote, au micro-onde. Pas trop de viandes en sauce et évitez autant que possible les fritures et les cuissons dans la matière grasse. Favorisez le poisson le soir et la viande le midi.
⇨ **Apport en protéines animales de haute valeur biologique. Apports intéressants en calcium, en vitamines et en sels minéraux.**

> **Un apport en féculents : non indispensable au dîner.** Si sensations de faim nocturnes, ou si activité physique assez importante dans la journée, des apports en féculents peuvent alors être maintenus au repas du dîner, **et respecteront les mêmes règles nutritionnelles qu'au déjeuner :** une portion de pain (le pain complet, aux céréales... **seront nettement mieux** que le pain blanc). Vous devez également consommer du riz complet, ou des pâtes complètes ou encore des légumes secs (flageolet, coco, lentilles, soissons...), des pommes de terre... (Rendez vous sur mon site

Internet, à la rubrique « liste des féculents », pour obtenir une information beaucoup plus complète sur les féculents de disponibles à la consommation courante). Les céréales **blutées* seront à éviter autant que possible.**
⇨ **Apport en énergie à diffusion lente et progressive. Les féculents apportent également des fibres alimentaires végétales, des sels minéraux et des vitamines (surtout <u>si céréales complètes</u>).**

➢ Un apport <u>indispensable</u> en légumes verts : la consommation de légumes crus est conseillée pour au moins le 1/3 de ces apports totaux journaliers. Les légumes verts peuvent être également cuits, en boîte, surgelés, apportés sous forme de poêlée cuisinée (surgelée ou non), frais, sous forme de potage...
⇨ **Apports en fibres alimentaires végétales, en sels minéraux, en vitamines et en eau.**

➢ **Un apport en matières grasses :** limitez la consommation des graisses cuites telles les viandes cuites dans la matière grasse. Pas trop de crème fraîche. Evitez la margarine végétale si possible. Privilégiez l'huile d'olive pour la cuisson et l'huile de noix pour l'assaisonnement. Cependant, l'alternance régulière des huiles végétales est conseillée. Pas d'excès dans les apports.
⇨ **Apports indispensables en acides gras, omégas 3, 6 et 9, en vitamines A, E, K et D et en énergie.**

➢ **Un apport en fruit au choix :** fruit frais, fruit frais pressé soi-même, jus de fruits **100% fruit avec leur pulpe**, compote de fruits **sans sucre ajouté, fruits pochés.**
⇨ **Apports indispensables en eau, vitamines, sels minéraux et fibres alimentaires végétales.**

➢ **Des apports en produits sucrés :** confiture, gelée, marmelade, sucres, miel, chocolats, gâteaux riches en sucre... n'ont pas d'intérêt particulier. **Je vous conseille de les limiter au maximum.** Le goût du sucre peut-être remplacé par des édulcorants : aspartame, sucralose, extrait de Stévia sans aucun problème.

Le goûter

Voici la composition de goûter que je vous conseille :

➢ **Produit laitier au choix, ces apports sont importants :** laits de mammifères (vache, brebis, chèvre...) entiers, demi-écrémés, écrémés, lait d'amande, lait de soja, lait d'avoine, yaourt, petit suisse, fromage blanc, sucrés ou non, avec ou sans fruit, à base de soja ou non, édulcorés ou non, allégés en matières grasses ou non, fromage au choix, crème dessert lactée, crème pâtissière, flan… riz au lait, semoule au lait...
➪ **Apports en calcium et en protéines animales de haute valeur biologique.**

➢ **Un apport en féculent au choix :** pain (le pain complet, aux céréales... **seront nettement mieux** que le pain blanc, le pain peut être grillé soi-même sans problème), céréales complètes type muesli, flocons d'avoine, biscuits spéciaux pour petit-déjeuner riches en céréales, riz au lait, semoule au lait, pain suédois à la farine complète, chocos, parfois des pains au lait… **Evitez de consommer :** toutes les biscottes, cracottes, brioches, les céréales allégées pour régime, les céréales à base de blé soufflé qui sont très sucrées, les galettes de riz soufflé, brioches... produits trop gras et/ou trop sucrés.
➪ **Apport en énergie à diffusion lente et progressive, ils apportent également des fibres alimentaires végétales, des sels minéraux et des vitamines (si céréales complètes notamment).**

➢ **Un apport en fruit au choix :** fruit frais, fruit frais pressé soi-même, jus de fruits **100% fruit avec leur pulpe**, compote de fruits **sans sucre ajouté.**
➪ **Apports en eau, vitamines, sels minéraux et fibres alimentaires végétales.**

➢ **Un apport en matières grasses :** privilégiez le beurre, mais pas d'excès d'apport dans le petit déjeuner. Attention à la margarine végétale, qui apporte de l'huile de palme en quantité plus ou moins importante, je ne vous la conseille pas. Les beurres allégés en matières grasses sont également allégés en vitamines A, E et D (donc pas très intéressants en définitive).
⇨ **Apports indispensables en acides gras, cholestérol, vitamines A, E et D et en énergie.**

➢ **Des apports en produits sucrés :** confitures, gelées, marmelades, sucres, miel, chocolats, gâteaux riches en sucre, céréales soufflées sucrées... n'ont pas d'intérêt particulier. **Je conseille de les éviter.** Le goût du sucre peut-être remplacé par des édulcorants : aspartame, sucralose, extrait de Stévia sans problème.

➢ **Un apport en légumes verts :** sous forme de potage par exemple, sera possible et sera même très intéressant.
⇨ **Apports en fibres alimentaires végétales, en eau, en vitamines et en sels minéraux.**

Exemples de petits-déjeuners (et de goûters) conseillés pour des adultes en bonne santé.

Exemple 1

- Boisson(s) chaude(s) et/ou froide(s) : café et/ou thé et/ou tisane, sucrée(s) ou édulcorée(s).

- Lait (entier, demi écrémé, écrémé), yaourt ou fromage blanc ou petit suisse, crème dessert... vous **consommerez ceux que vous aimez : au lait entier☺, sucrés☺ ou 0% matière grasse et édulcorés☺☺☺** avec ou sans fruit, au lait de soja, d'amande ou de mammifère...
⇨ *Apport en produit laitier.*

- **Une portion de pain.** Le pain sera complet ou aux céréales☺☺☺, si vous n'aimez pas le pain complet ni celui aux céréales, du pain blanc sera consommé à la place☺. Le pain peut être grillé ou non.
⇨ *Apport en féculent.*

- Beurre☺☺☺ ou margarine végétale☹. Les beurres allégés (41 %, 20 %, 15 % MG...) sont allégés en calories mais également en vitamines, ce qui réduit leur intérêt nutritionnel. Souvenez vous que <u>**plus la teneur en matières grasses du beurre ou de la margarine végétale est basse, et plus vous pouvez en consommer en proportion**</u>.
⇨ *Apport en matières grasses.*

- 1 compote de fruits sans sucre ajouté.
⇨ *Apport en fruits.*

Exemple 2

- Boisson(s) chaude(s) et/ou froide(s) : café et/ou thé et/ou tisane, sucrée(s) ou édulcorée(s).

- **Une portion de pain.** Le pain sera complet ou aux céréales☺☺☺, si vous n'aimez pas le pain complet ni celui aux céréales, du pain blanc sera consommé à la place☺. Le pain peut être grillé ou non.
⇨ *Apport en féculent.*

- Fromage au choix.
⇨ *Apports en produit laitier (fromage) et en matières grasses (celles du fromage, voir ci dessous⬇).*

- 1 fruit frais au choix.
⇨ *Apport en fruit.*

✋ Les matières grasses du fromage remplacent celles apportées en temps normal par le beurre, **qui est dans le cas présent absent**. Par pitié, ne soyez pas comme les normands : ne pas consommer le fromage avec du beurre (ni avec de la margarine végétale !)

Exemple 3

- Boisson(s) chaude(s) et/ou froide(s) : café et/ou thé et/ou tisane, sucrée(s) ou édulcorée(s).

- Lait (entier, demi écrémé, écrémé), yaourt ou fromage blanc ou petit suisse, crème dessert... vous **consommerez ceux que vous aimez : au lait entier**☺, **sucrés**☺ **ou 0% matière grasse et édulcorés**☺☺☺ avec ou sans fruit, au lait de soja, d'amande ou de mammifère...
⇨ *Apport en produit laitier.*

- 1 verre de jus de fruits 100% fruit.
⇨ *Apport en fruits.*

- Petits pains suédois (si possible à base de farine de blé complet).
⇨ *Apport en féculent.*

- Beurre☺☺☺ ou margarine végétale☹. Les beurres allégés (41 %, 20 %, 15 % MG...) sont allégés en calories mais également en vitamines, ce qui réduit leur intérêt nutritionnel.
⇨ *Apport en matières grasses.*

Exemple 4

- Boisson(s) chaude(s) et/ou froide(s) : café et/ou thé et/ou tisane, sucrée(s) ou édulcorée(s).

- Lait (entier, demi écrémé, écrémé), yaourt ou fromage blanc ou petits suisses, crème dessert... vous **consommerez ceux que vous aimez : au lait entier**☺, **sucrés**☺ **ou 0% matière grasse et édulcorés**☺☺☺ avec ou sans fruit, au lait de soja, d'amande ou de mammifère...
⇨ *Apport en produit laitier.*

- Muesli aux fruits secs.
⇨ *Apports en féculent et en fruits.*

✋ Dans cet exemple de petit-déjeuner, les matières grasses ne sont pas présentes, on n'en fera pas une maladie, nous n'allons tout de même pas mettre du beurre dans le muesli !

Exemple 5

- Boisson(s) chaude(s) et/ou froide(s) : café et/ou thé et/ou tisane, sucrée(s) ou édulcorée(s).

- Lait (entier, demi écrémé, écrémé), yaourt ou fromage blanc ou petits suisses, crème dessert... vous **consommerez ceux que vous aimez : au lait entier**☺**, sucrés**☺ **ou 0% matière grasse et édulcorés**☺☺☺ avec ou sans fruit, au lait de soja, d'amande...
➪ *Apport en produit laitier.*

- Crêpes fourrées à la compote de fruits rouges.
➪ *Apports en féculents (farine de blé et Maïzena) et en fruits.*

✋ Dans cet exemple de petit-déjeuner, les matières grasses ne sont à nouveau, pas présentes. Cela n'est pas grave.

Exemple 6

- Boisson(s) chaude(s) et/ou froide(s) : café et/ou thé et/ou tisane, sucrée(s) ou édulcorée(s).

- Lait d'amande chocolaté ou nature, sucré ou non.
➪ *Apport en calcium.*

- Sandwich composé de pain complet, un peu de beurre, jambon blanc et fromage au choix.
➪ *Apports en féculent (pain), en matières grasses (beurre), en protéines animales (jambon blanc) et en calcium (fromage).*

- 1 jus de fruits 100% fruit.
➪ *Apport en fruits.*

Exemples de déjeuners conseillés pour des adultes en bonne santé.

Exemple 1

- Crudités au choix dressées avec vinaigrette, sel et poivre.
➪ *Apports en légumes verts + une part d'huile qui représente une partie des apports conseillés en matières grasses.*

- 1 viande grillée, (sel et poivre).
➪ *Apport en protéines animales.*

- Pâtes (au mieux les pâtes seront à base de blé complet), accompagnées après cuisson d'une noisette de beurre et de gruyère râpé.
➪ *Le beurre représente la partie restante des apports recommandés en matières grasses pour le déjeuner + apports en un produit laitier qui est représenté par le gruyère râpé (fromage) + apport en féculent (les pâtes).*

- Une portion de pain. Le pain sera complet ou aux céréales☺☺☺, si vous n'aimez pas le pain complet ni celui aux céréales, du pain blanc sera consommé à la place☺. Le pain peut être grillé ou non.
➪ *Apport en féculent.*

- 1 pomme.
➪ *Apport en fruit.*

Exemple 2

- Salade composée avec : tomate, concombre, laitue, maïs doux à volonté, du surimi et du thon au naturel + riz (si possible du riz complet) + un peu d'huile pour faire la vinaigrette, sel et poivre.

⇨ *Apports en légumes verts + protéines animales (thon et surimi) + féculent (riz) + matières grasses (huile végétale).*

- **Une portion de pain.** Le pain sera complet ou aux céréales☺☺☺, si vous n'aimez pas le pain complet ni celui aux céréales, du pain blanc sera consommé à la place☺. Le pain peut être grillé ou non.
⇨ *Apport en féculent.*

- Fromage au choix.
⇨ *Apport en produit laitier.*

- Une compote de fruits au choix **sans sucre ajouté**.
⇨ *Apport en fruits.*

Exemple 3

- 2 tomates farcies avec de la viande hachée et du riz cuit pilaf au curry (si possible du riz complet), sel et poivre.
⇨ *Apports en légume vert (tomates) + protéines animales (viande) + féculent (riz) + matières grasses (de l'huile végétale fut utilisée pour l'élaboration du riz pilaf).*

- **Une portion de pain.** Le pain sera complet ou aux céréales☺☺☺, si vous n'aimez pas le pain complet ni celui aux céréales, du pain blanc sera consommé à la place☺. Le pain peut être grillé ou non.
⇨ *Apport en féculent.*

- 1 yaourt aux fruits au choix **au lait entier**☺, **sucré**☺ ou **0% matière grasse et édulcoré**☺☺☺.
⇨ *Apport en produit laitier.*

- Banane.
⇨ *Apport en fruit.*

Exemple 4

- Salade composée de pommes de terre avec une vinaigrette élaborée avec un peu de moutarde, de la sauce Maggi saveur (genre Viandox), sel et poivre.
⇨ *Apports en féculent (pommes de terre) + matières grasses (huile végétale).*

- 1 beau rouget cuit en papillote, accompagné d'une julienne de légumes verts à volonté, sel et poivre.
⇨ *Apports en protéines animales (poisson) + légumes verts.*

- **Une portion de pain.** Le pain sera complet ou aux céréales☺☺☺, si vous n'aimez pas le pain complet ni celui aux céréales, du pain blanc sera consommé à la place☺. Le pain peut être grillé ou non.
⇨ *Apport en féculent.*

- Fromage au choix.
⇨ *Apport en produit laitier.*

- 1 tartelette aux pommes.
⇨ *Apport en fruit.*

Exemple 5

- Moules de bouchot **à volonté**, mode de cuisson au choix, sel et poivre.
⇨ *Apports en protéines animales (moules).*

- Pommes de terre frites au four (frites surgelées à cuire au four)☺☺☺, sinon frites naturelles « maison » à cuire dans la machine qui n'utilise d'une cuillère à soupe d'huile... ☺☺☺ ou encore frites traditionnelles cuites dans de l'huile de friture☺.
⇨ *Apports en féculent (pommes de terre) + matières grasses.*

- **Une portion de pain.** Le pain sera complet ou aux céréales☺☺☺, si vous n'aimez pas le pain complet ni celui aux céréales, du pain blanc sera consommé à la place☺. Le pain peut être grillé ou non.
⇨ *Apport en féculent.*

- Laitue **à volonté** avec vinaigrette, sel et poivre.
⇨ *Apports en matières grasses + légume vert (laitue).*

- Fromage blanc, **au lait entier**☺, **sucré**☺ ou **0% matière grasse et édulcoré**☺☺☺, accompagné de morceaux de fruits frais au choix.
⇨ *Apports en produit laitier et en fruits.*

Exemple 6

- Salade de tomates sauce vinaigrette, sel et poivre.
⇨ *Apports en légume vert (tomates) + matières grasses (huile végétale).*

- Quiche au poisson (poisson au choix), faite avec une pâte feuilletée ou brisée.
⇨ *Apport en protéines animales (poisson) + apport léger en produits laitiers (appareil à flan) + apport léger en féculent (pâte feuilletée ou brisée).*

- **Une portion de pain.** Le pain sera complet ou aux céréales☺☺☺, si vous n'aimez pas le pain complet ni celui aux céréales, du pain blanc sera consommé à la place☺. Le pain peut être grillé ou non.
⇨ *Apport en féculent.*

- 1 semoule de riz au lait de soja faite « maison » ou industrielle.
⇨ *Apports en produit laitier (lait) + féculent (semoule de riz).*

- Tranches d'ananas au naturel.
⇨ *Apport en fruit.*

Exemples de dîners conseillés pour des adultes en bonne santé.

Exemple 1

- Potage de légumes (la quantité de potage n'est pas limitée), sel et poivre.
⇨ *Apport en légumes verts.*

- 2 gros œufs cuits « au plat », dans une poêle antiadhésive, avec un peu d'huile végétale au choix. **ŒUFS NON OBLIGATOIRES.**
⇨ *Apports en protéines animales (œufs) + matières grasses (huile végétale).*

- Bouquets de chou brocoli à volonté cuits à la vapeur, sel et poivre.
⇨ *Apport en légume vert.*

- **Une portion de pain.** Le pain sera complet ou aux céréales☺☺☺, si vous n'aimez pas le pain complet ni celui aux céréales, du pain blanc sera consommé à la place☺. Le pain peut être grillé ou non.
⇨ *Apport en féculent.*

- Fromage au choix.
⇨ *Apport en produit laitier.*

- Une poignée de cerises.
⇨ *Apport en fruits.*

Exemple 2

- Taboulé.
⇨ *Apports en féculent (semoule de blé) + matières grasses (huile végétale du taboulé).*

- Roulades de blancs de poireaux au jambon blanc, accompagnées de crème fraîche (ou béchamel), le tout parsemé de gruyère râpé, puis l'ensemble cuit au four, sel et poivre. **JAMBON NON OBLIGATOIRE.**
⇨ *Apports en légume vert (poireaux) + protéines animales (jambon blanc) + matières grasses et produits laitiers (crème fraîche et gruyère).*

- **Une portion de pain.** Le pain sera complet ou aux céréales☺☺☺, si vous n'aimez pas le pain complet ni celui aux céréales, du pain blanc sera consommé à la place☺. Le pain peut être grillé ou non.
⇨ *Apport en féculent.*

- Un yaourt aux fruits au choix : **au lait entier**☺, **sucré**☺ **ou 0% matière grasse et édulcoré**☺☺☺, au lait de mammifère ou de soja.
⇨ *Apports en produit laitier et en fruits.*

- Une compote de rhubarbe faite « maison » édulcorée ou sucrée.
⇨ *Apport en fruit (pas tout à fait vrai, en effet, la rhubarbe est un légume vert...)*

Exemple 3

- Salade composée de crevettes décortiquées, coques, tomate, concombre, pomme golden coupée en dès, jeunes pousses de maïs doux, le tout assaisonné d'une sauce fromage blanc + un peu d'huile végétale + jus de citron ou vinaigre, sel et poivre. **CREVETTES ET COQUES NON OBLIGATOIRES.**

⇨ *Apports en légumes verts (tomate, jeunes pousses de maïs et concombre) + protéines animales (crevettes, coques) + produit laitier (fromage blanc) + matières grasses (huile végétale) + apport en fruit (pomme).*

- **Une portion de pain.** Le pain sera complet ou aux céréales☺☺☺, si vous n'aimez pas le pain complet ni celui aux céréales, du pain blanc sera consommé à la place☺. Le pain peut être grillé ou non.
⇨ *Apport en féculent.*

Exemple 4

- Salade de pommes de terre sauce vinaigrette à la moutarde, sel et poivre.
⇨ *Apports en féculent (pommes de terre) + matières grasses (huile végétale).*

- Rôti de bœuf cuit. **NON OBLIGATOIRE.**
⇨ *Apport en protéines animales.*

- Bouquets de chou fleur cuits à la vapeur, puis nappés d'une sauce béchamel, sel et poivre.
⇨ *Apports en légume vert (chou fleur) + produit laitier (béchamel) + léger apport en féculent (béchamel).*

- **Une portion de pain.** Le pain sera complet ou aux céréales☺☺☺, si vous n'aimez pas le pain complet ni celui aux céréales, du pain blanc sera consommé à la place☺. Le pain peut être grillé ou non.
⇨ *Apport en féculent.*

- Fromage au choix.
⇨ *Apport en produit laitier.*

- 2 clémentines.
⇨ *Apport en fruits.*

Exemple 5

- Potage de légumes au choix, sel et poivre.
⇨ *Apport en légumes verts.*

- Une andouillette grillée. **NON OBLIGATOIRE.**
⇨ *Apport en protéines animales.*

- Petits pois et carottes, accompagnés d'une noisette de beurre.
⇨ *Apports en légumes verts (petits pois et carottes) + matières grasses (beurre).*

- **Une portion de pain.** Le pain sera complet ou aux céréales☺☺☺, si vous n'aimez pas le pain complet ni celui aux céréales, du pain blanc sera consommé à la place☺. Le pain peut être grillé ou non.
⇨ *Apport en féculent.*

- 1 crème dessert light ou non saveur chocolat.
⇨ *Apport en produit laitier.*

- Salade de fruits au naturel ou au sirop léger.
⇨ *Apport en fruits.*

Tableau récapitulatif.

Dénominations	Intérêt général	Intérêt petit déjeuner	Intérêt au déjeuner	Intérêt au goûter	Intérêt au dîner
Produits laitiers	☺☺☺*	☺☺☺	☺☺☺	☺☺☺	☺☺☺
Fromages	☺☺☺	☺☺☺	☺☺☺	☹	☺☺
Viandes, œufs, poissons et **assimilés***	☺☺☺	☹	☺☺☺	☹	☺
Pain blanc	☺*	☺	☺	☺	☺
Pain complet et assimilés	☺☺☺	☺☺☺	☺☺☺	☺☺	☺☺
Légumes verts et fruits frais	☺☺☺	☺☺☺	☺☺☺	☺☺☺	☺☺☺
Féculents **blutées***	☺	☺	☺	☺	☺
Féculents complets	☺☺☺	☺☺☺	☺☺☺	☺☺*	☺☺
Matières grasses	☺☺☺	☺☺☺	☺☺☺	☺	☺☺
Sucres et produits sucrés	☹*	☹	☹	☹*	☹
Activité physique	☺☺☺				
Perte de poids	☹				
Importance de la diététique	☺☺☺				

123

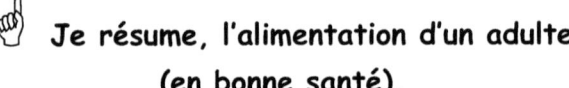 **Je résume, l'alimentation d'un adulte (en bonne santé).**

➢ L'alimentation sera parfaitement équilibrée et se fera en 3 repas par jour (quatre si goûter, mais celui-ci n'est pas une nécessité absolue).
➢ Au rayon des produits laitiers (hors fromage) : tous.
➢ Au rayon des fromages : tous.
➢ Au rayon des viandes, poissons, œufs et **assimilés*** : tous. **Favorisez** les cuissons grillées, sans excès de matières grasses cuites. Idéalement ces apports **ne se feront qu'aux déjeuners**, ils pourront être évités, si possible, aux dîners.
➢ Au rayon du pain : **privilégiez** les pains complets, aux céréales... plutôt que **le pain blanc qu'il faut mieux éviter**.
➢ Au rayon des féculents (pommes de terre, légumes secs, riz, pâtes... rendez vous sur mon site à la rubrique « - Liste des féculents ») : idéalement des apports **ne se feront qu'aux petits déjeuners et aux déjeuners**, ils pourront être évités aux dîners si vous le désirez. **Privilégiez** les féculents à base de céréales complètes (pâtes complètes, riz complet...)
➢ Au rayon des légumes verts (rendez vous sur mon site à la rubrique : « - Liste des légumes verts ») : **apports importants et en bonne quantité** aux deux repas principaux au moins.
➢ Au rayon des fruits frais, compotes, jus de fruits 100% fruit : tous et en **quantité satisfaisante**.
➢ Au rayon des matières grasses : toutes en les alternant et sans excès.
➢ Au rayon du sucre et des produits sucrés : pas d'excès, à limiter au maximum.
➢ Au rayon des boissons : eau minérale plate ou gazeuse ou eau du robinet.
➢ Au rayon des condiments (sel, poivre, épices, moutarde...) : pas d'excès de sel.
➢ Au rayon de l'activité physique : **très fortement conseillée**.
➢ Au rayon de la perte de poids : si surpoids, une perte de poids est indispensable.

L'ALIMENTATION D'UNE PERSONNE AGEE EN BONNE SANTE

Les mots accompagnés d'un astérisque* sont définis à la page 419.

Définition : on considèrera comme personnes âgées, tous les individus femmes et hommes, d'âge égal ou supérieur à 65 ans.

Mesures hygiéno-diététiques :

1- Vous devez effectuer, au moins, 3 **repas équilibrés** dans la journée.
   Pourquoi ? Tout individu, a besoin d'équilibrer son alimentation afin d'assurer à son organisme, les apports nutritionnels indispensables à son bon fonctionnement quotidien.

2- Vous devez consommer un produit laitier à chaque repas.
   Pourquoi ? Les produits laitiers sont sources de calcium et de protéines de haute valeur biologique, indispensables au renouvellement cellulaire du squelette et de la masse musculaire. Le calcium prévient de l'ostéoporose, surtout chez les femmes.

3- Vous devez consommer des féculents au moins **à chaque petit-déjeuner et déjeuner impérativement** : pains, pâtes, riz, pommes de terre, légumes secs...
   Pourquoi ? Ils sont sources d'énergie indispensable pour vous permettre de rester opérationnel(le) toute la journée. Plus l'activité physique sera importante, et plus les apports en féculents seront majorés aux cours des repas. Les apports en féculents au petit-déjeuner et au déjeuner, représentent à eux seuls, les **fondations** d'un bon équilibre alimentaire.

4- Les féculents ne sont pas nécessaires au dîner.
   Pourquoi ? Sauf si la nuit ne vous sert pas à dormir, vous n'avez pas besoin d'autant d'énergie pour vos nuits que pour vos journées.

5- Il est **très fortement conseillé** d'apporter des pâtes complètes, du riz complet, du pain complet ou aux céréales... bref, des produits alimentaires à base de céréales complètes.

Pourquoi ? Ce sont des produits riches en fibres alimentaires végétales, en fer, en zinc et autres sels minéraux, en vitamines, alors que les céréales **blutées*** s'en retrouvent exemptées. Elles favorisent également le transit intestinal, limitant ainsi les risques d'apparitions de bon nombre de diverses pathologies coliques (fécalomes, diverticuloses...) A cet âge de la vie, les constipations sont fréquentes et d'origines diverses, elles doivent être, dans un premier temps, évitées grâce à de bonnes pratiques nutritionnelles. Si une constipation s'invite, elle sera combattue grâce aux mesures diététiques appropriées. La constipation et son traitement diététique sont traités dans **le tome 3 de « Quelle alimentation pour moi ? »**.

6- Vous devez consommer environ 100g de viande, poisson, œufs ou **assimilés*** par jour, <u>**aux repas du déjeuner et autant à celui du dîner**</u>. Les régimes végétariens et végétaliens sont à éviter.

Pourquoi ? Les protéines animales rentrent dans le renouvellement des cellules musculaires, et apportent des vitamines importantes pour le bon fonctionnement de l'organisme. Il est conseillé aux personnes âgées <u>**de consommer deux fois plus de produits carnés qu'à l'âge compris entre 18 et 64 ans inclus**</u>, ce qu'elles ne font généralement pas. Les régimes végétariens et végétaliens favorisent la carence en vitamine B12 (responsable de l'anémie mégaloblastique).

7- Vous devez apporter des légumes verts et des fruits en quantité.

Pourquoi ? Ceux-ci sont d'indispensables apports en vitamines, en sels minéraux, et en fibres alimentaires végétales, qui sont utiles au bon fonctionnement de l'organisme, et surtout, à un bon transit intestinal. Avec l'âge, ces apports nutritionnels ont encore un très grand rôle à jouer, par exemple, grâce aux anti-oxydants apportés en nombre, qui vont protéger vos cellules d'un vieillissement prématuré.

8- Ne consommez pas trop de sucres rapides : sucre blanc, roux, de canne, bonbons, chocolats, confitures, gelée, pâtisseries, pâte à tartiner...restez raisonnable dans leur consommation.

Pourquoi ? Ces produits n'ont aucun intérêt nutritionnel, ils favorisent le surpoids et l'obésité. Les personnes âgées ont tendance à en consommer régulièrement, et souvent avec excès, veillez à ne pas en abuser si possible.

9- Au rayon des matières grasses, privilégiez l'alternance des huiles végétales, pas d'excès en beurre. Evitez, si possible, la margarine végétale.

Pourquoi ? Les huiles végétales et le beurre apportent des vitamines liposolubles (vitamines E, A, D et K), qui sont indispensables au bon fonctionnement du métabolisme, ainsi que divers acides gras, des oméga 3, 6, et 9... La margarine végétale, apporte à plus ou moins fortes doses de l'huile de palme, acide gras saturé connu pour être très nocif pour les artères et pour la planète.

10- Attention à ne pas surconsommer de sel, et ne pas resaler les plats.

Pourquoi ? Les maladies cardio-vasculaires, l'hypertension... autant de pathologies à risques élevés, liées aux apports en sodium en excès dans l'alimentation.

11- La seule boisson utile à l'organisme, c'est l'eau (plate ou gazeuse). Les autres boissons non aucun réel intérêt, **il faut boire sans attendre d'avoir soif chez une personne âgée.**

Pourquoi ? Les personnes âgées ressentent de moins en moins la sensation de soif avec l'avancé dans l'âge : elles ne boivent donc généralement pas suffisamment, et sont ainsi fréquemment sujettes à la déshydratation.

12- Pratiquez une activité physique régulière et non stressante (en fonction de vos possibilités physiques bien entendu).

Pourquoi ? Cela vous gardera en forme physique, vous permettra plus aisément de garder un poids stable et normal, vous épargnera certainement bon nombre de pathologies, notamment cardio-vasculaires, et limitera le risque d'apparition de l'ostéoporose et surtout des complications qui en résultent (fractures liées aux chutes accidentelles). L'ostéoporose et son traitement diététique sont traités dans le **tome 2** de « Quelle alimentation pour moi ? ».

13- Mangez à heures régulières, lentement et dans le calme.

Pourquoi ? Un rythme des prises alimentaires régulier, prévient les troubles de la glycémie, qui apparaissent avec l'âge. Et un repas prit dans des délais convenables, permet aux personnes âgées de manger à leur rythme.

14- Il est important pour une personne âgée de varier son alimentation le plus possible.

Pourquoi ? Cela évite de se lasser de faire ses repas, de se lasser de s'alimenter, et au final de se dénutrir. En effet, la dénutrition et une pathologie grave, surtout lorsqu'elle atteint une personne âgée. Elle est essentiellement traitée par la diététique (la dénutrition des sujets âgés et son traitement diététique sont traités dans le **tome 2** de « Quelle alimentation pour moi ? ».

15- Contrôlez votre poids une fois par mois.

Pourquoi ? Un poids stable est un bon indice de santé chez une personne âgée. Si vous maigrissez sans raison particulière, parlez-en à votre médecin.

16- L'alimentation doit être d'une grande qualité hygiénique : bien laver les légumes et les fruits, bien se laver les mains avant chaque repas.

Pourquoi ? Le métabolisme d'une personne âgée est, en général, moins réactif que celui d'une personne plus jeune. Une infection microbienne par négligence hygiénique, peut s'avérer fatale à cause d'un système immunitaire manquant de réactivité.

17- Vous n'aimez pas les laitages ?

Possibilité : les yaourts à base de soja apportent des protéines et sont exempts de graisses saturées. Le lait d'amande peut également être consommé. Mais attention, **ils sont pauvres en calcium**, ils ne peuvent pas remplacer totalement les produits laitiers sauf <u>**s'ils sont enrichis en calcium**</u>. Toutefois, leur consommation ainsi que celle des compléments alimentaires à base de soja doit être limitée, en raison de leur teneur élevée en phytoestrogènes, qui sont <u>**susceptibles**</u> d'être nocifs pour la santé.

18- Je vous conseille de manger, si possible, au moins 3 fois du poisson par semaine (notamment des poissons dits « **gras** »).

Pourquoi ? Ils sont sources d'oméga, de protéines animales, de vitamines et de sels minéraux qui sont très importants pour garder une bonne santé, et ils jouent un rôle protecteur vis à vis des maladies cardio-vasculaires.

19- Les personnes âgées n'ont pas besoin de compléments alimentaires sous forme de vitamines et/ou de sels minéraux (sauf si prescription médicale contraire).

Pourquoi ? En suivant une alimentation équilibrée, et en respectant les points nutritionnels énumérés dans cet ouvrage, les apports nutritionnels dont votre organisme a besoin seront largement couverts.

20- Je vous conseille d'éviter le fromage au dîner (sauf si celui-ci remplace les apports conseillés en viandes, poissons ou œufs), d'éviter également les apports systématiques de féculents aux dîners, de limiter au maximum votre consommation d'alcool, de privilégier les eaux minérales plutôt que l'eau du robinet et de boire beaucoup dans la journée même si vous ne ressentez pas de sensation de soif, de **manger lentement** et dans le calme, de ne pas sauter de repas quoiqu'il arrive, de ne pas vous suralimenter (<u>**cela arrive très souvent si l'on mange trop vite !**</u>)

21- Conseils hygiéno-diététiques divers, afin de limiter vos risques de devenir :

- **Diabétique :** le risque de devenir diabétique est d'autant plus important, si vous possédez des antécédents familiaux de **premier degré** de diabète dans votre famille (parents, grands parents, frère, sœur…), et si associé à un surpoids ou à une obésité existants. **On ne devient pas diabétique à cause de la surconsommation directe de sucre, on devient diabétique à cause de son surpoids et de ses propres prédispositions génétiques.** La meilleure prévention, pour ne pas devenir diabétique (ou tout au moins, pour limiter les risques de le devenir, surtout si prédisposition héréditaire familiale), c'est de ne jamais être, si possible, en surpoids, ou, si le surpoids est existant, de perdre au plus vite ce surpoids, tout en pratiquant, si possible, une activité physique régulière et non stressante.
Mon ouvrage : « **Quelle alimentation pour le diabète ?** » vous aidera à bien gérer et contrôler votre diabète sur le plan nutritionnel.

- **Hypertension :** plusieurs facteurs rentrent en cause : l'hérédité, le surpoids, la surconsommation de sel, le stress, des pathologies annexes… Sachez cependant que le surpoids est très souvent en cause, en effet, la perte de poids, associée à une diminution des apports alimentaires en sel, pour une personne hypertendue, donne d'excellents résultats sur l'abaissement de sa tension artérielle.
Mon ouvrage : « **Apprenez à manger & maigrissez !** » vous aidera à perdre du poids, et vous aidera à réduire votre hypertension.

- **L'excès de cholestérol :** l'excès de cholestérol et le surpoids ne sont pas automatiquement associés. Cependant, une perte de poids de qualité, associée à des mesures diététiques hypocholestérolémiantes, donnent généralement d'excellents résultats. L'hypercholestérolémie est généralement héréditaire.
Mon ouvrage : « **Au secours, j'ai trop de cholestérol !** » vous aidera à réduire votre cholestérol sanguin, grâce à des mesures diététiques appropriées, et si besoin, de perdre du poids par la même occasion.

Plan type d'une journée d'alimentation équilibrée, adapté aux personnes âgées en bonne santé.

👉 **ATTENTION** : il s'agit d'une proposition d'alimentation adaptée aux personnes âgées en bonne santé, c'est-à-dire aux personnes âgées qui ne souffrent d'aucune pathologie connue, et ne réclamant aucune mesure diététique particulière.

Le petit-déjeuner

Le petit déjeuner doit être énergétique, riche en sucres lents sous forme de féculents, mais doit être également riche en calcium, en eau et doit apporter un peu de matières grasses et des fibres alimentaires végétales en quantité.

Voici la composition de petit-déjeuner que je vous conseille :

➢ **Produit laitier au choix, ces apports sont importants :** laits de mammifères (vache, brebis, chèvre...) entiers, demi-écrémés, écrémés, lait d'amande, lait de soja, lait d'avoine, yaourt, petit suisse, fromage blanc, sucrés ou non, avec ou sans fruit, à base de soja ou non, édulcorés ou non, allégés en matières grasses ou non, fromage au choix, crème dessert lactée, crème pâtissière, flan... riz au lait, semoule au lait...
⇨ **Apports en calcium et en protéines animales de haute valeur biologique.**

➢ **Un apport en féculent au choix :** pain (le pain complet, aux céréales... **seront nettement mieux** que le pain blanc, le pain peut être grillé soi-même sans problème), céréales complètes type muesli, flocons d'avoine, biscuits spéciaux pour petit-déjeuner riches en céréales, riz au lait, semoule au lait, pain suédois à la farine complète, chocos, parfois des pains au lait... **Evitez de**

consommer : toutes les biscottes, cracottes, brioches, les céréales allégées pour régime, les céréales à base de blé soufflé qui sont très sucrées, les galettes de riz soufflé, brioches... produits trop gras et/ou trop sucrés.
⇨ **Apport en énergie à diffusion lente et progressive, ils apportent également des fibres alimentaires végétales, des sels minéraux et des vitamines (si céréales complètes notamment).**

➤ **Un apport en fruit au choix :** fruit frais, fruit frais pressé soi-même, jus de fruits **100% fruit avec leur pulpe**, compote de fruits **sans sucre ajouté.**
⇨ **Apports en eau, vitamines, sels minéraux et fibres alimentaires végétales.**

➤ **Un apport en matières grasses :** privilégiez le beurre, mais pas d'excès d'apport dans le petit déjeuner. Attention à la margarine végétale, qui apporte de l'huile de palme en quantité plus ou moins importante, je ne vous la conseille pas. Les beurres allégés en matières grasses sont également allégés en vitamines A, E et D (donc pas très intéressants en définitive).
⇨ **Apports indispensables en acides gras, cholestérol, vitamines A, E et D et en énergie.**

➤ **Des apports en produits sucrés :** confitures, gelées, marmelades, sucres, miel, chocolats, gâteaux riches en sucre, céréales soufflées sucrées... n'ont pas d'intérêt particulier. **Je conseille de les éviter**. Le goût du sucre peut-être remplacé par des édulcorants : aspartame, sucralose, extrait de Stévia sans problème.

➤ **Un apport en légumes verts :** sous forme de potage par exemple, sera possible et sera même très intéressant.
⇨ **Apports en fibres alimentaires végétales, en eau, en vitamines et en sels minéraux.**

Le déjeuner et le dîner

<u>Le déjeuner</u> doit être énergétique, riche en sucres lents sous forme de féculents, mais doit être également riche en protéines animales, en calcium, en eau et doit apporter un peu de matières grasses, mais pas trop souvent sous forme cuite, ainsi que des fibres alimentaires végétales en quantité importante.

<u>Le dîner</u> ne doit pas être aussi calorique que le déjeuner, la présence des féculents n'est pas une nécessité absolue. Les apports en protéines animales seront présents à chaque dîner. Les apports alimentaires en calcium, en eau seront importants, et ceux en matières grasses (pas trop souvent sous forme cuite) limités. Des fibres alimentaires végétales, apportées en quantité, sont impératives.

Voici la composition de déjeuner que je vous conseille :

➢ **Produit laitier au choix, ces apports sont importants :** laits de mammifères (vache, brebis, chèvre...) entiers, demi-écrémés, écrémés, lait d'amande, lait de soja, lait d'avoine, yaourt, petit suisse, fromage blanc, sucrés ou non, avec ou sans fruit, à base de soja ou non, édulcorés ou non, allégés en matières grasses ou non, fromage au choix, crème dessert lactée, crème pâtissière, flan... riz au lait, semoule au lait...
⇨ **Apports en calcium et en protéines animales de haute valeur biologique.**

➢ **Un apport en viande, poisson, œufs ou assimilés* :** environ 100g suffisent par déjeuner, ces apports sont importants. Les modes de cuisson seront grillés, au court-bouillon, au four, en papillote, au micro-onde. Pas trop de viandes en sauce et évitez de trop consommer des fritures et de cuisiner dans la matière grasse. **Les apports en poisson sont très intéressants.**
⇨ **Apports en protéines animales de haute valeur biologique, en calcium, en vitamines et en sels minéraux.**

➢ **Un apport <u>indispensable</u> en féculents** : vous devez consommer du pain (le pain complet, aux céréales... **seront nettement mieux que le pain blanc**). Vous devez également consommer du riz complet, ou des pâtes complètes ou encore des légumes secs (flageolet, coco, lentilles, soissons...), des pommes de terre... (Rendez vous sur mon site Internet, à la rubrique « liste des féculents », pour obtenir une information beaucoup plus complète sur les féculents de disponibles à la consommation courante). Les céréales **blutées* seront à éviter autant que possible**. Les féculents représentent les fondations de votre alimentation et de votre équilibre alimentaire, <u>**ils sont indispensables.**</u>
⇨ **Apport en énergie à diffusion lente et progressive. Les féculents apportent également des fibres alimentaires végétales, des sels minéraux et des vitamines (surtout <u>si céréales complètes</u>).**

➢ **Un apport <u>indispensable</u> en légumes verts** : la consommation de légumes crus est conseillée pour au moins le 1/3 de ces apports totaux journaliers. Les légumes verts peuvent être également cuits, en boîte, surgelés, apportés sous forme de poêlée cuisinée (surgelée ou non), frais, sous forme de potage...
⇨ **Apports en fibres alimentaires végétales, en sels minéraux, en vitamines et en eau.**

➢ **Un apport en matières grasses** : limitez la consommation des graisses cuites telles les viandes cuites dans la matière grasse. Pas trop de crème fraîche. Evitez la margarine végétale si possible. Privilégiez l'huile d'olive pour la cuisson et l'huile de noix pour l'assaisonnement. Cependant, l'alternance régulière des huiles végétales est conseillée. Pas d'excès dans les apports.
⇨ **Apports indispensables en acides gras, omégas 3, 6 et 9, en vitamines A, E, K et D et en énergie.**

➢ **Un apport en fruit au choix** : fruit frais, fruit frais pressé soi-même, jus de fruits **100% fruit avec leur pulpe**, compote de fruits **sans sucre ajouté, fruits pochés.**
⇨ **Apports indispensables en eau, vitamines, sels minéraux et fibres alimentaires végétales.**

➢ **Des apports en produits sucrés :** confiture, gelée, marmelade, sucres, miel, chocolats, gâteaux riches en sucre... n'ont pas d'intérêt particulier. **Je vous conseille de les limiter au maximum.** Le goût du sucre peut-être remplacé par des édulcorants : aspartame, sucralose, extrait de Stévia sans aucun problème.

Voici la composition de dîner que je vous conseille :

➢ **Produit laitier au choix, ces apports sont importants :** laits de mammifères (vache, brebis, chèvre...) entiers, demi-écrémés, écrémés, lait d'amande, lait de soja, lait d'avoine, yaourt, petit suisse, fromage blanc, sucrés ou non, avec ou sans fruit, à base de soja ou non, édulcorés ou non, allégés en matières grasses ou non, fromage au choix, crème dessert lactée, crème pâtissière, flan... riz au lait, semoule au lait...
⇨ **Apports en calcium et en protéines animales de haute valeur biologique.**

➢ **Un apport en viande, poisson, œufs ou assimilés* :** environ 100g suffisent par dîner pour une personne âgée. Les modes de cuisson seront grillés, au court-bouillon, au four, en papillote, au micro-onde. Pas trop de viandes en sauce et évitez autant que possible les fritures et les cuissons dans la matière grasse. <u>Favorisez le poisson le soir et la viande le midi.</u>
⇨ **Apport en protéines animales de haute valeur biologique. Apports intéressants en calcium, en vitamines et en sels minéraux.**

➢ **Un apport en féculents : non indispensable au dîner.** Si sensations de faim nocturnes, ou si activité physique assez importante dans la journée, des apports en féculents peuvent alors être maintenus au repas du dîner, **et respecteront les mêmes règles nutritionnelles qu'au déjeuner :** une portion de pain (le pain complet, aux céréales... **seront nettement mieux** que le pain blanc). Vous devez également consommer du riz complet, ou des pâtes complètes ou encore des légumes secs (flageolet, coco, lentilles, soissons...), des pommes de terre... (Rendez vous sur mon site Internet, à la rubrique « liste des féculents », pour obtenir une

information beaucoup plus complète sur les féculents de disponibles à la consommation courante). Les céréales **blutées* seront à éviter autant que possible.**
⇨ **Apport en énergie à diffusion lente et progressive. Les féculents apportent également des fibres alimentaires végétales, des sels minéraux et des vitamines** (surtout <u>si céréales complètes</u>).

➤ **Un apport <u>indispensable</u> en légumes verts :** la consommation de légumes crus est conseillée pour au moins le 1/3 de ces apports totaux journaliers. Les légumes verts peuvent être également cuits, en boîte, surgelés, apportés sous forme de poêlée cuisinée (surgelée ou non), frais, sous forme de potage...
⇨ **Apports en fibres alimentaires végétales, en sels minéraux, en vitamines et en eau.**

➤ **Un apport en matières grasses :** limitez la consommation des graisses cuites telles les viandes cuites dans la matière grasse. Pas trop de crème fraîche. Evitez la margarine végétale si possible. Privilégiez l'huile d'olive pour la cuisson et l'huile de noix pour l'assaisonnement. Cependant, l'alternance régulière des huiles végétales est conseillée. Pas d'excès dans les apports.
⇨ **Apports indispensables en acides gras, oméga 3, 6 et 9, en vitamines A, E, K et D et en énergie.**

➤ **Un apport en fruit au choix :** fruit frais, fruit frais pressé soi-même, jus de fruits **100% fruit avec leur pulpe,** compote de fruits **sans sucre ajouté, fruits pochés.**
⇨ **Apports indispensables en eau, vitamines, sels minéraux et fibres alimentaires végétales.**

➤ **Des apports en produits sucrés :** confiture, gelée, marmelade, sucres, miel, chocolats, gâteaux riches en sucre... n'ont pas d'intérêt particulier. **Je vous conseille de les limiter au maximum.** Le goût du sucre peut-être remplacé par des édulcorants : aspartame, sucralose, extrait de Stévia sans aucun problème.

Le goûter

Voici la composition de goûter que je vous conseille :

➢ **Produit laitier au choix, ces apports sont importants :** laits de mammifères (vache, brebis, chèvre...) entiers, demi-écrémés, écrémés, lait d'amande, lait de soja, lait d'avoine, yaourt, petit suisse, fromage blanc, sucrés ou non, avec ou sans fruit, à base de soja ou non, édulcorés ou non, allégés en matières grasses ou non, fromage au choix, crème dessert lactée, crème pâtissière, flan... riz au lait, semoule au lait...
⇨ **Apports en calcium et en protéines animales de haute valeur biologique.**

➢ **Un apport en féculent au choix :** pain (le pain complet, aux céréales... **seront nettement mieux** que le pain blanc, le pain peut être grillé soi-même sans problème), céréales complètes type muesli, flocons d'avoine, biscuits spéciaux pour petit-déjeuner riches en céréales, riz au lait, semoule au lait, pain suédois à la farine complète, chocos, parfois des pains au lait... **Evitez de consommer :** toutes les biscottes, cracottes, brioches, les céréales allégées pour régime, les céréales à base de blé soufflé qui sont très sucrées, les galettes de riz soufflé, brioches... produits trop gras et/ou trop sucrés.
⇨ **Apport en énergie à diffusion lente et progressive, ils apportent également des fibres alimentaires végétales, des sels minéraux et des vitamines (si céréales complètes notamment).**

➢ **Un apport en fruit au choix :** fruit frais, fruit frais pressé soi-même, jus de fruits **100% fruit avec leur pulpe**, compote de fruits **sans sucre ajouté.**
⇨ **Apports en eau, vitamines, sels minéraux et fibres alimentaires végétales.**

➢ **Un apport en matières grasses :** privilégiez le beurre, mais pas d'excès d'apport dans le petit déjeuner. Attention à la margarine végétale, qui apporte de l'huile de palme en quantité plus ou moins importante, je ne vous la conseille pas. Les beurres allégés en matières grasses sont également allégés en vitamines A, E et D (donc pas très intéressants en définitive).
⇨ **Apports indispensables en acides gras, cholestérol, vitamines A, E et D et en énergie.**

➢ **Des apports en produits sucrés :** confitures, gelées, marmelades, sucres, miel, chocolats, gâteaux riches en sucre, céréales soufflées sucrées... n'ont pas d'intérêt particulier. **Je conseille de les éviter.** Le goût du sucre peut-être remplacé par des édulcorants : aspartame, sucralose, extrait de Stévia sans problème.

➢ **Un apport en viande, poisson, œufs ou assimilés* :** si vous éprouvez des difficultés à consommer de la viande, des œuf, ou du poisson au dîner et/ou au déjeuner, des apports peuvent être effectués au goûter et/ou à la collation, sous forme de jambon blanc, œuf dur, viande froide, bâton de surimi...
⇨ **Apport en protéines animales de haute valeur biologique. Apports intéressants en calcium, en vitamines et en sels minéraux.**

➢ **Un apport en légumes verts :** sous forme de potage par exemple, sera possible et sera même très intéressant.
⇨ **Apports en fibres alimentaires végétales, en eau, en vitamines et en sels minéraux.**

Exemples de petits-déjeuners (et de goûters) conseillés pour des personnes âgées.

Exemple 1

- Boisson(s) chaude(s) et/ou froide(s) : café et/ou thé et/ou tisane, sucrée(s) ou édulcorée(s).

- Lait (entier, demi écrémé, écrémé), yaourt ou fromage blanc ou petits suisses, crème dessert... vous **consommerez ceux que vous aimez : au lait entier**☺, **sucrés**☺ **ou 0% matière grasse et édulcorés**☺☺☺ avec ou sans fruit, au lait de soja, d'amande, d'avoine ou de mammifère...
⇨ *Apport en produit laitier.*

- **Une portion de pain.** Le pain sera complet ou aux céréales☺☺☺, si vous n'aimez pas le pain complet ni celui aux céréales, du pain blanc sera consommé à la place☺. Le pain peut être grillé ou non.
⇨ *Apport en féculent.*

- Beurre☺☺☺ ou margarine végétale☹. Les beurres allégés (41 %, 20 %, 15 % MG...) sont allégés en calories mais également en vitamines, ce qui réduit leur intérêt nutritionnel. Souvenez vous que **plus la teneur en matières grasses du beurre ou de la margarine végétale est basse, et plus vous pouvez en consommer en proportion**.
⇨ *Apport en matières grasses.*

- 1 compote de fruits sans sucre ajouté.
⇨ *Apport en fruits.*

Exemple 2

- Boisson(s) chaude(s) et/ou froide(s) : café et/ou thé et/ou tisane, sucrée(s) ou édulcorée(s).

- **Une portion de pain.** Le pain sera complet ou aux céréales☺☺☺, si vous n'aimez pas le pain complet ni celui aux céréales, du pain blanc sera consommé à la place☺. Le pain peut être grillé ou non.
⇨ *Apport en féculent.*

- Fromage au choix.
⇨ *Apports en produit laitier (fromage) et en matières grasses (celles du fromage, voir ci dessous⬇).*

- 1 fruit frais au choix.
⇨ *Apport en fruit.*

✋ Les matières grasses du fromage remplacent celles apportées en temps normal par le beurre, **qui est dans le cas présent absent**. Par pitié, ne soyez pas comme les normands : ne pas consommer le fromage avec du beurre (ni avec de la margarine végétale !)

Exemple 3

- Boisson(s) chaude(s) et/ou froide(s) : café et/ou thé et/ou tisane, sucrée(s) ou édulcorée(s).

- Lait (entier, demi écrémé, écrémé), yaourt ou fromage blanc ou petits suisses, crème dessert... vous **consommerez ceux que vous aimez : au lait entier**☺, **sucrés**☺ **ou 0% matière grasse et édulcorés**☺☺☺ avec ou sans fruit, au lait de soja, d'amande, d'avoine ou de mammifère...
⇨ *Apport en produit laitier.*

- 1 verre de jus de fruits 100% fruit.
➪ *Apport en fruits.*

- Petits pains suédois (si possible à base de farine de blé complet).
➪ *Apport en féculent.*

- Beurre☺☺☺ ou margarine végétale☹. Les beurres allégés (41 %, 20 %, 15 % MG...) sont allégés en calories mais également en vitamines, ce qui réduit leur intérêt nutritionnel.
➪ *Apport en matières grasses.*

Exemple 4

- Boisson(s) chaude(s) et/ou froide(s) : café et/ou thé et/ou tisane, sucrée(s) ou édulcorée(s).

- Lait (entier, demi écrémé, écrémé), yaourt ou fromage blanc ou petits suisses, crème dessert... vous **consommerez ceux que vous aimez : au lait entier**☺, **sucrés**☹ **ou 0% matière grasse et édulcorés**☺☺☺ avec ou sans fruit, au lait de soja, d'amande, d'avoine ou de mammifère...
➪ *Apport en produit laitier.*

- Muesli aux fruits secs.
➪ *Apports en féculent et en fruits.*

✋ Dans cet exemple de petit-déjeuner, les matières grasses ne sont pas présentes, on n'en fera pas une maladie, nous n'allons tout de même pas mettre du beurre dans le muesli !

Exemple 5

- Boisson(s) chaude(s) et/ou froide(s) : café et/ou thé et/ou tisane, sucrée(s) ou édulcorée(s).

- Lait (entier, demi écrémé, écrémé), yaourt ou fromage blanc ou petits suisses, crème dessert... vous **consommerez ceux que vous aimez : au lait entier**☺**, sucrés**☺ **ou 0% matière grasse et édulcorés**☺☺☺ avec ou sans fruit, au lait de soja, d'amande, d'avoine ou de mammifère...
➪ *Apport en produit laitier.*

- Crêpes natures fourrées à la compote de fruits rouges.
➪ *Apports en féculents (farine de blé et Maïzena) et en fruits.*

✋ Dans cet exemple de petit-déjeuner, les matières grasses ne sont à nouveau, pas présentes. Cela n'est pas grave.

Exemple 6

- Boisson(s) chaude(s) et/ou froide(s) : café et/ou thé et/ou tisane, sucrée(s) ou édulcorée(s).

- Lait d'amande chocolaté ou nature, sucré ou non.
➪ *Apport en calcium.*

- Sandwich composé de pain complet, un peu de beurre, jambon blanc et fromage au choix.
➪ *Apports en féculent (pain), en matières grasses (beurre), en protéines animales (jambon blanc) et en calcium (fromage).*

- 1 jus de fruits 100% fruit.
➪ *Apport en fruits.*

Exemples de déjeuners conseillés pour des personnes âgées.

Exemple 1

- Crudités au choix dressées avec vinaigrette, sel et poivre.
➪ *Apports en légumes verts + une part d'huile qui représente une partie des apports conseillés en matières grasses.*

- 1 viande grillée, (sel et poivre).
➪ *Apport en protéines animales.*

- Pâtes (au mieux les pâtes seront à base de blé complet), accompagnées après cuisson d'une noisette de beurre et de gruyère râpé.
➪ *Le beurre représente la partie restante des apports recommandés en matières grasses pour le déjeuner + apports en un produit laitier qui est représenté par le gruyère râpé (fromage) + apport en féculent (les pâtes).*

- **Une portion de pain.** Le pain sera complet ou aux céréales☺☺☺, si vous n'aimez pas le pain complet ni celui aux céréales, du pain blanc sera consommé à la place☺. Le pain peut être grillé ou non.
➪ *Apport en féculent.*

- 1 pomme.
➪ *Apport en fruit.*

Exemple 2

- Salade composée avec : tomate, concombre, laitue, maïs doux à volonté, du surimi et du thon au naturel + riz (si possible du riz complet) + un peu d'huile pour faire la vinaigrette, sel et poivre.

⇨ *Apports en légumes verts + protéines animales (thon et surimi) + féculent (riz) + matières grasses (huile végétale).*

- **Une portion de pain.** Le pain sera complet ou aux céréales☺☺☺, si vous n'aimez pas le pain complet ni celui aux céréales, du pain blanc sera consommé à la place☺. Le pain peut être grillé ou non.
⇨ *Apport en féculent.*

- Fromage au choix.
⇨ *Apport en produit laitier.*

- Une compote de fruits au choix **sans sucre ajouté**.
⇨ *Apport en fruits.*

Exemple 3

- 2 tomates farcies avec de la viande hachée et du riz cuit pilaf au curry (si possible du riz complet), sel et poivre.
⇨ *Apports en légume vert (tomates) + protéines animales (viande) + féculent (riz) + matières grasses (de l'huile végétale fut utilisée pour l'élaboration du riz pilaf).*

- **Une portion de pain.** Le pain sera complet ou aux céréales☺☺☺, si vous n'aimez pas le pain complet ni celui aux céréales, du pain blanc sera consommé à la place☺. Le pain peut être grillé ou non.
⇨ *Apport en féculent.*

- 1 yaourt aux fruits au choix **au lait entier**☺, **sucré**☹ **ou 0% matière grasse et édulcoré**☺☺☺.
⇨ *Apport en produit laitier.*

- Banane.
⇨ *Apport en fruit.*

Exemple 4

- Salade composée de pommes de terre avec une vinaigrette élaborée avec un peu de moutarde, de la sauce Maggi saveur (genre Viandox), sel et poivre.
⇨ *Apports en féculent (pommes de terre) + matières grasses (huile végétale).*

- 1 beau rouget cuit en papillote, accompagné d'une julienne de légumes verts à volonté, sel et poivre.
⇨ *Apports en protéines animales (poisson) + légumes verts.*

- **Une portion de pain.** Le pain sera complet ou aux céréales☺☺☺, si vous n'aimez pas le pain complet ni celui aux céréales, du pain blanc sera consommé à la place☺. Le pain peut être grillé ou non.
⇨ *Apport en féculent.*

- Fromage au choix.
⇨ *Apport en produit laitier.*

- 1 tartelette aux pommes.
⇨ *Apport en fruit.*

Exemple 5

- Moules de bouchot **à volonté**, mode de cuisson au choix, sel et poivre.
⇨ *Apports en protéines animales (moules).*

- Pommes de terre frites au four (frites surgelées à cuire au four)☺☺☺, sinon frites naturelles « maison » à cuire dans la machine qui n'utilise d'une cuillère à soupe d'huile... ☺☺☺ ou encore frites traditionnelles cuites dans de l'huile de friture☺.
⇨ *Apports en féculent (pommes de terre) + matières grasses.*

- **Une portion de pain.** Le pain sera complet ou aux céréales☺☺☺, si vous n'aimez pas le pain complet ni celui aux céréales, du pain blanc sera consommé à la place☺. Le pain peut être grillé ou non.
⇨ *Apport en féculent.*

- Laitue **à volonté** avec vinaigrette, sel et poivre.
⇨ *Apports en matières grasses + légume vert (laitue).*

- Fromage blanc, **au lait entier**☺, **sucré**☺ ou **0% matière grasse et édulcoré**☺☺☺, accompagné de morceaux de fruits frais au choix.
⇨ *Apports en produit laitier et en fruits.*

Exemple 6

- Salade de tomates sauce vinaigrette, sel et poivre.
⇨ *Apports en légume vert (tomates) + matières grasses (huile végétale).*

- Quiche au poisson (poisson au choix), faite avec une pâte feuilletée ou brisée.
⇨ *Apport en protéines animales (poisson) + apport léger en produits laitiers (appareil à flan) + apport léger en féculent (pâte feuilletée ou brisée).*

- **Une portion de pain.** Le pain sera complet ou aux céréales☺☺☺, si vous n'aimez pas le pain complet ni celui aux céréales, du pain blanc sera consommé à la place☺. Le pain peut être grillé ou non.
⇨ *Apport en féculent.*

- 1 semoule de riz au lait de soja faite « maison » ou industrielle.
⇨ *Apports en produit laitier (lait) + féculent (semoule de riz).*

- Tranches d'ananas au naturel.
⇨ *Apport en fruit.*

Exemples de dîners conseillés pour des personnes âgées.

Exemple 1

- Potage de légumes (la quantité de potage n'est pas limitée), sel et poivre.
⇨ *Apport en légumes verts.*

- 2 gros œufs cuits « au plat », dans une poêle antiadhésive, avec un peu d'huile végétale au choix.
⇨ *Apports en protéines animales (œufs) + matières grasses (huile végétale).*

- Bouquets de chou brocoli à volonté cuits à la vapeur, sel et poivre.
⇨ *Apport en légume vert.*

- **Une portion de pain.** Le pain sera complet ou aux céréales☺☺☺, si vous n'aimez pas le pain complet ni celui aux céréales, du pain blanc sera consommé à la place☺. Le pain peut être grillé ou non.
⇨ *Apport en féculent.*

- Fromage au choix.
⇨ *Apport en produit laitier.*

- Une poignée de cerises.
⇨ *Apport en fruits.*

Exemple 2

- Taboulé.
⇨ *Apports en féculent (semoule de blé) + matières grasses (huile végétale du taboulé).*

- Roulades de blancs de poireaux au jambon blanc, accompagnées de crème fraîche (ou béchamel), le tout parsemé de gruyère râpé, puis l'ensemble cuit au four, sel et poivre.
⇨ *Apports en légume vert (poireaux) + protéines animales (jambon blanc) + matières grasses et produits laitiers (crème fraîche et gruyère).*

- **Une portion de pain.** Le pain sera complet ou aux céréales☺☺☺, si vous n'aimez pas le pain complet ni celui aux céréales, du pain blanc sera consommé à la place☺. Le pain peut être grillé ou non.
⇨ *Apport en féculent.*

- Un yaourt aux fruits au choix : **au lait entier**☺, **sucré**☺ ou **0% matière grasse et édulcoré**☺☺☺, au lait de mammifère ou de soja.
⇨ *Apports en produit laitier et en fruits.*

- Une compote de rhubarbe faite « maison » édulcorée ou sucrée.
⇨ *Apport en fruit (pas tout à fait vrai, en effet, la rhubarbe est un légume vert...)*

Exemple 3

- Salade composée de crevettes décortiquées, coques, tomate, concombre, pomme golden coupée en dès, jeunes pousses de maïs doux, le tout assaisonné d'une sauce fromage blanc + un peu d'huile végétale + jus de citron ou vinaigre, sel et poivre.
⇨ *Apports en légumes verts (tomate, jeunes pousses de maïs et concombre) + protéines animales (crevettes, coques) + produit*

laitier (fromage blanc) + matières grasses (huile végétale) + apport en fruit (pomme).

- **Une portion de pain.** Le pain sera complet ou aux céréales☺☺☺, si vous n'aimez pas le pain complet ni celui aux céréales, du pain blanc sera consommé à la place☺. Le pain peut être grillé ou non.
⇨ *Apport en féculent.*

Exemple 4

- Salade de pommes de terre sauce vinaigrette à la moutarde, sel et poivre.
⇨ *Apports en féculent (pommes de terre) + matières grasses (huile végétale).*

- Rôti de bœuf cuit.
⇨ *Apport en protéines animales.*

- Bouquets de chou fleur cuits à la vapeur, puis nappés d'une sauce béchamel, sel et poivre.
⇨ *Apports en légume vert (chou fleur) + produit laitier (béchamel) + léger apport en féculent (béchamel).*

- **Une portion de pain.** Le pain sera complet ou aux céréales☺☺☺, si vous n'aimez pas le pain complet ni celui aux céréales, du pain blanc sera consommé à la place☺. Le pain peut être grillé ou non.
⇨ *Apport en féculent.*

- Fromage au choix.
⇨ *Apport en produit laitier.*

- 2 clémentines.
⇨ *Apport en fruits.*

Exemple 5

- Potage de légumes au choix, sel et poivre.
➪ *Apport en légumes verts.*

- Une andouillette grillée.
➪ *Apport en protéines animales.*

- Petits pois et carottes, accompagnés d'une noisette de beurre.
➪ *Apports en légumes verts (petits pois et carottes) + matières grasses (beurre).*

- **Une portion de pain.** Le pain sera complet ou aux céréales☺☺☺, si vous n'aimez pas le pain complet ni celui aux céréales, du pain blanc sera consommé à la place☺. Le pain peut être grillé ou non.
➪ *Apport en féculent.*

- 1 crème dessert light ou non saveur chocolat.
➪ *Apport en produit laitier.*

- Salade de fruits au naturel ou au sirop léger.
➪ *Apport en fruits.*

Tableau récapitulatif.

Dénominations	Intérêt général	Intérêt petit déjeuner	Intérêt au déjeuner	Intérêt au goûter	Intérêt au dîner
Produits laitiers	☺☺☺*	☺☺☺	☺☺☺	☺☺☺	☺☺☺
Fromages	☺☺☺	☺☺☺	☺☺☺	☺☺☺	☺☺☺
Viandes, œufs, poissons et **assimilés***	☺☺☺	☺☺*	☺☺☺	☺☺☺	☺☺☺
Pain blanc	☺*	☺	☺	☺	:|
Pain complet et assimilés	☺☺☺	☺☺☺	☺☺☺	☺☺☺	☺☺
Légumes verts et fruits frais	☺☺☺	☺☺☺	☺☺☺	☺☺☺	☺☺☺
Féculents **blutées***	☺	☺	☺	☺	:|
Féculents complets	☺☺☺	☺☺☺	☺☺☺	☺☺	☺☺
Matières grasses	☺☺☺	☺☺☺	☺☺☺	☺☺	☺☺☺
Sucres et produits sucrés	:|	:|	:|	:|	:|
Activité physique	☺☺☺				
Perte de poids	:|*				
Importance de la diététique	☺☺☺				

Je résume, l'alimentation d'une personne âgée (en bonne santé).

➢ L'alimentation sera parfaitement équilibrée et se fera sur, au moins, 3 repas par jour. Pas de repas sauté.
➢ Au rayon des produits laitiers (hors fromage) : tous en quantité importante.
➢ Au rayon des fromages : tous.
➢ Au rayon des viandes, poissons, œufs et **assimilés*** : tous. **Favorisez** les cuissons grillées, sans excès de matières grasses cuites. Idéalement des apports <u>**se feront au moins aux déjeuners et aux dîners**</u>.
➢ Au rayon du pain : **privilégiez** les pains complets, aux céréales... plutôt que **le pain blanc qu'il faudra mieux éviter**.
➢ Au rayon des féculents (pommes de terre, légumes secs, riz, pâtes... rendez vous sur mon site à la rubrique « - Liste des féculents ») : idéalement des apports **ne se feront qu'aux petits déjeuners et déjeuners**, ils peuvent être évités aux dîners. **Privilégiez** les féculents à base de céréales complètes (pâtes complètes, riz complet...)
➢ Au rayon des légumes verts (rendez vous sur mon site à la rubrique : « - Liste des légumes verts ») : **apports importants et en bonne quantité** aux deux repas principaux.
➢ Au rayon des fruits frais, compotes, jus de fruits 100% fruit : tous et en **quantité importante**.
➢ Au rayon des matières grasses : toutes en les alternants et sans excès. Evitez la margarine végétale si possible.
➢ Au rayon du sucre et des produits sucrés : pas d'excès, à limiter.
➢ Au rayon des boissons : eau minérale plate ou gazeuse ou eau du robinet.
➢ Au rayon des condiments (sel, poivre, épices, moutarde...) : pas d'excès de sel.
➢ Au rayon de l'activité physique : **très fortement conseillée**.
➢ Au rayon de la perte de poids : si surpoids, une perte de poids est indispensable avec conseils avisés d'un diététicien.

MAIGREUR CONSTITUTIONNELLE DE L'ADULTE

Les mots accompagnés d'un astérisque* sont définis à la page 419.

Définition : sujets maigres, mécontents de leur morphologie, longilignes, dont le **tissu adipeux*** est pratiquement inexistant. **Il ne s'agira pas** dans ce chapitre, des maigreurs liées à la dénutrition, à l'anorexie mentale, ou à des pathologies diverses tels des cancers... mais à des gens qui sont maigres depuis toujours, qui sont en pleine santé, qui ont de bonnes constantes sanguines et qui ne présentent aucune pathologie particulière. Leur poids est stable depuis l'adolescence. Ils peuvent faire des efforts physiques sans aucun problème, ni fatigue anormale ou excessive. Pour savoir si vous êtes dans la maigreur, rendez-vous sur mon site Internet, un compteur calculant votre IMC vous renseignera à ce sujet.

Mesures hygiéno-diététiques :

1- Si vous ne présentez pas de forte demande à grossir, je vous conseille de ne pas chercher à grossir à tout prix !
   Pourquoi ? Cet état de maigreur n'a rien de préjudiciable pour votre santé, bien au contraire !

2- Si vous désirez absolument grossir, l'alimentation sera hyperénergétique, riche en sucres rapides et en matières grasses.
   Pourquoi ? Les sucres rapides (sucre blanc, roux, de canne, confiture, miel, chocolats, bonbons, gelée, pâtisserie, gâteaux...) sont fortement insulino-sécréteurs, favorisant fortement la mise en réserve au sein du métabolisme. Cette mise en réserve est encouragée, dès que les apports énergétiques alimentaires sont en excès, par rapport aux besoins de l'organisme. Les matières grasses, qui sont très énergétiques, joueront alors ce rôle d'apports élevés en énergie, et ce, dans de faibles volumes.

3- Les apports en protéines animales **doivent être importants**. Pas de régimes végétarien ni végétalien. On pourra supplémenter l'alimentation à l'aide de jaune d'œuf, poudre de lait, poudre de protéines, fromages fondus, gruyère râpé...

Pourquoi ? Il s'agit d'assurer le développement da la masse musculaire en plus du développement de la masse grasse, ce qui vous permettra ainsi de prendre du poids de façon plus ou moins harmonieuse. (Ce qui représente un atout de très grande importante sur le plan psychologique). **Voir le point N°16.**

4- Les apports en huiles végétales, en beurre... **seront importants**.

Pourquoi ? Ce sont de gros apports énergétiques dans de faibles prises alimentaires, c'est pourquoi ceux-ci sont très intéressants pour la prise de poids.

5- Des apports en féculents **seront respectés impérativement** à chaque repas. Ces féculents seront à base de céréales **blutées*** ou à base de céréales complètes (au choix).

Pourquoi ? Ils sont sources d'énergie très importante pour stimuler la prise de poids.

6- Un goûter **et** une collation, riches en calories (apportées par du sucre et du gras) seront **indispensables**.

Pourquoi ? Rappelez vous : l'alimentation doit être **hyperénergétique.** Le goûter et la collation permettent d'augmenter ces apports énergétiques indispensables dans la journée pour prendre du poids. Ils seront riches **en sucres rapides et en matières grasses.**

7- Les apports alimentaires en sucres et en produits sucrés, ne seront pas limités, bien au contraire : ceux-ci jouent un rôle indispensable dans votre prise de poids.

Pourquoi ? Les produits sucrés sont très intéressants pour leurs apports en énergie, mais également pour leur incidence sur la sécrétion d'insuline qui est grandement favorisée sous leur influence, ce qui va favorisera votre prise de poids.

8- Evitez de pratiquer un sport d'endurance pendant la période de prise de poids (course à pieds, natation...) Le seul sport que je vous conseille sera la musculation, mais attention : pas de façon excessive ! Il sera très intéressant de consommer, en même temps, en plus d'une alimentation hyperénergétique, un complément alimentaire **très intéressant** sous forme de « **WHEY** » voire de « **MASS GAINER** », qui sont composés principalement de poudre de lait et de blanc d'œuf, et qui favorisent très **fortement** la prise de masse musculaire, suite à l'effort. (Vous pourrez vous les procurer au rayon musculation de n'importe quel magasin de sport).

Pourquoi ? Le sport d'endurance notamment, va favoriser un épuisement de vos réserves (sous forme de glycogène puis de graisses), ce qui entraînera une prise de poids plus laborieuse. La musculation, exercée de façon **modérée**, associée aux mesures diététiques adaptées, va stimuler la prise de masse musculaire.

9- Je conseille de consommer régulièrement, au cours de la journée du chocolat, des bonbons...

Pourquoi ? Le sucre est très insulinosécréteur, favorisant fortement la prise de poids.

10- Il est important de consommer une boisson sucrée environ un quart d'heure avant chaque repas (sodas sucrés, eau additionnée de sucre, jus de fruits, eau avec sirop), mais également pendant le repas.

Pourquoi ? Cela va stimuler votre appétit et va favoriser la sécrétion d'insuline par votre pancréas, stimulant par la suite votre prise de poids.

11- Mangez lentement, et mastiquez convenablement les aliments. Prenez votre temps pour manger.

Pourquoi ? Cela vous épargnera des douleurs et des lourdeurs d'estomac **postprandiales*,** qui diminueront alors de façon systématique vos prises alimentaires, et donc, par voie de conséquence, réduira votre prise de poids.

12- Certaines personnes peuvent avoir du mal à ingérer de grosses quantités alimentaires, qui favorisent la prise de poids.
Pourquoi ? L'estomac est un muscle qui se tends et qui se détends. Si vous n'êtes pas habitué(e) aux gros repas, vos débuts seront certainement difficiles pour réussir à manger plus qu'auparavant, car l'estomac a besoin de temps pour s'adapter aux quantités alimentaires qui augmentes. Dans ce cas, progressez à votre rythme, et surtout à celui de votre estomac, en insistant sur la consommation des apports en graisses et en sucres rapides qui doivent être importants. Ainsi, de faibles apports alimentaires vous apporteront de gros apports caloriques !

13- Favorisez la consommation de fromages les plus gras possibles (fromages triple crème, fromages à pâte dure et ceux à pâte persillée), à chaque repas et notamment aux dîners.
Pourquoi ? Augmenter les apports caloriques au dîner, encourage la prise de poids nocturne, par diminution très importante de vos **dépenses énergétiques basales*** pendant la nuit.

14- Attention à ne pas vous méprendre avec les édulcorants que sont l'aspartame, le sucralose et l'extrait de Stévia par exemple : ne pas les consommer.
Pourquoi ? Ces produits alimentaires apportent **le goût** du sucré, mais ils n'en possèdent aucun effet : ils sont quasiment acaloriques et ne jouent aucun rôle probant sur la sécrétion d'insuline. En d'autres termes, ils ne sont pas du tout adaptés à votre désir de prise de poids !

15- Au niveau de votre surconsommation de matières grasses, je vous conseille de forcer sur les huiles végétales, et de ne pas abuser sur la consommation de beurre, crème fraîche ou autres graisses animales…
Pourquoi ? Les graisses végétales sont plus caloriques que les graisses animales dans les mêmes proportions quantitatives, et surtout : les huiles végétales n'apportent pas de cholestérol au contraire des graisses animales. (Inutile de se mettre une hypercholestérolémie sur le dos).

16- Certaines personnes, sincèrement désireuses de prendre du poids, éprouvent très fréquemment une difficulté qui leur semble insurmontable : celle, qui semble au premier abord très paradoxale, qui est la prise de poids en elle-même !

Pourquoi ? Il peut être très déstabilisant pour une personne maigre de voir son corps changer suite à la prise de poids, et surtout, ce qui fait très souvent peur, c'est l'éventualité de ne pas prendre du poids de qualité, c'est-à-dire de ne faire que de la masse grasse, et pas suffisamment de masse maigre. Cette « phobie » est très fréquente. Un suivi psychologique est, dans ce cas, très fortement conseillé en parallèle des efforts alimentaires qui seront effectués, pour garantir une prise de poids satisfaisante et de qualité.

17- Je vous conseille la consommation de « baguette de farine blanche » pour le pain (baguette standard).

Pourquoi ? L'index glycémique et la composition de ce type de pain, en font un allié de premier choix pour vous aider à prendre du poids.

18- Ne pas trop consommer de légumes verts pendant les repas principaux : allez y doucement sur leur consommation.

Pourquoi ? Les légumes verts ont toutes les vertus nutritionnelles, même celle de ne pas faire grossir ! De plus, les légumes verts utiliseront une place importante dans votre estomac, qu'il vous sera plus recommandé de réserver pour des aliments plus énergétiques.

19- **Astuces diététiques diverses :** encouragez vous à consommer de bonnes quantités d'huile végétale dans vos vinaigrettes, consommez des sodas sucrés en mangeant (pas de boisson light ni zéro), associez les matières grasses avec les produits sucrés (par exemple : beurre + confiture), cuisinez vos viandes dans la matière grasse, consommez régulièrement et tout au long de la journée des morceaux de chocolat au lait (ou autres produits riches en sucre + matières grasses tels les sablés), consommez les fromages les plus gras (triple crème, à pâtes dures...) ne consommez aucun produit allégé en sucre et/ou en matière grasse.

Plan type d'une journée d'alimentation, adapté aux état de maigreurs <u>constitutionnelles</u>.

☝ **ATTENTION** : il s'agit d'une proposition d'alimentation adaptée aux personnes maigres de constitutions essentiellement, c'est-à-dire aux personnes qui ne souffrent d'aucune pathologie connue, et ne réclamant pas de mesures diététiques particulières liées à une éventuelle pathologie.

Le petit-déjeuner

Le petit déjeuner doit être <u>très énergétique</u>, riche en sucres lents sous la forme de féculents, riche en sucres rapides, mais également riche en calcium, en eau et doit apporter des matières grasses en bonne quantité, et si possible des fibres alimentaires végétales qui seront, pour ces dernières, secondaires.

Voici la composition de petit-déjeuner que je vous conseille :

➢ **Produits laitiers indispensables au choix** : pas de produit light : yaourt **au lait entier sucré**, laits de mammifère au choix (vache, brebis, chèvre...) **entiers** ou lait de soja, lait d'avoine ou lait d'amande **chocolatés ou non et sucrés**, petits suisses **au lait entier sucrés**, fromage blanc **(au minimum à 20% de MG) sucré**, fromage gras (triple crème, pâte dure, pâte persillée qui sont les fromages les plus caloriques), crème dessert lactée sucrée, riz au lait caramélisé, semoule au lait caramélisée (dans ce cas, les apports en féculents seront couverts en plus des apports en produits laitiers)...
➪ **Apports en calcium, sucres, matières grasses, calories et en protéines animales de haute valeur biologique.**

➢ **Un apport en féculent au choix :** pain : la baguette traditionnelle **sera privilégiée**, mais le pain complet, aux céréales… ne seront pas non plus à bannir ! Le pain peut être grillé soi-même sans problème. Vous pouvez consommer également des céréales complètes type muesli, gâteaux spéciaux pour petit-déjeuner, riz au lait, semoule au lait, pain suédois, biscottes, pain au lait fourrés au chocolat ou à la confiture, des brioches... **Evitez de consommer :** toutes les cracottes, les céréales allégées pour régime, les galettes de riz soufflé... **tous ces produits et assimilés n'ont pas d'intérêt nutritionnel et ne stimuleront pas votre prise de poids.**
➩ **Apports en énergie à diffusion lente et progressive, apportent des fibres alimentaires végétales, des sels minéraux, des vitamines (si céréales complètes) et des calories.**

➢ **Un apport en fruit au choix :** fruit frais, fruit frais pressé soi-même, jus de fruits **100% fruit avec leur pulpe ou du nectar de fruits**, compote de fruits.
➩ **Apports en eau, vitamines, sels minéraux et fibres alimentaires végétales.**

➢ **Un apport très important en matières grasses :** beurre ou margarine végétale. Pas de beurres ni margarine allégés en matières grasses. Apportez en de bonnes quantités. Attention à la margarine végétale qui apporte de l'huile de palme nocive pour la santé et pour la planète.
➩ **Apports indispensables en acides gras, cholestérol, vitamines A, E et D et <u>surtout des apports élevés en énergie</u>.**

➢ **Des apports en produits sucrés :** confiture, sucres, gelée, marmelade, miel, chocolats, gâteaux ou biscuits riches en sucre... en grosses quantités.
➩ **Apports <u>indispensables</u> en énergie. Ils favorisent la sécrétion d'insuline postprandiale* encourageant fortement la prise de poids.**

Le déjeuner et le dîner

<u>Le déjeuner</u> doit être hyperénergétique, riche en sucres lents sous forme de féculent, riche en sucres rapides, mais doit être également riche en protéines animales, en calcium, en eau et doit apporter des matières grasses en grande quantité, ainsi que des fibres alimentaires végétales.

<u>Le dîner</u> doit être au moins aussi calorique que le déjeuner. La présence des féculents est nécessaire. Les apports en protéines animales doivent être maintenus, idem pour les apports alimentaires en calcium et en eau. Les matières grasses doivent être présentes en de bonnes quantités. Des fibres alimentaires végétales sont à apporter. Les apports en sucre et produits sucrés doivent être également présents en bonne position.

Voici la composition de déjeuner que je vous conseille :

➢ **Produits laitiers indispensables au choix :** pas de produit light : yaourt **au lait entier sucré**, laits de mammifère au choix (vache, brebis, chèvre...) **entiers** ou lait de soja ou lait d'amande, lait d'avoine **chocolatés ou non et sucrés**, petits suisses **au lait entier sucrés**, fromage blanc **(au minimum à 20% de MG) sucré**, fromage gras (triple crème, pâte dure, pâte persillée qui sont les fromages les plus caloriques), crème dessert lactée sucrée, riz au lait caramélisé, semoule au lait caramélisée (dans ce cas, les apports en féculents seront couverts en plus des apports en produits laitiers)...
➪ **Apports en calcium, sucres, matières grasses, calories et en protéines animales de haute valeur biologique.**

➢ **Un apport en viande, poisson, oeufs ou assimilés :** environ 100g **minimum** par déjeuner, ces apports sont **très importants**. Les modes de cuisson seront grillés, au court-bouillon, au four, en papillote, micro-onde, mais favorisez cependant les viandes en sauce et les cuissons dans <u>l'huile végétale, les fritures</u>... Pas de cuisson dans le beurre.

⇨ **Apports en protéines animales de haute valeur biologique, de calcium, de vitamines, de sels minéraux et de calories.**

➢ **Un apport en féculents au choix indispensable :** pain (la baguette traditionnelle est plus vivement conseillée que le pain complet, aux céréales...qui ne seront pas non plus à bannir !) Vous devez également consommer du riz complet, ou des pâtes complètes ou encore des légumes secs (flageolet, coco, lentilles, soissons...), des pommes de terre... Les céréales **blutées* seront également consommables, mais elles sont cependant moins intéressantes, car pauvres en fibres alimentaires végétales**. Les féculents représentent les fondations de votre alimentation et de votre équilibre alimentaire, ils sont donc indispensables.

⇨ **Apport en énergie à diffusion lente et progressive. Les féculents apportent également des fibres alimentaires végétales, des sels minéraux et des vitamines (surtout si céréales complètes).**

➢ **Un apport en légumes verts :** la consommation de légumes crus est conseillée pour au moins le 1/3 de ces apports totaux journaliers. Les légumes verts peuvent être également cuits, en boîte, surgelés, apportés sous forme de poêlée cuisinée (surgelée ou non), frais, sous forme de potage... **Ne pas charger votre alimentation en légumes verts car ils sont peu caloriques.**

⇨ **Apports interessants en fibres alimentaires végétales, en sels minéraux, en vitamines et en eau.**

➢ **Un apport en matières grasses en bonnes quantités et de bonne qualité :** privilégiez l'huile d'olive pour la cuisson et l'huile de noix pour l'assaisonnement. Cependant, l'alternance régulière des huiles végétales est conseillée. Consommez également de la crème fraîche **non allégée**, du beurre **non allégé**, de la margarine végétale **non allégée**, mais en quantité modérée pour ces trois produits gras, car ceux-ci sont d'origine animale, ils apportent donc du cholestérol, et des acides gras saturés en grande quantité, ce qui peut devenir, à terme, problématique pour votre santé : une hypercholestérolémie est à craindre à terme.

⇨ **Apports indispensables en acides gras, en omégas 3, 6 et 9, en vitamines A, E, K et D, et en énergie dans de faibles volumes.**

➢ **Un apport en fruit au choix :** fruit frais, fruit frais pressé soi-même, jus de fruits **100% fruit avec leur pulpe**, nectar de fruit, compote de fruits, **fruits pochés**.
⇨ **Apports en eau, vitamines, sels minéraux et fibres alimentaires végétales.**

➢ **Des apports en produits sucrés :** confiture, gelée, marmelade, sucre, miel, chocolats, gâteaux, pâtisseries, sodas sucrés, sirops... n'ayez pas peur d'en consommer. Le goût du sucre **ne doit pas être remplacé** par des édulcorants tels : aspartame, sucralose, extrait de Stévia qui sont **acaloriques***.

Voici la composition de dîner que je vous conseille :

➢ **Produits laitiers indispensables au choix :** pas de produit light : yaourt **au lait entier sucré**, laits de mammifère au choix (vache, brebis, chèvre...) **entiers** ou lait de soja ou lait d'amande, lait d'avoine **chocolatés ou non et sucrés**, petits suisses **au lait entier sucrés**, fromage blanc **(au minimum à 20% de MG) sucré**, fromage gras (triple crème, pâte dure, pâte persillée qui sont les fromages les plus caloriques), crème dessert lactée sucrée, riz au lait caramélisé, semoule au lait caramélisée (et dans ce cas, les apports en féculents seront couverts en plus des apports en produits laitiers)...
⇨ **Apports en calcium, sucres, matières grasses, calories et en protéines animales de haute valeur biologique.**

➢ **Un apport en viande, poisson, œufs ou assimilés :** environ 100g **minimum** par déjeuner, ces apports sont **très importants**. Les modes de cuisson seront grillés, au court-bouillon, au four, en papillote, micro-onde, mais favorisez cependant les viandes en sauce et les cuissons dans **l'huile végétale, les fritures...** Pas de cuisson dans le beurre.
⇨ **Apports en protéines animales de haute valeur biologique, de calcium, de vitamines, de sels minéraux et de calories.**

➢ **Un apport en féculents au choix indispensable** : pain (la baguette traditionnelle est plus vivement conseillée que le pain complet, aux céréales...qui ne seront pas non plus à bannir !) Vous devez également consommer du riz complet, ou des pâtes complètes ou encore des légumes secs (flageolet, coco, lentilles, soissons...), des pommes de terre... Les céréales **blutées* seront également consommables, mais elles sont cependant moins intéressantes, car pauvres en fibres alimentaires végétales**. Les féculents représentent les fondations de votre alimentation et de votre équilibre alimentaire, ils sont donc indispensables.
⇨ **Apport en énergie à diffusion lente et progressive. Les féculents apportent également des fibres alimentaires végétales, des sels minéraux et des vitamines (surtout si céréales complètes)**.

➢ **Un apport en légumes verts** : la consommation de légumes crus est conseillée pour au moins le 1/3 de ces apports totaux journaliers. Les légumes verts peuvent être également cuits, en boîte, surgelés, apportés sous forme de poêlée cuisinée (surgelée ou non), frais, sous forme de potage... **Ne pas charger votre alimentation en légumes verts car ils sont peu caloriques.**
⇨ **Apports intéressants en fibres alimentaires végétales, en sels minéraux, en vitamines et en eau.**

➢ **Un apport en matières grasses en bonnes quantités et de bonne qualité** : privilégiez l'huile d'olive pour la cuisson et l'huile de noix pour l'assaisonnement. Cependant, l'alternance régulière des huiles végétales est conseillée. Consommez également de la crème fraîche **non allégée**, du beurre **non allégé**, de la margarine végétale **non allégée**, mais en quantité modérée pour ces trois produits gras, car ceux-ci sont d'origine animale, ils apportent donc du cholestérol, et des acides gras saturés en grande quantité, ce qui peut devenir, à terme, problématique pour votre santé : une hypercholestérolémie est à craindre à terme.
⇨ **Apports indispensables en acides gras, en omégas 3, 6 et 9, en vitamines A, E, K et D, et en énergie dans de faibles volumes.**

➢ **Un apport en fruit au choix :** fruit frais, fruit frais pressé soi-même, jus de fruits **100% fruit avec leur pulpe**, nectar de fruit, compote de fruits, **fruits pochés.**
⇨ **Apports en eau, vitamines, sels minéraux et fibres alimentaires végétales.**

➢ **Des apports en produits sucrés :** confiture, gelée, marmelade, sucre, miel, chocolats, gâteaux, pâtisseries, sodas sucrés, sirops... n'ayez pas peur d'en consommer. Le goût du sucre **ne doit pas être remplacé** par des édulcorants tels : aspartame, sucralose, extrait de Stévia qui sont **acaloriques*.**

Le goûter et la collation

Le goûter et la collation sont indispensables. Ils permettent d'apporter de l'énergie et des protéines animales supplémentaires entre les trois repas principaux.

Voici la composition de goûter et de collation que je vous conseille :

➢ **Produits laitiers indispensables au choix :** pas de produit light : yaourt **au lait entier sucré**, laits de mammifère au choix (vache, brebis, chèvre...) **entiers** ou lait de soja ou lait d'amande, lait d'avoine **chocolatés ou non et sucrés**, petits suisses **au lait entier sucrés**, fromage blanc **(au minimum à 20% de MG) sucré**, fromage gras (triple crème, pâte dure, pâte persillée qui sont les fromages les plus caloriques), crème dessert lactée sucrée, riz au lait caramélisé, semoule au lait caramélisée (et dans ce cas, les apports en féculents seront couverts en plus des apports en produits laitiers)...
⇨ **Apports en calcium, sucres, matières grasses, calories et en protéines animales de haute valeur biologique.**

➢ **Un apport en féculent au choix :** pain : la baguette traditionnelle **sera privilégiée**, mais le pain complet, aux céréales… ne seront pas non plus à bannir ! Le pain peut être grillé soi-même sans problème. Vous pouvez consommer également des céréales complètes type muesli, gâteaux spéciaux pour petit-déjeuner, riz au lait, semoule au lait, pain suédois, biscottes, pain au lait fourrés au chocolat ou à la confiture, des brioches... **Evitez de consommer :** toutes les cracottes, les céréales allégées pour régime, les galettes de riz soufflé... **tous ces produits et assimilés n'ont pas d'intérêt nutritionnel et ne stimuleront pas votre prise de poids.**
⇨ **Apports en énergie à diffusion lente et progressive, apportent des fibres alimentaires végétales, des sels minéraux, des vitamines (si céréales complètes) et des calories.**

➢ **Un apport en fruit au choix :** fruit frais, fruit frais pressé soi-même, jus de fruits **100% fruit avec leur pulpe ou du nectar de fruits**, compote de fruits.
⇨ **Apports en eau, vitamines, sels minéraux et fibres alimentaires végétales.**

➢ **Un apport très important en matières grasses :** beurre ou margarine végétale. Pas de beurres ni margarine allégés en matières grasses. Apportez en de bonnes quantités. Attention à la margarine végétale qui apporte de l'huile de palme nocive pour la santé et pour la planète.
⇨ **Apports indispensables en acides gras, cholestérol, vitamines A, E et D et <u>surtout des apports élevés en énergie</u>.**

➢ **Des apports en produits sucrés :** confiture, sucres, gelée, marmelade, miel, chocolats, gâteaux ou biscuits riches en sucre... en grosses quantités.
⇨ **Apports <u>indispensables</u> en énergie. Ils favorisent la sécrétion d'insuline postprandiale* encourageant fortement la prise de poids.**

Exemples de petits-déjeuners, goûters et collations conseillés lors de maigreur constitutionnelle.

Exemple 1

- Boisson(s) chaude(s) et/ou froide(s) : café, et/ou thé, et/ou tisane, sucrée(s), laits de mammifères au choix. Le lait de soja ou d'avoine et le lait d'amande ne poseront pas de problème, tous seront sucrés.

- Yaourt ou fromage blanc ou petits suisses : **au lait entier** et **sucrés (sucre, confiture, gelée...)** avec ou sans fruit, au lait de soja ou de mammifère.
⇨ *Apport en produit laitier.*

- **Une portion de pain.** Le pain sera du pain blanc ou du pain complet ou aux céréales. Le pain peut être grillé ou non.
⇨ *Apport en féculent.*

- Beurre☺☺☺ ou margarine végétale☹. Les beurres allégés (41 %, 20 %, 15 % MG...) sont à proscrire.
⇨ *Apport en matières grasses.*

- 1 compote de fruits **avec** sucre ajouté.
⇨ *Apport en fruits.*

Exemple 2

- Boisson(s) chaude(s) et/ou froide(s) : café, et/ou thé, et/ou tisane, sucrée(s), laits de mammifères au choix. Le lait de soja ou d'avoine et le lait d'amande ne poseront pas de problème, tous seront sucrés.

- Riz au lait « maison » ou industriel, sucré et caramélisé.
⇨ *Apports en produit laitier (lait) + féculent (riz).*

- **Une portion de pain.** Le pain sera du pain blanc ou du pain complet ou aux céréales. Le pain peut être grillé ou non.
⇨ *Apport en féculent.*

- Confiture au choix en bonne quantité.
⇨ *Apports en fruit, en énergie et en sucre rapide.*

Exemple 3

- Boisson(s) chaude(s) et/ou froide(s) : café, et/ou thé, et/ou tisane, sucrée(s), laits de mammifères au choix. Le lait de soja ou d'avoine et le lait d'amande ne poseront pas de problème, tous seront sucrés.

- 1 verre de jus de fruits 100% fruit ou nectar de fruits.
⇨ *Apport en fruits.*

- **Une portion de pain.** Le pain sera du pain blanc ou du pain complet ou aux céréales. Le pain peut être grillé ou non.
⇨ *Apport en féculent.*

- Beurre☺☺☺ ou margarine végétale☹. Les beurres allégés (41 %, 20 %, 15 % MG...) sont à proscrire.
⇨ *Apports en matières grasses et en énergie.*

- Fromage au choix à volonté (à pâte dure ou à pâte persillée si possible).
⇨ *Apports en produit laitier, en protéines animales et en matières grasses.*

Exemple 4

- Boisson(s) chaude(s) et/ou froide(s) : café, et/ou thé, et/ou tisane, sucrée(s), laits de mammifères au choix. Le lait de soja ou d'avoine et le lait d'amande ne poseront pas de problème, tous seront sucrés.

- Yaourt ou fromage blanc ou petits suisses : **au lait entier** et **sucrés (sucre, confiture, gelée...)** avec ou sans fruit, au lait de soja ou de mammifère.
⇨ *Apport en produit laitier.*

- Petits pains suédois (à base de farine de blé complet ou de farine de froment : au choix).
⇨ *Apport en féculent.*

- Beurre☺☺☺ ou margarine végétale☹. Les beurres allégés (41 %, 20 %, 15 % MG...) sont à proscrire.
⇨ *Apports en matières grasses et en énergie.*

- Confiture de fruits au choix à volonté.
⇨ *Apports en fruits, en sucre et en énergie.*

Exemple 5

- Boisson(s) chaude(s) et/ou froide(s) : café, et/ou thé, et/ou tisane, sucrée(s), laits de mammifères au choix. Le lait de soja ou d'avoine et le lait d'amande ne poseront pas de problème, tous seront sucrés.

- Lait **entier** chocolaté et sucré, chaud ou froid. (Lait de mammifère au choix ou lait d'amande ou lait de soja).
⇨ *Apport en produit laitier.*

- Brioche.
⇨ *Apports en féculent, en matières grasses et en énergie.*

Exemples de déjeuners conseillés lors de maigreur constitutionnelle.

Exemple 1

- Crudités (quantités modérées) au choix, dressées avec vinaigrette composée d'huile végétale en de **bonnes quantités**, sel et poivre.
➪ *Apports en légumes verts + une part d'huile qui représente une partie des apports conseillés en matières grasses et en énergie.*

- 1 viande <u>**cuite dans de l'huile végétale**</u>, (sel et poivre).
➪ *Apports en protéines animales et en matières grasses.*

- Pâtes (au mieux les pâtes seront à base de blé complet), accompagnées après cuisson d'huile végétale (ou beurre) et de gruyère râpé (ou autre fromage à pâte dure) dans de bonnes quantités.
➪ *L'huile végétale représente la partie restante des apports recommandés en matières grasses pour le déjeuner + apport en un produit laitier qui est représenté par le gruyère râpé (fromage) + apport en féculent (les pâtes) + apport élevé en énergie (proportionnellement important a la quantité d'huile apportée).*

- **Une portion de pain.** Le pain sera du pain blanc et la baguette traditionnelle sera privilégiée. Cependant, le pain complet ou aux céréales ne sont pas non plus à bannir.
➪ *Apport en féculent.*

- Pommes cuitent au four sucrée et caramélisées.
➪ *Apports en fruit en en sucre.*

Exemple 2

- Salade composée avec : tomate, concombre, laitue, maïs doux, du surimi et du thon au naturel + riz (si possible du riz complet) + huile végétale au choix dans de bonnes quantités pour faire la vinaigrette, sel et poivre.
⇨ *Apports en légumes verts (limitez les quantités) + protéines animales (thon et surimi) + féculent (riz) + matières grasses (huile végétale) + apport en énergie (proportionnellement important à la quantité d'huile apportée).*

- **Une portion de pain.** Le pain sera du pain blanc et la baguette traditionnelle sera privilégiée. Cependant, le pain complet ou aux céréales ne sont pas non plus à bannir.
⇨ *Apport en féculent.*

- Fromage au choix (les fromages à pâtes dures ou à pâtes persillées seront privilégiés).
⇨ *Apport en produit laitier.*

- Confiture de fruits au choix.
⇨ *Apports en fruits, en énergie et en sucre.*

Exemple 3

- 2 tomates farcies avec de la chair à saucisse et du riz cuit pilaf au curry (si possible du riz complet), sel et poivre.
⇨ *Apports en légume vert (tomates) + protéines animales (chair à saucisse) + féculent (riz) + matières grasses (de l'huile végétale en de bonnes quantités fut utilisée pour l'élaboration du riz pilaf).*

- **Une portion de pain.** Le pain sera du pain blanc et la baguette traditionnelle sera privilégiée.
⇨ *Apport en féculent.*

- 1 yaourt aux fruits au choix **au lait entier,** sucré à la gelée de fruit au choix.
⇨ *Apports en produit laitier, en fruit et en sucre.*

- Beignet de banane sucré.
⇨ *Apports en fruit, en sucre et en matières grasses.*

Exemple 4

- Salade composée de pommes de terre avec une vinaigrette composée d'huile végétale au choix en bonnes quantités, un peu de moutarde et de la sauce Maggi saveur (genre Viandox), sel et poivre.
⇨ *Apports en féculent (pommes de terre) + matières grasses (huile végétale) + apport en énergie (proportionnellement important à la quantité d'huile apportée).*

- Filet de saumon à la crème fraîche, accompagné d'un peu de julienne de légumes verts, sel et poivre.
⇨ *Apports en protéines animales (poisson) + légumes verts + produit laitier et matières grasses (crème fraîche).*

- **Une portion de pain.** Le pain sera du pain blanc et la baguette traditionnelle sera privilégiée. Cependant, le pain complet ou aux céréales ne sont pas non plus à bannir.
⇨ *Apport en féculent.*

- Fromage au choix (les fromages à pâtes dures ou à pâtes persillées seront privilégiés).
⇨ *Apport en produit laitier.*

- Brioche + compote de fruit avec sucre **ajouté.**
⇨ *Apports en fruit, en sucre et en énergie.*

Exemple 5

- Boudin de campagne grillé à volonté, sel et poivre.
⇨ *Apport en protéines animales.*

- Frites, sel.
⇨ *Apports en féculent (pommes de terre) + matières grasses.*

- **Une portion de pain.** Le pain sera du pain blanc et la baguette traditionnelle sera privilégiée. Cependant, le pain complet ou aux céréales ne sont pas non plus à bannir.
⇨ *Apport en féculent.*

- Laitue avec vinaigrette riche en huile végétale, sel et poivre.
⇨ *Apports en matières grasses (huile végétale) + légume vert (laitue) + énergie.*

- Fromage blanc 40% MG avec confiture de fruits au choix en bonnes quantités.
⇨ *Apports en produit laitier, en fruits, en matières grasses, en sucre et en énergie.*

Exemples de dîners conseillés lors de maigreur constitutionnelle.

Exemple 1

- Potage de légumes (la quantité de potage sera limitée), sel et poivre.
➪ *Apport en légumes verts.*

- Raclette garnie de morbier au lait cru, accompagnée de charcuteries au choix.
➪ *Apports en produit laitier, en matières grasses, en protéines animales et en énergie.*

- Pommes de terre cuites en robe des champs.
➪ *Apport en féculent.*

- **Une portion de pain.** Le pain sera du pain blanc et la baguette traditionnelle sera privilégiée. Cependant, le pain complet ou aux céréales ne sont pas non plus à bannir.
➪ *Apport en féculent.*

- Une poignée de cerises.
➪ *Apport en fruits.*

Exemple 2

- Taboulé.
➪ *Apports en féculent (semoule de blé) + matières grasses (huile végétale du taboulé à apporter dans de bonnes quantités).*

- Roulades de blancs de poireaux au jambon blanc, accompagnées de crème fraîche en bonnes quantités, le tout parsemé de gruyère râpé en bonnes quantités également, cuit au four, sel et poivre.
➪ *Apports en légume vert (poireaux) + protéines animales (jambon blanc) + matières grasses et produit laitier (crème fraîche et gruyère).*

- **Une portion de pain.** Le pain sera du pain blanc et la baguette traditionnelle sera privilégiée. Cependant, le pain complet ou aux céréales ne sont pas non plus à bannir.
➪ *Apport en féculent.*

- Un yaourt aux fruits au choix **au lait entier,** accompagné de confiture de fruits au choix.
➪ *Apports en produit laitier, en sucre et en fruits.*

Exemple 3

- Salade composée de crevettes décortiquées, coques, concombre, pomme golden coupée en dès, jeunes pousses de maïs doux, fromage à pâte dure ou à pâte persillée dans de bonnes quantités, le tout assaisonné d'une vinaigrette riche en huile végétale, sel et poivre.
➪ *Apports en légumes verts (jeunes pousses de maïs et concombre) + protéines animales (crevettes, coques) + produit laitier (fromage) + matières grasses (huile végétale) + apport en fruit (pomme).*

- **Une portion de pain.** Le pain sera du pain blanc et la baguette traditionnelle sera privilégiée. Cependant, le pain complet ou aux céréales ne sont pas non plus à bannir.
➪ *Apport en féculent.*

- Pâtisserie au choix.
➪ *Apports en féculent, en sucre et en énergie.*

Exemple 4

- Salade de pommes de terre servies avec une vinaigrette composée d'huile végétale au choix dans de bonnes quantités, moutarde, sel et poivre.
⇨ *Apports en féculent (pommes de terre) + matières grasses (huile végétale).*

- Rôti de bœuf cuit.
⇨ *Apport en protéines animales.*

- Bouquets de chou fleur cuits à la vapeur (petite quantité), puis nappés d'une sauce béchamel dans de bonnes quantités, sel et poivre.
⇨ *Apports en légume vert (chou fleur) + produit laitier (béchamel) + très léger apport de féculent (béchamel).*

- **Une portion de pain.** Le pain sera du pain blanc et la baguette traditionnelle sera privilégiée. Cependant, le pain complet ou aux céréales ne sont pas non plus à bannir.
⇨ *Apport en féculent.*

- Fromage au choix (à pâte dure ou à pâte persillée recommandés).
⇨ *Apport en produit laitier.*

- Marmelade de fruits.
⇨ *Apports en fruits, sucre et en énergie.*

Exemple 5

- Potage de légumes au choix (petite quantité), sel et poivre.
➪ *Apport en légumes verts.*

- Une andouillette cuite dans l'huile d'olive.
➪ *Apport en protéines animales.*

- Pommes de terre sautées, sel et poivre
➪ *Apports en féculents et en matières grasses.*

- **Une portion de pain.** Le pain sera du pain blanc et la baguette traditionnelle sera privilégiée. Cependant, le pain complet ou aux céréales ne sont pas non plus à bannir.
➪ *Apport en féculent.*

- 1 crème glacée.
➪ *Apports en produit laitier, en matières grasses et en sucre.*

- Salade de fruits au sirop.
➪ *Apports en fruits et en sucre.*

Tableau récapitulatif.

Dénominations	Intérêt général	Intérêt petit déjeuner	Intérêt au déjeuner	Intérêt au goûter	Intérêt au dîner
Produits laitiers **au lait entier**	☺☺☺*	☺☺☺	☺☺☺	☺☺☺	☺☺☺
Fromages (**à pâtes dure ou persillée**)	☺☺☺	☺☺☺	☺☺☺	☺☺☺	☺☺☺
Viandes, œufs, poissons, **assimilés***	☺☺☺	☺☺☺	☺☺☺	☺☺	☺☺☺
Pain blanc (**baguette**)	☺☺☺	☺☺☺	☺☺☺	☺☺☺	☺☺☺
Pain complet et assimilés	☺☺	☺☺	☺☺	☺☺	☺☺
Légumes verts et fruits frais	☺☺☺*	☹*	☺☺	☹	☺☺
Féculents **blutées***	☺☺	☺☺	☺☺	☺☺	☺☺
Féculents complets	☺☺☺	☺☺☺	☺☺☺	☺☺☺	☺☺☺
Matières grasses	☺☺☺	☺☺☺	☺☺☺	☺☺☺	☺☺☺
Sucres et produits sucrés	☺☺☺	☺☺☺	☺☺☺	☺☺☺	☺☺☺
Activité physique	☺				
Perte de poids	☹*				
Importance de la diététique	☺☺☺				

☝ Je résume, l'alimentation en cas de maigreur constitutionnelle de l'adulte.

➢ L'alimentation sera parfaitement équilibrée, **très riche en énergie**, composée au mieux de 5 repas dans la journée (dont goûter et collation), surtout pas de repas sauté.

➢ Au rayon des produits laitiers (hors fromage) : tous **au lait entier et sucré** : yaourt, fromage blanc, petit suisse, crème dessert...

➢ Au rayon des fromages : tous dans de bonnes quantités, privilégiez cependant les fromages les plus gras : ceux à pâte dure et ceux à pâte persillée.

➢ Au rayon des viandes, poissons, œufs et **assimilés*** : tous. Idéalement les apports se feront **au moins** aux deux repas principaux : déjeuner et dîner.

➢ Au rayon du pain : le pain blanc (notamment la baguette) sera privilégié. Cependant le pain complet, le pain aux céréales... ne seront pas non plus à bannir !

➢ Au rayon des féculents (pommes de terre, légumes secs, riz, pâtes... rendez vous sur mon site à la rubrique « - Liste des féculents ») : tous, et à tous les repas. **Privilégiez** les féculents à base de céréales complètes (pâtes complètes, riz complet...) aux céréales **blutées***.

➢ Au rayon des légumes verts (rendez vous sur mon site à la rubrique : « - Liste des légumes verts ») : tous, en quantité cependant modérée.

➢ Au rayon des fruits frais, compotes, jus de fruits : tous.

➢ Au rayon des matières grasses : toutes en les alternant, et dans de bonnes quantités. Evitez de surconsommer les graisses animales (beurre, crème fraîche...) car elles sont sources de cholestérol.

➢ Au rayon du sucre et des produits sucrés : tous, dans de bonnes quantités.

➢ Au rayon des boissons : eau minérale plate ou gazeuse, du robinet, **sodas sucrés, sirops**... Pas de produits light ou édulcorés.

➢Au rayon de l'activité physique : **déconseillée**, sauf la musculation de façon modérée.

Alimentation lors de pathologies dues à un déficit enzymatique d'origine génétique.

- La leucinose..page 181
- La phénylcétonurie...page 205
- La tyrosinémie..page 247
- Les glycogénoses..page 289
- L'hémochromatose..page 319
- L'intolérance au fructose..page 345
- L'intolérance au galactose..page 369
- L'intolérance au lactose.. page 395

LA LEUCINOSE

Les mots accompagnés d'un astérisque* sont définis à la page 419.

Définition : il s'agit d'une maladie héréditaire rare (1 cas sur 200 000 naissances), liée au déficit en enzymes responsables du catabolisme de 3 acides aminés dit « branchés » apportés par l'alimentation : **la leucine, la valine** et **l'isoleucine**.

Physiopathologie : le déficit enzymatique entraîne l'accumulation dans le sang d'acides α-cétoniques, entraînant une odeur particulière aux urines, faisant appeler cette maladie « <u>la maladie des urines à odeur de sirop d'érable</u> ». Il existe diverses formes de la maladie : une forme aiguë (dans ce cas la mort du nourrisson intervient très rapidement), une forme subaiguë (entraînant des déficiences mentales importantes) et une forme intermittente où **un régime alimentaire spécifique sera maintenu à vie**, et grâce à cela, **aucun signe clinique ne sera à déplorer**, <u>le développement de l'enfant malade sera alors normal et l'adulte vivra également normalement</u>.
La diététique joue **un rôle primordial** dans le traitement de la leucinose.

Mesures hygiéno-diététiques :

1- Les viandes, poissons, œufs, laits et **assimilés*** ainsi que les produits laitiers **<u>sont interdits à vie</u>** à la consommation.
  Pourquoi ? Ils représentent les sources alimentaires les plus importantes en acides aminés branchés, qui sont toxiques chez les malades atteints de leucinose.

2- Les fruits secs et les fruits oléagineux, les chocolats, les bonbons, les pains, les biscottes, les céréales, les pâtisseries **sont interdits** à la consommation. (il existe des pains spéciaux hypoprotidiques dépourvus d'acides aminés branchés que l'on trouve en pharmacie ou en vente en ligne, par exemple chez Taranis).

Pourquoi ? Ils représentent des sources alimentaires importantes en acides aminés branchés, toxiques chez les malades atteints de leucinose.

3- Les pousses de soja, le chou fleur, le persil, le chou brocoli, les champignons, les petit pois, les lentilles, les pois (liste non exhaustive) **sont interdits** à la consommation.

Pourquoi ? Ils représentent des sources alimentaires **importantes** en acides aminés branchés, toxiques chez les malades atteints de leucinose.

4- La laitue, la carotte **crue**, les céleris, l'aubergine, le potiron, les radis, les tomates, les navets, les choux, la carde, la chicorée, la betterave **crue**, l'oignon, le cresson, la blette, la patate douce, les pommes de terre **seront consommés modérément.**

Pourquoi ? Ils représentent des apports modérés en acides aminés branchés.

5- **Les aliments et familles d'aliments autorisés :**

 - Au rayon des légumes frais : courgette, carotte **cuite (pas crue)**, concombre, betterave **cuite (pas crue)**, endive.
 - Au rayon des matières grasses : les beurres, huiles végétales, margarines végétales.
 - Au rayon des produits sucrés : miel, sucres, confitures...
 - Au rayon des fruits frais : tous les fruits frais, au sirop, en compote **sauf la compote de banane.**
 - Au rayon des féculents : Maïzena, tapioca, pâtes **sans gluten**, pain **sans gluten**, riz, farines et biscuits appauvris en protéines et notamment en acides aminés branchés.
 - Pas de problème avec le poivre, le sel, les épices...

Pourquoi ? Ils représentent des sources **faibles à inexistantes** en acides aminés branchés.

6- Suppression du blé, seigle, avoine, orge et de tous les produits alimentaires qui en contiennent. Voici une liste, non exhaustive, de produits alimentaires à éviter : farine de blé, tous les pains, pâtes, boulgour, semoule, croûton, gâteaux, tartes, chapelure, panure, bières, hamburger, pizza, sauce soja, poisson pané, certaines moutardes, saucisses et produits à base de chair à saucisse, sauces et farces qui contiennent des céréales, épaississants, épeautre, triticale, kamut, farro...

Pourquoi ? Ils représentent des sources alimentaires de gluten toxique.

7- Suppression des produits alimentaires, qui contiennent sur leur étiquette nutritionnelle les mentions suivantes : froment, épeautre, amidon de blé, amidon modifié, matières amylacées, **lisez bien les étiquettes nutritionnelles des produits avant leur consommation**.

Pourquoi ? Ces produits sont des dérivés de céréales riches en gluten.

A savoir, le logo ci-dessous, **si présent sur l'emballage**, indique que **le produit est dépourvu de gluten** :

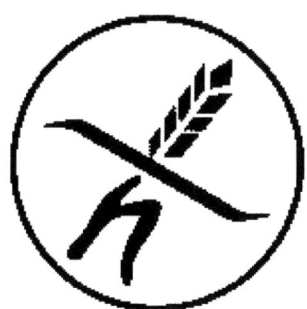

8- Suppression de tous les plats du traiteur.

Pourquoi ? Ces plats apportent plus ou moins du gluten mais également des acides aminés branchés.

9- Les mentions suivantes sur l'étiquetage des produits : alginate, carraghénane, les additifs notés : **E suivi de 3 chiffres** sont **<u>autorisés.</u>**

Pourquoi ? Ce ne sont pas des apports en gluten.

10- La liste totale des aliments interdits apportant du gluten est impossible à fournir, vous devrez lire les étiquettes nutritionnelles **de tous les produits alimentaires** avant leur consommation.

Pourquoi ? Des produits alimentaires nouveaux apparaissent, d'autres disparaissent chaque jour dans le commerce. La liste des aliments apportant du gluten, visible ou non sur l'étiquetage nutritionnel, est extrêmement longue et ne pourra jamais être complète. **De plus, un aliment qui ne contient pas de gluten aujourd'hui, peut en contenir demain ! Et vice et versa !**

11- Voici quelques aliments à éviter, qui peuvent surprendre : la bière, les sauces vinaigrettes du commerce déjà prêtes à être consommées (allégées ou non en matières grasses), la sauce soja, les fonds de viandes et de volailles, les chocolats, les bonbons, les crèmes glacées, certains potages industriels...

Pourquoi ? Ils apportent plus ou moins du gluten, et celui-ci est plus ou moins caché dans ces divers produits, sous diverses dénominations.

12- Il existe de nombreux produits alimentaires dépourvus de gluten, qui sont de plus en plus nombreux, tels : pâtes sans gluten, farine et pain sans gluten... vous permettant ainsi d'avoir une alimentation plus facile à gérer, surtout que votre régime de restriction sera à suivre **<u>à vie</u>**.

Plan type d'une journée d'alimentation équilibrée, adapté à la leucinose.

☞ **ATTENTION** : il s'agit d'une proposition d'alimentation adaptée aux personnes souffrant de leucinose <u>essentiellement</u>. Cette proposition pourrait être <u>inadaptée</u> en présence d'autres pathologies existantes qui pourraient nécessiter des mesures diététiques particulières différentes.

Le petit-déjeuner

Le petit déjeuner doit être énergétique (mais sans excès), riche en sucres lents sous forme de féculent sans gluten, mais également riche en calcium, en eau et doit apporter un peu de matières grasses et des fibres alimentaires végétales.

Voici la composition de petit-déjeuner que je vous conseille :

➢ **Produits laitiers spéciaux hypoprotidiques et surtout pauvres voire dépourvus d'acides aminés branchés :** substituts de lait des laboratoires Lactalis, Vitaflo, aliments lactés hypoprotidiques de chez Taranis, lait sans acides aminés branchés de chez XP Analog, Lofenalac... : renseignez vous auprès de votre pharmacien. Il existe également des substituts de fromage chez Taranis par exemple... Tous les laits (de mammifères, de soja, d'amande) et tous les produits laitiers qui en contiennent sont **strictement interdits.**
➪ **Apports en calcium indispensable.**

➢ **Un apport en féculent au choix, mais uniquement si appauvri ou dépourvu de gluten :** pains sans gluten, cakes, biscuits, biscottes... sans gluten. Il existe de plus en plus de produits céréaliers dépourvus de gluten dans le commerce. Seuls les produits céréaliers garantis sans gluten doivent être consommés ! Tous les

autres produits céréaliers du commerce tels : céréales complètes type muesli, flocons d'avoine, biscuits spéciaux pour petit-déjeuner, riz au lait **normal**, semoule au lait **normal**, biscottes, pain suédois, pain au lait, brioche, les cracottes, les céréales allégées pour régime, les céréales à base de blé soufflé... tous **sont strictement interdits.**
➪ **Apports en énergie à diffusion lente et progressive, apportent des fibres alimentaires végétales, des sels minéraux et des vitamines (en fonction du substitut alimentaire consommé).**

➢ **Un apport en fruit au choix :** fruit frais, fruit frais pressé soi-même, jus de fruits **100% fruit avec leur pulpe,** compote de fruits **sans sucre ajouté (sauf celle de banane), fruits pochés.**
➪ **Apports en eau, vitamines, sels minéraux et fibres alimentaires végétales.**

➢ **Un apport en matières grasses :** privilégiez le beurre **doux**, mais pas en excès. Attention à la margarine végétale, qui apporte de l'huile de palme en quantité plus ou moins importante, je ne vous la conseille pas. Les beurres allégés en matières grasses sont également allégés en vitamines A, D et E, ce qui réduit leur intérêt nutritionnel.
➪ **Apports en acides gras, en cholestérol, en vitamines A, E et D indispensables, et en énergie.**

➢ **Des apports en produits sucrés :** confiture, gelée, marmelade, sucres, miel ne poseront pas de problème. Attention à ne pas en surconsommer. Le goût du sucre peut-être remplacé par des édulcorants : aspartame, sucralose, extrait de Stévia sans aucun problème.

➢ **Un apport en légumes verts :** sous forme de potage par exemple, sera possible et sera même très intéressant (choix à faire au niveau des légumes verts) ;
➪ **Apports en fibres alimentaires végétales, en eau, en vitamines et en sels minéraux.**

Le déjeuner et le dîner

<u>Le déjeuner</u> doit être énergétique, riche en sucres lents sous forme de féculents à base de céréales complètes, mais il doit être dépourvu de gluten et d'acides aminés branchés (apports interdits en viandes, poissons, œufs, et assimilés* ainsi qu'en produits laitiers). Il doit être riche en calcium et doit apporter un peu de matières grasses, des apports en fibres alimentaires végétales doivent également être couverts. Le <u>repas sera obligatoirement végétalien et dépourvu de gluten.</u>

<u>Le dîner</u> ne doit pas être aussi énergétique que le déjeuner si possible. Des féculents complets peuvent être présents, mais le repas doit être dépourvu de gluten et d'acides aminés branchés (apports interdits en viandes, poissons, œufs, et assimilés* ainsi qu'en produits laitiers). Il doit être riche en calcium et doit apporter un peu de matières grasses, des apports en fibres alimentaires végétales doivent être couverts. Le <u>repas sera obligatoirement végétalien et dépourvu de gluten.</u>

Voici la composition de déjeuner que je vous conseille :

➢ **Produits laitiers spéciaux hypoprotidiques et surtout pauvres voire dépourvus d'acides aminés branchés :** substituts de lait des laboratoires Lactalis, Vitaflo, aliments lactés hypoprotidiques de chez Taranis, lait sans acides aminés branchés de chez XP Analog, Lofenalac... : renseignez vous auprès de votre pharmacien. Il existe également des substituts de fromage chez Taranis par exemple... Tous les laits (de mammifères, de soja, d'amande) et tous les produits laitiers qui en contiennent sont **strictement interdits.**
➪ **Apports en calcium indispensable.**

➢ **Aucun apport en viande, poisson, œufs ou assimilés* :** ils sont interdits à la consommation. <u>Seuls les substituts de viande, de poisson, d'œufs à base de protéines végétales garantis sans acides aminés branchés sont consommables</u>. Taranis en propose par exemple.

➢ **Un apport indispensable en féculent au choix et sans gluten :** pain sans gluten (le pain complet, aux céréales sans gluten... **seront nettement mieux** que le pain blanc sans gluten), apports en riz complet à limiter, ou des pâtes sans gluten, **pas de légumes secs** (flageolet, coco, lentilles, soissons...), les pommes de terres, elles, sont consommables... (Rendez vous sur mon site Internet, à la rubrique « liste des féculents » pour avoir une information beaucoup plus complète sur les féculents de disponibles **mais pas forcément autorisés**), évitez autant que possible les céréales **blutées***. Les féculents représentent les fondations de votre alimentation et de l'équilibre alimentaire, mais devront être absolument sans gluten et pauvres en protéines.
➪ **Apport en énergie à diffusion lente et progressive, les féculents apportent des sels minéraux et des vitamines (surtout si céréales complètes).**

➢ **Un apport indispensable en légumes verts :** (des choix sont à faire au niveau des légumes verts), la consommation de légumes crus est conseillée pour au moins le 1/3 de ces apports totaux journaliers. Les légumes verts peuvent être également cuits, en boîte, surgelés, apportés sous forme de poêlée cuisinée (surgelée ou non), frais, sous forme de potage...
➪ **Apports en fibres alimentaires végétales, sels minéraux, vitamines et eau.**

➢ **Un apport en matières grasses :** ne consommez pas de la crème fraîche, **elle est interdite**. Pas de margarine végétale ni beurre non plus. Privilégiez l'huile d'olive pour la cuisson et l'huile de noix pour l'assaisonnement. Cependant, l'alternance régulière des huiles végétales est conseillée. Pas d'excès dans les apports.
➪ **Apports indispensables en acides gras, omégas 3, 6 et 9, en vitamines A, E, K et D, et en énergie.**

➢ **Un apport en fruit au choix :** fruit frais, fruit frais pressé soi-même, jus de fruits **100% fruit avec leur pulpe**, compote de fruits **sans sucre ajouté (sauf celle de banane), fruits pochés.**
➪ **Apports en eau, vitamines, sels minéraux et fibres alimentaires végétales.**

➢ **Des apports en produits sucrés :** confiture, gelée, marmelade, sucres, miel ne poseront pas de problème. Attention à ne pas en surconsommer. Le goût du sucre peut-être remplacé par des édulcorants : aspartame, sucralose, extrait de Stévia sans aucun problème.

Voici la composition de dîner que je vous conseille :

➢ **Produits laitiers spéciaux hypoprotidiques et surtout pauvres voire dépourvus d'acides aminés branchés :** substituts de lait des laboratoires Lactalis, Vitaflo, aliments lactés hypoprotidiques de chez Taranis, lait sans acides aminés branchés de chez XP Analog, Lofenalac... : renseignez vous auprès de votre pharmacien. Il existe également des substituts de fromage chez Taranis par exemple... Tous les laits (de mammifères, de soja, d'amande) et tous les produits laitiers qui en contiennent sont **strictement interdits.**
➪ **Apports en calcium indispensable.**

➢ **Aucun apport en viande, poisson, œufs ou assimilés* :** ils sont interdits à la consommation. <u>Seuls les substituts de viande, de poisson, d'œufs à base de protéines végétales garantis sans acides aminés branchés sont consommables</u>. Taranis en propose par exemple.

➢ **Un apport indispensable en féculent au choix et <u>sans gluten</u> :** pain sans gluten (le pain complet, aux céréales sans gluten... **seront nettement mieux** que le pain blanc sans gluten), apports en riz complet à limiter, ou des pâtes sans gluten, **pas de légumes secs** (flageolet, coco, lentilles, soissons...), les pommes de terres, elles, sont consommables... (Rendez vous sur mon site Internet, à la rubrique « liste des féculents » pour avoir une information beaucoup plus complète sur les féculents de disponibles **mais pas forcément autorisés**), évitez autant que possible les céréales **blutées***. Les féculents représentent les fondations de votre alimentation et de l'équilibre alimentaire, mais devront être absolument sans gluten et pauvres en protéines.

⇨ **Apport en énergie à diffusion lente et progressive, les féculents apportent des sels minéraux et des vitamines (surtout <u>si céréales complètes</u>).**

➢ **Un apport <u>indispensable</u> en légumes verts :** (des choix sont à faire au niveau des légumes verts), la consommation de légumes crus est conseillée pour au moins le 1/3 de ces apports totaux journaliers. Les légumes verts peuvent être également cuits, en boîte, surgelés, apportés sous forme de poêlée cuisinée (surgelée ou non), frais, sous forme de potage...
⇨ **Apports en fibres alimentaires végétales, sels minéraux, vitamines et eau.**

➢ **Un apport en matières grasses :** ne consommez pas de la crème fraîche, **elle est interdite**. Pas de margarine végétale ni beurre non plus. Privilégiez l'huile d'olive pour la cuisson et l'huile de noix pour l'assaisonnement. Cependant, l'alternance régulière des huiles végétales est conseillée. Pas d'excès dans les apports.
⇨ **Apports indispensables en acides gras, omégas 3, 6 et 9, en vitamines A, E, K et D, et en énergie.**

➢ **Un apport en fruit au choix :** fruit frais, fruit frais pressé soi-même, jus de fruits **100% fruit avec leur pulpe**, compote de fruits **sans sucre ajouté (sauf celle de banane), fruits pochés.**
⇨ **Apports en eau, vitamines, sels minéraux et fibres alimentaires végétales.**

➢ **Des apports en produits sucrés :** confiture, gelée, marmelade, sucres, miel ne poseront pas de problème. Attention à ne pas en surconsommer. Le goût du sucre peut-être remplacé par des édulcorants : aspartame, sucralose, extrait de Stévia sans aucun problème.

Le goûter

Le goûter n'est absolument pas une nécessité, cependant, si l'activité physique est importante dans la journée, alors ceux-ci peuvent être mis en pratique, surtout si sensation de faim.

Voici la composition de goûter que je vous conseille :

➢ **Produits laitiers spéciaux hypoprotidiques et surtout pauvres voire dépourvus d'acides aminés branchés :** substituts de lait des laboratoires Lactalis, Vitaflo, aliments lactés hypoprotidiques de chez Taranis, lait sans acides aminés branchés de chez XP Analog, Lofenalac... : renseignez vous auprès de votre pharmacien. Il existe également des substituts de fromage chez Taranis par exemple... Tous les laits (de mammifères, de soja, d'amande) et tous les produits laitiers qui en contiennent sont **strictement interdits.**
⇨ **Apports en calcium indispensable.**

➢ **Un apport en féculent au choix, mais uniquement si appauvri ou dépourvu de gluten :** pains sans gluten, cakes, biscuits, biscottes... sans gluten. Il existe de plus en plus de produits céréaliers dépourvus de gluten dans le commerce. Seuls les produits céréaliers garantis sans gluten doivent être consommés ! Tous les autres produits céréaliers du commerce tels : céréales complètes type muesli, flocons d'avoine, biscuits spéciaux pour petit-déjeuner, riz au lait **normal**, semoule au lait **normal**, biscottes, pain suédois, pain au lait, brioche, les cracottes, les céréales allégées pour régime, les céréales à base de blé soufflé... tous **sont strictement interdits.**
⇨ **Apports en énergie à diffusion lente et progressive, apportent des fibres alimentaires végétales, des sels minéraux et des vitamines (en fonction du substitut alimentaire consommé).**

➢ **Un apport en fruit au choix :** fruit frais, fruit frais pressé soi-même, jus de fruits **100% fruit avec leur pulpe**, compote de fruits **sans sucre ajouté (sauf celle de banane), fruits pochés.**
⇨ **Apports en eau, vitamines, sels minéraux et fibres alimentaires végétales.**

➢ **Un apport en matières grasses :** privilégiez le beurre **doux**, mais pas en excès. Attention à la margarine végétale, qui apporte de l'huile de palme en quantité plus ou moins importante, <u>je ne vous la conseille pas</u>. Les beurres allégés en matières grasses sont également allégés en vitamines A, D et E, ce qui réduit leur intérêt nutritionnel.
⇨ **Apports en acides gras, en cholestérol, en vitamines A, E et D indispensables, et en énergie.**

➢ **Des apports en produits sucrés :** confiture, gelée, marmelade, sucres, miel ne poseront pas de problème. Attention à ne pas en surconsommer. Le goût du sucre peut-être remplacé par des édulcorants : aspartame, sucralose, extrait de Stévia sans aucun problème.

➢ **Un apport en légumes verts :** sous forme de potage par exemple, sera possible et sera même très intéressant (choix à faire au niveau des légumes verts) ;
⇨ **Apports en fibres alimentaires végétales, en eau, en vitamines et en sels minéraux.**

Exemples de petits-déjeuners (et de goûters) conseillés en cas de leucinose.

Exemple 1

- Boisson(s) chaude(s) et/ou froide(s) : café et/ou thé et/ou tisane, sucrée(s) ou édulcorée(s).

- Uniquement des substituts de lait, ou autres produits de substituts « laitier », dépourvus d'acides aminés branchés de chez Taranis, Lactalis, Nutricia, Vitaflo...
⇨ *Apport en calcium indispensable.*

- **Une portion de pain** sans gluten et sans protéine, adapté au régime sans acides aminés branchés : tel le pain de chez Taranis par exemple.
⇨ *Apport en féculent.*

- Pas de margarine végétale ni beurre. Seuls des substituts alimentaires sont consommables de chez Lactalis, Nutricia, Vitaflo...
⇨ *Apport en matières grasses.*

- 1 jus de fruit médical, dépourvu d'acides aminés branchés, proposé par divers laboratoires (Nutricia, Taranis, Lactalis...)
⇨ *Apports en vitamines, sels minéraux, fibres alimentaires végétales.*

Exemple 2

- Boisson(s) chaude(s) et/ou froide(s) : café et/ou thé et/ou tisane, sucrée(s) ou édulcorée(s).

- **Une portion de pain** sans gluten et sans protéine, adapté au régime sans acides aminés branchés : tel le pain de chez Taranis par exemple.
➪ *Apport en féculent.*

- Substitut de fromage au choix, dépourvu d'acides aminés branchés de chez Taranis, Vitaflo ou Nutricia par exemple.
➪ *Apports en calcium (substitut de fromage).*

- 1 jus de fruit médical, dépourvu d'acides aminés branchés, proposé par divers laboratoires (Nutricia, Taranis, Lactalis...)
➪ *Apports en vitamines, sels minéraux, fibres alimentaires végétales.*

Exemple 3

- Boisson(s) chaude(s) et/ou froide(s) : café et/ou thé et/ou tisane, sucrée(s) ou édulcorée(s).

- Uniquement des substituts de lait, ou autres produits de substituts « laitier », dépourvus d'acides aminés branchés de chez Taranis, Lactalis, Nutricia, Vitaflo...
➪ *Apport en calcium indispensable.*

- **Une portion de pain** sans gluten et sans protéine, adapté au régime sans acides aminés branchés : tel le pain de chez Taranis par exemple.
➪ *Apport en féculent.*

- Pas de margarine végétale ni beurre. Seuls des substituts alimentaires sont consommables de chez Lactalis, Nutricia, Vitaflo...
⇨ *Apport en matières grasses.*

- 1 jus de fruit médical, dépourvu d'acides aminés branchés, proposé par divers laboratoires (Nutricia, Taranis, Lactalis...)
⇨ *Apports en vitamines, sels minéraux, fibres alimentaires végétales.*

Exemple 4

- Boisson(s) chaude(s) et/ou froide(s) : café et/ou thé et/ou tisane, sucrée(s) ou édulcorée(s).

- Uniquement des substituts de lait, ou autres produits de substituts « laitier », dépourvus d'acides aminés branchés de chez Taranis, Lactalis, Nutricia, Vitaflo...
⇨ *Apport en calcium indispensable.*

- Galettes saveur vanille dépourvues d'acides aminés branchés de chez **Taranis, Nutricia, Lactalis...**
⇨ *Apport en féculent.*

- 1 jus de fruit médical, dépourvu d'acides aminés branchés, proposé par divers laboratoires (Nutricia, Taranis, Lactalis...)
⇨ *Apports en vitamines, sels minéraux, fibres alimentaires végétales.*

Exemples de déjeuners conseillés en cas de leucinose.

Exemple 1

- Crudités (choix à faire au niveau des légumes verts) dressées avec vinaigrette, sel et poivre.
⇨ *Apports en légumes verts + une part d'huile qui représente une partie des apports conseillés en matières grasses.*

- 1 substitut de viande dépourvu de protéine animale : par exemple de chez Taranis (ou autres laboratoires).
⇨ *Apport en protéines végétales.*

- Pâtes hypoprotidiques, dépourvues d'acides aminés branchés, accompagnées après cuisson d'un peu d'huile d'olive.
⇨ *L'huile végétale représente la partie restante des apports recommandés en matières grasses pour le déjeuner + apport en féculent (les pâtes spéciales).*

- **Une portion de pain** sans gluten et sans protéine, adapté au régime sans acides aminés branchés : tel le pain de chez Taranis par exemple.
⇨ *Apport en féculent.*

- 1 jus de fruit médical, dépourvu d'acides aminés branchés, proposé par divers laboratoires (Nutricia, Taranis, Lactalis...)
⇨ *Apports en vitamines, sels minéraux, fibres alimentaires végétales.*

Exemple 2

- Salade composée avec : tomate, concombre, laitue, substitut de poisson sans acides aminés branchés + pommes de terre + un peu d'huile pour faire la vinaigrette, sel et poivre.
⇨ *Apports en légumes verts + protéines végétales (substituts de poisson) + féculent (pommes de terre) + matières grasses.*
- **Une portion de pain** sans gluten et sans protéine, adapté au régime sans acides aminés branchés : tel le pain de chez Taranis par exemple.
⇨ *Apport en féculent.*

- Substitut de fromage au choix, dépourvu d'acides aminés branchés de chez Taranis, Vitaflo ou Nutricia par exemple.
⇨ *Apports en calcium (substitut de fromage).*

- 1 jus de fruit médical, dépourvu d'acides aminés branchés, proposé par divers laboratoires (Nutricia, Taranis, Lactalis...)
⇨ *Apports en vitamines, sels minéraux, fibres alimentaires végétales.*

Exemple 3

- 2 tomates farcies avec du substitut de viande hachée de chez Taranis (ou autres laboratoires) et de la semoule de blé dépourvue d'acides aminés branchés, sel et poivre.
⇨ *Apports en légume vert (tomates) + protéines végétales (substitut de viande) + féculent (semoule hypoprotéinée).*

- **Une portion de pain** sans gluten et sans protéine, adapté au régime sans acides aminés branchés : tel le pain de chez Taranis par exemple.
⇨ *Apport en féculent.*

- 1 crème dessert médicale, saveur chocolat, hypoprotidique et dépourvue de protéines (Taranis, Vitaflo, Lactalis...)
⇨ *Apport en calcium.*

- 1 jus de fruit médical, dépourvu d'acides aminés branchés, proposé par divers laboratoires (Nutricia, Taranis, Lactalis...)
⇨ *Apports en vitamines, sels minéraux, fibres alimentaires végétales.*

Exemple 4

- Salade composée de pommes de terre avec une vinaigrette élaborée avec un peu de moutarde, sel et poivre.
⇨ *Apports en féculent (pommes de terre) + matières grasses (huile végétale).*

- Substitut de viande dépourvu d'acides aminés branchés, cuit dans une poêle huilée, sel et poivre.
⇨ *Apports en protéines végétales (substitut de viande) + matières grasses (huile végétale).*

- Asperges vertes sautées dans un peu d'huile d'olive, sel et poivre.
⇨ *Apports en légume vert + matières grasses (huile d'olive).*

- Substitut de fromage au choix, dépourvu d'acides aminés branchés de chez Taranis, Vitaflo ou Nutricia par exemple.
⇨ *Apports en calcium (substitut de fromage).*

- 1 jus de fruit médical, dépourvu d'acides aminés branchés, proposé par divers laboratoires (Nutricia, Taranis, Lactalis...)
⇨ *Apports en vitamines, sels minéraux, fibres alimentaires végétales.*

Exemples de dîners conseillés en cas de leucinose.

Exemple 1

- Substitut d'œufs cuit en omelette, dans une poêle antiadhésive, avec un peu d'huile végétale au choix.
➪ *Apports en protéines végétales (substitut d'œufs) + matières grasses.*

- **Une portion de pain** sans gluten et sans protéine, adapté au régime sans acides aminés branchés : tel le pain de chez Taranis par exemple.
➪ *Apport en féculent.*

- Substitut de fromage au choix, dépourvu d'acides aminés branchés de chez Taranis, Vitaflo ou Nutricia par exemple.
➪ *Apports en calcium (substitut de fromage).*

- 1 jus de fruit médical, dépourvu d'acides aminés branchés, proposé par divers laboratoires (Nutricia, Taranis, Lactalis...)
➪ *Apports en vitamines, sels minéraux, fibres alimentaires végétales.*

Exemple 2

- Taboulé effectué à partir de semoule de blé sans gluten et sans protéines, pas de raisin sec dedans non plus.
➪ *Apports en féculent (semoule de blé hypoprotidique) + matières grasses (huile végétale du taboulé).*

- Accras de potiron « Taranis » cuits dans une poêle huilée. (Substitut de viande).
⇨ *Apports en légume vert (potiron) + protéines végétales (accras) + matières grasses (cuisson des accras à la poêle).*

- **Une portion de pain** sans gluten et sans protéine, adapté au régime sans acides aminés branchés : tel le pain de chez Taranis par exemple.
⇨ *Apport en féculent.*

- Un yaourt ou une crème dessert dépourvus d'acides aminés branchés (produits proposés par divers laboratoires, tels Taranis, Lactalis, Nutricia, Vitaflo...)
⇨ *Apport en produit laitier.*

- **Une portion de pain** sans gluten et sans protéine, adapté au régime sans acides aminés branchés : tel le pain de chez Taranis par exemple.
⇨ *Apport en féculent.*

- 1 jus de fruit médical, dépourvu d'acides aminés branchés, proposé par divers laboratoires (Nutricia, Taranis, Lactalis...)
⇨ *Apports en vitamines, sels minéraux, fibres alimentaires végétales.*

Exemple 3

- Salade composée de substituts de viande et de poisson, dépourvue d'acides aminés branchés (genre Taranis, Lactalis, Nutricia...), tomate, concombre, le tout assaisonné d'une sauce vinaigrette composée d'un peu d'huile végétale + jus de citron ou vinaigre, sel et poivre.
⇨ *Apports en légumes verts (tomate, concombre) + protéines végétales (substitut de poisson et de poisson) + matières grasses (huile végétale).*

- Substitut de fromage au choix, dépourvu d'acides aminés branchés de chez Taranis, Vitaflo ou Nutricia par exemple.
➪ *Apports en calcium (substitut de fromage).*

- **Une portion de pain** sans gluten et sans protéine, adapté au régime sans acides aminés branchés : tel le pain de chez Taranis par exemple.
➪ *Apport en féculent.*

- 1 jus de fruit médical, dépourvu d'acides aminés branchés, proposé par divers laboratoires (Nutricia, Taranis, Lactalis...)
➪ *Apports en vitamines, sels minéraux, fibres alimentaires végétales.*

Exemple 4

- Salade de pommes de terre sauce vinaigrette à la moutarde, sel et poivre.
➪ *Apports en féculent (pommes de terre) + matières grasses (huile végétale).*

- Croquettes de poisson « Taranis » au cumin, cuits dans poêle huilée.
➪ *Apports en protéines végétales (croquettes de poisson Taranis) + matières grasses (cuisson des croquettes à la poêle).*

- Blancs de poireaux cuits à la vapeur, sel et poivre.
➪ *Apport en légume vert.*

- **Une portion de pain** sans gluten et sans protéine, adapté au régime sans acides aminés branchés : tel le pain de chez Taranis par exemple.
➪ *Apport en féculent.*

- Substitut de fromage au choix, dépourvu d'acides aminés branchés de chez Taranis, Vitaflo ou Nutricia par exemple.
⇨ *Apports en calcium (substitut de fromage).*

- **Une portion de pain** sans gluten et sans protéine, adapté au régime sans acides aminés branchés : tel le pain de chez Taranis par exemple.
⇨ *Apport en féculent.*

Exemple 5

- Substitut de fromage au choix, dépourvu d'acides aminés branchés de chez Taranis, Vitaflo ou Nutricia par exemple en salade avec pommes de terre cuite et vinaigrette, sel et poivre.
⇨ *Apports en calcium (substitut de fromage) et féculent..*

- **Une portion de pain** sans gluten et sans protéine, adapté au régime sans acides aminés branchés : tel le pain de chez Taranis par exemple.
⇨ *Apport en féculent.*

- 1 jus de fruit médical, dépourvu d'acides aminés branchés, proposé par divers laboratoires (Nutricia, Taranis, Lactalis...)
⇨ *Apports en vitamines, sels minéraux, fibres alimentaires végétales.*

Les patients atteints de leucinose, sont automatiquement suivis par un diététicien libéral ou hospitalier, et ce, dès les premiers jours de leur vie. Celui-ci est chargé de leur enseigner toutes les règles diététiques adaptées à cette pathologie. Il ne sera pas question, pour la leucinose, de proposer des semaines de menus, car à chaque malade atteint de cette pathologie, **des ajustements diététiques personnalisés** peuvent être nécessaires au grammage près.

Tableau récapitulatif pour la leucinose.

Dénominations	Intérêt général	Intérêt petit déjeuner	Intérêt au déjeuner	Intérêt au goûter	Intérêt au dîner
Produits laitiers **normaux**	☠X*				
Fromages **normaux**	☠X				
Viandes, œufs, poissons, **assimilés***	☠X				
Pain blanc **normal**	☠X				
Pain complet et assimilés **normaux**	☠X				
Légumes verts et fruits frais	☺☺*	☺☺	☺☺☺*	☺☺	☺☺☺
Féculents **blutées* normaux**	☠X				
Féculents complets **normaux**	☠X				
Matières grasses	☺☺	☺☺	☺☺	☺	☺☺
Sucres et produits sucrés	☹*	☹	☹	☹	☹
Activité physique	☹				
Perte de poids	☹				
Importance de la diététique	☺☺☺				

203

Je résume, l'alimentation si leucinose.

➢ Le régime alimentaire à suivre sera **à vie**. Il se résumera comme étant un régime alimentaire **végétalien, hypoprotidique et sans gluten.**
➢ Au rayon des produits laitiers (hors fromage) : **interdits**. Sauf les substituts de produits laitiers médicaux.
➢ Au rayon des fromages : **interdits**. Sauf les substituts de fromages médicaux.
➢ Au rayon des viandes, poissons, œufs et **assimilés*** : **interdits**. Sauf les substituts de viandes, poissons, œufs médicaux.
➢ Au rayon du pain : le pain complet, aux graines... sont à privilégier, **évitez si possible le pain blanc mais tous seront sans gluten et hypoprotidiques.**
➢ Au rayon des féculents : idéalement des apports en féculents seront apportés **à chaque repas**, même au goûter. **Privilégiez fortement les céréales complètes ou à base de farines complètes, cependant aucun féculent contenant du gluten n'est autorisé (tous les produits alimentaires à base de seigle, avoine, blé et orge) et pas de légumes secs.**
➢ Au rayon des légumes verts (rendez vous sur mon site à la rubrique : « - Liste des légumes verts ») : **tous mais des choix seront à faire (dépendant des intolérances de chacun).**
➢ Au rayon des fruits frais, compotes, jus de fruits 100% fruit : **tous sauf compote de banane.**
➢ Au rayon des matières grasses : essentiellement des huiles végétales. Pas de crème fraîche, pas de beurre ni margarine végétale.
➢ Au rayon du sucre et des produits sucrés : **attention à ne pas consommer de chocolat, de gâteaux (à cause des œufs)...**
➢ Les boissons seront plates ou gazeuses : aucun problème. Il s'agira surtout de boissons vitaminées médicales hypoprotidiques enrichies en vitamines et en sels minéraux.
➢ Au rayon des condiments (sel, poivre, épices, moutarde...) : **tous**.
➢ L'activité physique n'est pas déconseillée du tout.

LA PHENYLCETONURIE

Les mots accompagnés d'un astérisque* sont définis à la page 419.

Définition : maladie métabolique héréditaire due à un trouble du métabolisme de la phénylalanine. Elle est découverte dans 1 naissance sur 16000 environ. Le dépistage est obligatoire en France depuis 1978.

Physiopathologie : chez les sujets phénylcétonuriques, une enzyme est absente (la phénylalanine hydroxylase). De ce fait, la phénylalanine, qui est un acide aminé **très présent dans notre alimentation**, devient **toxique** pour ces malades.

Dès lors que le dépistage démontre la tare héréditaire, et que le régime diététique obligatoire et approprié est mis en place, bien suivi **au moins jusqu'à 12 ans,** et ce, dès les premiers jours de la vie, l'enfant puis l'adulte, auront une vie tout à fait « normale ».

Dans le cas contraire, l'enfant sera arriéré mental, aura un quotient intellectuel faible, et sera très certainement mis en institution spécialisée, d'où le dépistage devenu obligatoire en france.

Mesures hygiéno-diététiques : un régime pauvre en **phénylalanine** doit être maintenu **au moins jusqu'à 12 ans.**

Ensuite deux écoles s'affrontent :

      - Soit une alimentation **presque** normale peut être instaurée, **notamment à l'âge adulte**.
      - Soit le régime pauvre en phénylalanine doit être **maintenu à vie**.

Personnellement, j'ai envie d'être en accord avec la première proposition : si aucune séquelle n'apparaît à l'âge adulte, lors d'une alimentation **presque normale** (quelques ajustements seront cependant nécessaires), pourquoi diable faire horriblement compliqué ?

Mes conseils nutritionnels iront donc dans ce sens, cependant, si avis contraire de votre médecin, ce sera à vous de voir !

1- Les aliments et groupes d'aliments suivants **sont interdits** (**au moins jusqu'à 12 ans**) :

- Tous les produits laitiers (laits, fromages, yaourts, crèmes desserts lactées...)
- Toutes les viandes, poissons, œufs et **assimilés* : le régime doit être strictement hypoprotidique.**
- Toutes les céréales (blé, seigle...) : pains, biscottes, tarte, quiche... du commerce = régime sans gluten.
- Tous les légumes secs.
- Tous les fruits secs et fruits oléagineux (noisettes, noix, amande, avocat...)
- Certains fruits et légumes verts. Voici les plus riches en phénylalanine, ceux-ci seront **à éviter, si possible, à vie** : amande, cacahuète, noisette, noix, noix de coco, céleri feuille, champignons, chou de Bruxelles, chou fleur, cresson, endive, épinard, haricot vert et haricot beurre, maïs doux, petits pois, purée Mousseline (ou assimilés), frites, chips (cependant, les pommes de terre cuites à l'eau **ne seront pas interdites**), salades vertes.
- Tous les produits **light qui sont édulcorés à l'aspartame.**

Pourquoi ? Tous ces aliments et groupes d'aliments sont trop riches en phénylalanine.

2- L'**aspartame** et tous les aliments qui en contiennent **sont interdits** (produits dits « light »).
Pourquoi ? Le nom scientifique de l'aspartame est la L-aspartyl-L-**phenylalanine**-de méthyle.

3- Les aliments suivants sont consommables à volonté :

- Toutes les huiles végétales, beurre.
- Sucres, miel, confiture, gelée.

- Pains, pâtes, farines... : **sous forme de produits spéciaux hypoprotidiques* et sans gluten**.
- La maïzena, le tapioca.
- Thé, café, eau
- Les fruits frais seront consommés en quantités contrôlées (pas plus de trois par jour).

Pourquoi ? Ils sont dépourvus (ou pauvres) en phénylalanine, sauf les fruits qui en apportent un peu, d'où la limitation de leur consommation journalière à 3 maximum.

4- Il existe des produits médicaux, consommés sous contrôle médical, qui sont fournis comme compléments alimentaires lors de phénylcétonurie, par exemple : Taranis, Phényl-free ou Lofenalac...

Pourquoi ? Le régime alimentaire étant très restrictif, sans ces compléments, les carences vitaminiques, en sels minéraux, en protéines... seraient trop importantes et gravissimes, pour la santé des patients phénylcétonuriques.

5- Il existe des substituts alimentaires vendus en pharmacie, qui permettent d'apporter des aliments, ou semblants d'aliments, dépourvus de phénylalanine. Voici les plus courants (il en aura de plus en plus, renseignez vous auprès de votre pharmacien ou sur Internet...) :

- Chez TARANIS : desserts à boire, biscuits (goût caramel, fourrées fraises, pépites de chocolats), cookies pépites de chocolat, cake au citron, cake à la poire, cake à l'abricot, Cérécal + (céréales infantiles), entremets saveurs vanille ou chocolat, pâte à tartiner noisette, des pâtes (coquillettes, spaghettis et macaronis), semoule couscous, snackybilles à l'emmenthal, petit pain, biscottes, substituts de fromage, substituts de viande, substitut de poisson, farine spéciale pour fabriquer son pain, pâtisseries spéciales, préparations pour gâteau nature, pour crêpe, substituts d'œufs...

- Chez XP-ANALOG, Vitaflo, Lactalis vous obtiendrez des substituts de lait en poudre.

- Les substituts de viandes peuvent être : tofu, tempeh, protéines de soja texturées, seitan... Des substituts de viandes, poissons, œuf, fromages existent chez Nutricia, Lactalis, Vitaflo, ...

Plan type d'une journée d'alimentation adapté aux <u>enfants</u> de 6 ans à 12 ans phénylcétonuriques.

☝ **ATTENTION** : il s'agit d'une proposition d'alimentation adaptée aux enfants ayant entre <u>6 et 12 ans et atteints de phénylcétonurie</u>, c'est-à-dire aux <u>enfants</u> qui ne souffrent d'aucune autre pathologie connue, et ne réclamant aucune autre mesure diététique particulière. Je tiens également à préciser que ces propositions diététiques peuvent ne pas être adaptées à toutes et à tous, en effet, certains malades atteints de phénylcétonurie présentent des intolérances plus sévères que d'autres, donc, soyez vigilants. Les nourrissons sont automatiquement suivis par des diététiciens pédiatriques hospitaliers, aucun conseil ne leur sera prodigué dans ce livre.

<u>Attention :</u> il n'est question, dans ce chapitre, que de <u>l'aspect</u> nutritionnel dans sa globalité de l'alimentation d'un enfant phénylcétonurique, il faut bien garder à l'esprit que le régime pauvre en phénylalanine pour les enfants phénylcétonuriques se calcule au <u>grammage près des apports alimentaires en phénylalanine en fonction de l'enfant !</u> Donc, par mesure de précaution, aucune semaine de menu ne sera proposée pour les enfants atteints de cette pathologie.

Le petit-déjeuner

Le petit déjeuner doit être énergétique, riche en sucres lents sous forme de féculent spéciaux hypoprotidiques* sans gluten, mais doit être également riche en calcium, en eau et doit apporter un peu de matières grasses et des fibres alimentaires végétales en quantité.

Voici la composition de petit-déjeuner que je vous conseille :

➢ **Produits laitiers spéciaux hypoprotidiques et surtout pauvres voire dépourvus de phénylalanine :** substituts de lait du laboratoire Lactalis, aliments lactés hypoprotidiques de chez Taranis, Lactalis ou encore Vitaflo, lait sans phénylalanine de chez XP Analog, Phényl-free, Lofenalac... : renseignez vous auprès de votre pharmacien. Il existe également des substituts de fromage chez Taranis par exemple... Tous les laits (de mammifères, de soja, d'amande) et tous les produits laitiers qui en contiennent sont **strictement interdits.**
⇨ **Apports en calcium indispensable.**

➢ **Un apport en féculent au choix, mais uniquement si appauvri ou dépourvu de phénylalanine :** pains spéciaux hypoprotidiques sans gluten et sans phénylalanine : la marque Taranis par exemple en propose, Taranis propose également des cakes, biscuits, biscottes... sans phénylalanine. Seuls les produits céréaliers garantis sans gluten **ni phénylalanine** doivent être consommés ! Tous les autres produits céréaliers du commerce tels : céréales complètes type muesli, flocons d'avoine, biscuits spéciaux pour petit-déjeuner, riz au lait **normal**, semoule au lait **normal**, biscottes, pain suédois, pain au lait, brioche, les cracottes, les céréales allégées pour régime, les céréales à base de blé soufflé, les galettes de riz soufflé... tous **sont strictement interdits.**
⇨ **Apports en énergie à diffusion lente et progressive, apportent des fibres alimentaires végétales, des sels minéraux et des vitamines (en fonction du substitut alimentaire consommé).**

➢ **Un apport en fruit (<u>attention aux fruits interdits</u>)**, en quantité très limitée : fruit frais, fruit frais pressé soi-même. **Pour plus de sécurité, ne boire que des boissons spéciales appauvries en phénylalanine (Taranis, Lactalis... en proposent).**
⇨ **Apports en eau, vitamines, sels minéraux et potentiellement des fibres alimentaires végétales.**

➢ **Un apport en matières grasses :** privilégiez le beurre. Attention à la margarine végétale, qui apporte de l'huile de palme en quantité plus ou moins importante, <u>je ne vous la conseille pas,</u> elle peut également être source de phénylalanine. Les beurres allégés en matières grasses sont également allégés en vitamines A, E et D (donc pas très intéressants en définitive).
⇨ **Apports indispensables en acides gras, cholestérol, vitamines A, E et D et en énergie.**

➢ **Des apports en produits sucrés :** confiture, gelée, marmelade, sucres, miel... n'ont pas d'intérêt particulier **mais ne sont pas interdits.** Le goût du sucre peut-être remplacé par des édulcorants : sucralose, extrait de Stévia sans aucun problème, **mais l'<u>aspartame sera strictement interdit</u>.**

Le déjeuner et le dîner

<u>Le déjeuner</u> doit être énergétique, riche en sucres lents sous forme de féculents, mais doit également apporter des protéines mais dépourvues de phénylalanine, du calcium, de l'eau ainsi qu'un peu de matières grasses, et enfin des fibres alimentaires végétales en quantité importante.

<u>Le dîner</u> ne doit pas être aussi calorique que le déjeuner, la présence des féculents n'est pas une obligation. Les apports en protéines seront, au mieux, <u>totalement évités</u>. Les apports alimentaires en calcium, en eau seront importants, et ceux en matières grasses limités. Des fibres alimentaires végétales, apportées en quantité, sont impératives.

Voici la composition de déjeuner que je vous conseille :

➢ **Produits laitiers spéciaux hypoprotidiques et surtout pauvres voire dépourvus de phénylalanine :** substituts de lait du laboratoire Lactalis, aliments lactés hypoprotidiques de chez Taranis, lait sans phénylalanine de chez XP Analog, Phényl-free, Lofenalac... : renseignez vous auprès de votre pharmacien. Il existe également des substituts de fromage chez Taranis par exemple... Tous les laits (de mammifères, de soja, d'amande) et tous les produits laitiers qui en contiennent sont **strictement interdits.**
➪ **Apports en calcium indispensable.**

➢ **Apport en viande, poisson, œufs ou assimilés* :** aucun, ils sont **tous strictement interdits** à la consommation. Seuls les substituts de viandes, de poissons, d'œufs, **garantis sans phénylalanine**, sont autorisés. Ceux de chez Taranis, par exemple, sont adaptés à ce régime alimentaire.
➪ **Apports en protéines végétales, en calcium, en vitamines et en sels minéraux. Les apports en protéines animales sont faibles.**

➢ **Un apport en féculent au choix mais uniquement si appauvri en phénylalanine :** pains spéciaux hypoprotidiques sans gluten et sans phénylalanine : la marque Taranis par exemple en propose, Taranis propose également des pâtes sans phénylalanine... seuls les produits céréaliers garantis sans gluten **ni phénylalanine** doivent être consommés ! Le riz (complet ou non) **ne sera pas consommé, ni le quinoa**, les pommes de terre ne poseront pas de problème (cependant, pas de frites dans l'huile, ni de purée Mousseline). Les légumes secs **sont interdits** (lentilles, cocos, soissons, fèves, haricots rouges...)
➪ **Apports en énergie à diffusion lente et progressive, apportent des fibres alimentaires végétales, des sels minéraux et des vitamines (essentiellement si céréales complètes).**

➢ **Un apport en fruit (attention aux fruits interdits) :** en quantité très limitée : fruit frais, fruit frais pressé soi-même. **Pour plus de sécurité, l'enfant ne boira que des boissons spéciales appauvries en phénylalanine (Taranis, Lactalis... en proposent).**

➢ **Un apport en matières grasses :** privilégiez le beurre et les huiles végétales. Attention à la margarine végétale, qui apporte de l'huile de palme en quantité plus ou moins importante, <u>je ne vous la conseille pas,</u> elle peut également être source de phénylalanine. Les beurres allégés en matières grasses sont également allégés en vitamines A, E et D (donc pas très intéressants en définitive).
⇨ **Apports indispensables en acides gras, cholestérol, vitamines A, E, K et D et en énergie.**

➢ **Un apport en légumes verts,** cet apport est <u>indispensable.</u> <u>Attention aux légumes verts interdits</u> **:** la consommation de légumes crus est conseillée pour au moins le 1/3 de ces apports totaux journaliers. Les légumes verts peuvent être également cuits, surtout frais, attention aux préparations industrielles...
⇨ **Apports en fibres alimentaires végétales, sels minéraux, vitamines et eau.**

➢ **Des apports en produits sucrés :** confiture, gelée, marmelade, sucres, miel... n'ont pas d'intérêt particulier **mais ne sont pas interdits.** Le goût du sucre peut-être remplacé par des édulcorants : sucralose, extrait de Stévia sans aucun problème, **mais l'<u>aspartame sera strictement interdit</u>.**

Voici la composition de dîner que je vous conseille :

➢ **Produits laitiers spéciaux hypoprotidiques et surtout pauvres voire dépourvus de phénylalanine :** substituts de lait du laboratoire Lactalis, aliments lactés hypoprotidiques de chez Taranis, lait sans phénylalanine de chez XP Analog, Phényl-free, Lofenalac... : renseignez vous auprès de votre pharmacien. Il existe également des substituts de fromage chez Taranis par exemple... Tous les laits (de mammifères, de soja, d'amande) et tous les produits laitiers qui en contiennent sont **strictement interdits.**
⇨ **Apports en calcium indispensable.**

➢ **Apport en viande, poisson, œufs ou assimilés*** : aucun, ils sont **tous strictement interdits** à la consommation. Seuls les substituts de viandes, de poissons, d'œufs, **garantis sans phénylalanine**, sont autorisés. Ceux de chez Taranis, par exemple, sont adaptés à ce régime alimentaire.
⇨ **Apports en protéines végétales, en calcium, en vitamines et en sels minéraux. Les apports en protéines animales sont faibles.**

➢ **Un apport en féculent au choix mais uniquement si appauvri en phénylalanine** : pains spéciaux hypoprotidiques sans gluten et sans phénylalanine : la marque Taranis par exemple en propose, Taranis propose également des pâtes sans phénylalanine... seuls les produits céréaliers garantis sans gluten **ni phénylalanine** doivent être consommés ! Le riz (complet ou non) **ne sera pas consommé, ni le quinoa**, les pommes de terre ne poseront pas de problème (cependant, pas de frites dans l'huile, ni de purée Mousseline). Les légumes secs **sont interdits** (lentilles, cocos, soissons, fèves, haricots rouges...)
⇨ **Apports en énergie à diffusion lente et progressive, apportent des fibres alimentaires végétales, des sels minéraux et des vitamines (essentiellement si céréales complètes).**

➢ **Un apport en fruit (<u>attention aux fruits interdits</u>)** : en quantité très limitée : fruit frais, fruit frais pressé soi-même. **Pour plus de sécurité, l'enfant ne boira que des boissons spéciales appauvries en phénylalanine (Taranis, Lactalis... en proposent).**
⇨ **Apports en eau, vitamines, sels minéraux.**

➢ **Un apport en matières grasses** : privilégiez le beurre et les huiles végétales. Attention à la margarine végétale, qui apporte de l'huile de palme en quantité plus ou moins importante, <u>je ne vous la conseille pas,</u> elle peut également être source de phénylalanine. Les beurres allégés en matières grasses sont également allégés en vitamines A, E et D (donc pas très intéressants en définitive).
⇨ **Apports indispensables en acides gras, cholestérol, vitamines A, E, K et D et en énergie.**

➢ **Un apport en légumes verts**, cet apport est <u>**indispensable.**</u> <u>**Attention aux légumes verts interdits**</u> **:** la consommation de légumes crus est conseillée pour au moins le 1/3 de ces apports totaux journaliers. Les légumes verts peuvent être également cuits, surtout frais, attention aux préparations industrielles...
⇨ **Apports en fibres alimentaires végétales, sels minéraux, vitamines et eau.**

➢ **Des apports en produits sucrés :** confiture, gelée, marmelade, sucres, miel... n'ont pas d'intérêt particulier **mais ne sont pas interdits.** Le goût du sucre peut-être remplacé par des édulcorants : sucralose, extrait de Stévia sans aucun problème, **mais l'<u>aspartame sera strictement interdit</u>.**

Le goûter

Le goûter me paraît **inutile.** Cependant, si l'activité physique est importante dans la journée, ou dans l'après-midi, pourquoi pas...

Voici la composition de goûter que je vous conseille :

➢ **Produits laitiers spéciaux hypoprotidiques et surtout pauvres voire dépourvus de phénylalanine :** substituts de lait du laboratoire Lactalis, aliments lactés hypoprotidiques de chez Taranis, lait sans phénylalanine de chez XP Analog, Phényl-free, Lofenalac... : renseignez vous auprès de votre pharmacien. Il existe également des substituts de fromage chez Taranis par exemple... Tous les laits (de mammifères, de soja, d'amande) et tous les produits laitiers qui en contiennent sont <u>**strictement interdits.**</u>
⇨ **Apports en calcium indispensable.**

➢ **Un apport en féculent au choix, mais uniquement si appauvri ou dépourvu de phénylalanine :** pains spéciaux hypoprotidiques sans gluten et sans phénylalanine : la marque Taranis par exemple en propose, Taranis propose également des cakes, biscuits, biscottes... sans phénylalanine. Seuls les produits céréaliers garantis sans gluten **ni phénylalanine** doivent être consommés ! Tous les autres produits céréaliers du commerce tels : céréales complètes type muesli, flocons d'avoine, biscuits spéciaux pour petit-déjeuner, riz au lait **normal**, semoule au lait **normal**, biscottes, pain suédois, pain au lait, brioche, les cracottes, les céréales allégées pour régime, les céréales à base de blé soufflé, les galettes de riz soufflé... tous <u>**sont strictement interdits.**</u>

⇨ **Apports en énergie à diffusion lente et progressive, apportent des fibres alimentaires végétales, des sels minéraux et des vitamines (en fonction du substitut alimentaire consommé).**

➢ **Un apport en fruit (<u>attention aux fruits interdits</u>),** en quantité très limitée : fruit frais, fruit frais pressé soi-même. **Pour plus de sécurité, ne boire que des boissons spéciales appauvries en phénylalanine (Taranis, Lactalis... en proposent).**

⇨ **Apports en eau, vitamines, sels minéraux et potentiellement des fibres alimentaires végétales.**

➢ **Un apport en matières grasses :** privilégiez le beurre. Attention à la margarine végétale, qui apporte de l'huile de palme en quantité plus ou moins importante, <u>je ne vous la conseille pas,</u> elle peut également être source de phénylalanine. Les beurres allégés en matières grasses sont également allégés en vitamines A, E et D (donc pas très intéressants en définitive).

⇨ **Apports indispensables en acides gras, cholestérol, vitamines A, E et D et en énergie.**

➢ **Des apports en produits sucrés :** confiture, gelée, marmelade, sucres, miel... n'ont pas d'intérêt particulier **mais ne sont pas interdits.** Le goût du sucre peut-être remplacé par des édulcorants : sucralose, extrait de Stévia sans aucun problème, **mais l'<u>aspartame sera strictement interdit</u>.**

Exemples de petits-déjeuners (et de goûters) conseillés pour des <u>enfants</u> phénylcétonuriques.

Exemple 1

- Uniquement des substituts de lait, ou autres produits de substituts « laitier », dépourvus de phénylalanine de chez Taranis, Lofenalac, Phényl-free, Lactalis...
➪ *Apport en calcium indispensable.*

- **Une portion de pain** sans gluten et sans protéine, adapté au régime sans phénylalanine : tel le pain de chez Taranis par exemple.
➪ *Apport en féculent.*

- Beurre. Pas de margarine végétale si possible.
➪ *Apport en matières grasses.*

- 1 jus de fruit médical, dépourvu de phénylalanine, proposé par divers laboratoires (Taranis, Lofenalac, Phényl-free, Lactalis...)
➪ *Apports en vitamines, sels minéraux, fibres alimentaires végétales.*

Exemple 2

- **Une portion de pain** sans gluten et sans protéine, adapté au régime sans phénylalanine : tel le pain de chez Taranis par exemple.
➪ *Apport en féculent.*

- Substitut de fromage au choix, de chez Taranis par exemple.
➪ *Apports en calcium (substitut de fromage) et en matières grasses (celles du substitut de fromage, voir page suivante ⬇).*

- 1 jus de fruit médical, dépourvu de phénylalanine, proposé par divers laboratoires (Taranis, Lofenalac, Phényl-free, Lactalis...)
➪ *Apports en vitamines, sels minéraux, fibres alimentaires végétales.*

✋ Les matières grasses du substitut de fromage remplacent celles apportées en temps normal par le beurre.

Exemple 3

- Uniquement des substituts de lait, ou autres produits de substituts « laitier », dépourvus de phénylalanine de chez Taranis, Lofenalac, Phényl-free, Lactalis...
➪ *Apport en calcium indispensable.*

- **Une portion de pain** sans gluten et sans protéine, adapté au régime sans phénylalanine : tel le pain de chez Taranis par exemple.
➪ *Apport en féculent.*

- Beurre. Pas de margarine végétale si possible.
➪ *Apport en matières grasses.*

- 1 jus de fruit médical, dépourvu de phénylalanine, proposé par divers laboratoires (Taranis, Lofenalac, Phényl-free, Lactalis...)
➪ *Apports en vitamines, sels minéraux, fibres alimentaires végétales.*

Exemple 4

- Uniquement des substituts de lait, ou autres produits de substituts « laitier », dépourvus de phénylalanine de chez Taranis, Lofenalac, Phényl-free, Lactalis...
⇨ *Apport en calcium indispensable.*

- Galettes saveur vanille sans phénylalanine de chez **Taranis**.
⇨ *Apport en féculent.*

- 1 jus de fruit médical, dépourvu de phénylalanine, proposé par divers laboratoires (Taranis, Lofenalac, Phényl-free, Lactalis...)
⇨ *Apports en vitamines, sels minéraux, fibres végétales.*

Exemple 5

- Uniquement des substituts de lait, ou autres produits de substituts « laitier », dépourvus de phénylalanine de chez Taranis, Lofenalac, Phényl-free, Lactalis...
⇨ *Apport en calcium indispensable.*

- Cakes saveur poire, ou cake saveur abricot de chez Taranis (cakes dépourvus de phénylalanine).
⇨ *Apport en féculent.*

- 1 jus de fruit médical, dépourvu de phénylalanine.
⇨ *Apports en vitamines, sels minéraux, fibres alimentaires végétales.*

Exemples de déjeuners conseillés pour des <u>enfants</u> phénylcétonuriques.

Exemple 1

- Crudités (choix à faire au niveau des légumes verts) dressées avec vinaigrette, sel et poivre.
➪ *Apports en légumes verts + une part d'huile qui représente une partie des apports conseillés en matières grasses.*

- 1 substitut de viande dépourvu de protéine animale : par exemple de chez Taranis.
➪ *Apport en protéines végétales.*

- Pâtes hypoprotidiques, dépourvues de phénylalanine, accompagnées après cuisson d'une noisette de beurre.
➪ *Le beurre représente la partie restante des apports recommandés en matières grasses pour le déjeuner + apport en féculent (les pâtes spéciales).*

- Une portion de pain sans gluten et sans protéine, adapté au régime sans phénylalanine : tel le pain de chez Taranis.
➪ *Apport en féculent.*

- 1 jus de fruit médical, dépourvu de phénylalanine, proposé par divers laboratoires (Taranis, Lofenalac, Phényl-free, Lactalis...)
➪ *Apports en vitamines, sels minéraux, fibres alimentaires végétales.*

Exemple 2

- Salade composée avec : tomate, concombre, laitue, substitut de poisson Taranis sans phénylalanine + pommes de terre + un peu d'huile pour faire la vinaigrette, sel et poivre.
⇨ *Apports en légumes verts + protéines végétales (substituts de poisson de chez Taranis) + féculent (pommes de terre) + matières grasses (huile végétale).*

- **Une portion de pain** sans gluten et sans protéine, adapté au régime sans phénylalanine : tel le pain de chez Taranis.
⇨ *Apport en féculent.*

- Substitut de fromage au choix dépourvu de phénylalanine.
⇨ *Apport en calcium.*

- 1 jus de fruit médical, dépourvu de phénylalanine, proposé par divers laboratoires (Taranis, Lofenalac, Phényl-free, Lactalis...)
⇨ *Apports en vitamines, sels minéraux, fibres alimentaires végétales.*

Exemple 3

- 2 tomates farcies avec du substitut de viande hachée de chez Taranis (ou autre laboratoire) et de la semoule de blé dépourvue de phénylalanine, sel et poivre.
⇨ *Apports en légume vert (tomates) + protéines végétales (substitut de viande sans phénylalanine) + féculent (semoule hypoprotéinée).*

- **Une portion de pain** sans gluten et sans protéine, adapté au régime sans phénylalanine : tel le pain de chez Taranis.
⇨ *Apport en féculent.*

- 1 crème dessert médicale, saveur chocolat, hypoprotidique et dépourvue de phénylalanine (Taranis, Lofenalac, Phényl-free...)
➪ *Apport en calcium.*

- 1 jus de fruit médical, dépourvu de phénylalanine, proposé par divers laboratoires (Taranis, Lofenalac, Phényl-free, Lactalis...)
➪ *Apports en vitamines, sels minéraux, fibres alimentaires végétales.*

Exemple 4

- Salade composée de pommes de terre avec une vinaigrette élaborée avec un peu de moutarde, sel et poivre.
➪ *Apports en féculent (pommes de terre) + matières grasses (huile végétale).*

- Substitut de viande dépourvu de phénylalanine, cuit dans une poêle huilée, sel et poivre.
➪ *Apports en protéines végétales (substitut de viande) + matières grasses (huile végétale).*

- Asperges vertes sautées dans un peu d'huile d'olive, sel et poivre.
➪ *Apports en légume vert + matières grasses (huile d'olive).*

- **Une portion de pain** sans gluten et sans protéine, adapté au régime sans phénylalanine : tel le pain de chez Taranis.
➪ *Apport en féculent.*

- Substitut de fromage au choix dépourvu de phénylalanine.
➪ *Apport en calcium.*

- 1 jus de fruit médical, dépourvu de phénylalanine, proposé par divers laboratoires (Taranis, Lofenalac, Phényl-free, Lactalis...)
➪ *Apports en vitamines, sels minéraux, fibres alimentaires végétales.*

Exemples de dîners conseillés pour des <u>enfants</u> phénylcétonuriques.

Exemple 1

- Substitut d'œufs cuit en omelette, dans une poêle antiadhésive, avec un peu d'huile végétale au choix.
➪ *Apports en protéines végétales (substitut d'œufs) + matières grasses.*

- **Une portion de pain** sans gluten et sans protéine, adapté au régime sans phénylalanine : tel le pain de chez Taranis.
➪ *Apport en féculent.*

- Substitut de fromage au choix dépourvu de phénylalanine.
➪ *Apport en calcium.*

- 1 jus de fruit médical, dépourvu de phénylalanine, proposé par divers laboratoires (Taranis, Lofenalac, Phényl-free, Lactalis...)
➪ *Apports en vitamines, sels minéraux, fibres alimentaires végétales.*

Exemple 2

- Taboulé effectué à partir de semoule de blé sans gluten et sans phénylalanine, pas de raisin sec dedans non plus.
➪ *Apports en féculent (semoule de blé hypoprotidique) + matières grasses (huile végétale du taboulé).*

- Accras de potiron « Taranis » cuits dans une poêle huilée. (Substitut de viande).
➪ *Apports en légume vert (potiron) + protéines végétales (accras) + matières grasses (cuisson des accras à la poêle).*

- **Une portion de pain** sans gluten et sans protéine, adapté au régime sans phénylalanine : tel le pain de chez Taranis.
⇨ *Apport en féculent.*

- Un yaourt ou une crème dessert dépourvus de phénylalanine (produits proposés par divers laboratoires, tel Taranis).
⇨ *Apports en produit laitier et en fruits.*

- 1 jus de fruit médical, dépourvu de phénylalanine, proposé par divers laboratoires (Taranis, Lofenalac, Phényl-free, Lactalis...)
⇨ *Apports en vitamines, sels minéraux, fibres alimentaires végétales.*

Exemple 3

- Salade composée de substituts de viande et de poisson, dépourvus de phénylalanine (genre Taranis), tomate, concombre, le tout assaisonné d'une sauce vinaigrette composée d'un peu d'huile végétale + jus de citron ou vinaigre, sel et poivre.
⇨ *Apports en légumes verts (tomate, concombre) + protéines végétales (substitut de poisson Taranis) + matières grasses (huile végétale).*

- Substitut de fromage au choix dépourvu de phénylalanine.
⇨ *Apport en calcium.*

- **Une portion de pain** sans gluten et sans protéine, adapté au régime sans phénylalanine : tel le pain de chez Taranis.
⇨ *Apport en féculent.*

- 1 jus de fruit médical, dépourvu de phénylalanine, proposé par divers laboratoires (Taranis, Lofenalac, Phényl-free, Lactalis...)
⇨ *Apports en vitamines, sels minéraux, fibres alimentaires végétales.*

Exemple 4

- Salade de pommes de terre sauce vinaigrette à la moutarde, sel et poivre.
⇨ *Apports en féculent (pommes de terre) + matières grasses (huile végétale).*

- Croquettes de poisson « Taranis » au cumin, cuits dans poêle huilée.
⇨ *Apports en protéines végétales (croquettes de poisson Taranis) + matières grasses (cuisson des croquettes à la poêle).*

- Blancs de poireaux cuits à la vapeur, sel et poivre.
⇨ *Apport en légume vert.*

- **Une portion de pain** sans gluten et sans protéine, adapté au régime sans phénylalanine : tel le pain de chez Taranis.
⇨ *Apport en féculent.*

- Substitut de fromage au choix dépourvu de phénylalanine.
⇨ *Apport en calcium.*

- 1 jus de fruit médical, dépourvu de phénylalanine, proposé par divers laboratoires (Taranis, Lofenalac, Phényl-free, Lactalis...)
⇨ *Apports en vitamines, sels minéraux, fibres alimentaires végétales.*

Plan type d'une journée d'alimentation adapté aux <u>adultes</u> phénylcétonuriques.

☝ **ATTENTION** : il s'agit d'une proposition d'alimentation adaptée aux <u>adultes atteints de phénylcétonurie, (pas aux enfants)</u>, c'est-à-dire aux <u>adultes</u> qui ne souffrent d'aucune autre pathologie connue, et ne réclamant aucune autre mesure diététique particulière. Je tiens également à préciser que ces propositions diététiques peuvent ne pas être adaptées à toutes et à tous, en effet, certains malades atteints de phénylcétonurie, peuvent présenter des intolérances plus sévères que d'autres, donc, soyez vigilants ! Je pars du principe que la restriction alimentaire <u>n'est plus nécessaire à l'âge adulte.</u>

Le petit-déjeuner

Le petit déjeuner doit être énergétique, riche en sucres lents sous forme de féculent, mais doit être également riche en calcium, en eau et doit apporter un peu de matières grasses et des fibres alimentaires végétales en quantité.

Voici la composition de petit-déjeuner que je vous conseille :

➢ **Produit laitier au choix indispensable mais cependant en petite quantité** : pas de produit light (aspartame interdit) : yaourt, fromage blanc, petit suisse **sans fruit si possible**, lait de mammifère (vache, chèvre, brebis... entier, demi écrémé ou écrémé), lait de soja, chocolatés ou non, petit suisse, fromage blanc, avec ou sans sucre, aromatisés ou non, **pas de lait d'amande**, fromage (tous), crème dessert lactée, mais peut également être apporté sous la forme de riz au lait, semoule au lait... Pas de lait d'amande.
⇨ **Apports en calcium et en protéines animales de haute valeur biologique.**

➢ **Un apport en féculent au choix (pas de grosse quantité)** : pain (le pain complet, aux céréales... seront nettement mieux que le pain blanc, le pain peut être grillé soi-même sans problème), céréales complètes type muesli, flocons d'avoine, biscuits spéciaux pour petit-déjeuner riches en céréales, riz au lait, semoule au lait, biscottes, pain suédois, pain au lait, brioche (pas trop souvent et pas très conseillée)... **Evitez de consommer** : toutes les cracottes, les céréales allégées pour régime, les céréales à base de blé soufflé qui sont très sucrées, les galettes de riz soufflé... **tous ces produits et assimilés n'ont pas, d'après moi, d'intérêt nutritionnel.**
➪ **Apports en énergie à diffusion lente et progressive, apportent des fibres alimentaires végétales, des sels minéraux et des vitamines (essentiellement si céréales complètes).**

➢ **Un apport en fruit (attention aux fruits potentiellement interdits)** : en quantité limitée, **apport pouvant être évité**. Fruit frais, fruit frais pressé soi-même, jus de fruits **100% fruit avec leur pulpe**, compote de fruits **sans sucre ajouté**.
➪ **Apports en eau, vitamines, sels minéraux et fibres alimentaires végétales.**

➢ **Un apport en matières grasses** : privilégiez le beurre. Attention à la margarine végétale, qui apporte de l'huile de palme en quantité plus ou moins importante, je ne vous la conseille pas. Les beurres allégés en matières grasses sont également allégés en vitamines A, E et D (donc pas très intéressants en définitive).
➪ **Apports indispensables en acides gras, cholestérol, vitamines A, E et D et en énergie.**

➢ **Des apports en produits sucrés** : confiture, gelée, marmelade, sucres, miel, chocolats, gâteaux riches en sucre, biscuits, céréales soufflées sucrées... n'ont pas d'intérêt particulier. **Je vous conseille de les éviter, car ils favorisent grandement la prise de poids.** Le goût du sucre peut-être remplacé par des édulcorants : sucralose, extrait de Stévia sans aucun problème, **cependant l'aspartame est interdit**.

Le déjeuner et le dîner

<u>Le déjeuner</u> doit être énergétique, riche en sucres lents sous forme de féculents, mais doit également apporter des protéines animales, du calcium, de l'eau ainsi qu'un peu de matières grasses, et enfin des fibres alimentaires végétales en quantité importante.

<u>Le dîner</u> ne doit pas être aussi calorique que le déjeuner, la présence des féculents n'est pas une obligation. Les apports en protéines animales seront, au mieux, <u>totalement évités</u>. Les apports alimentaires en calcium, en eau seront importants, et ceux en matières grasses limités. Des fibres alimentaires végétales, apportées en quantité, sont impératives.

Voici la composition de déjeuner que je vous conseille :

➢ **Produit laitier au choix (en petite quantité)** : pas de produit light (aspartame interdit) : yaourt, fromage blanc, petit suisse **sans fruit si possible**, lait de mammifères (vache, chèvre, brebis... entier, demi écrémé ou écrémé), lait de soja, chocolatés ou non, petit suisse, fromage blanc, avec ou sans sucre, aromatisés ou non, **pas de lait d'amande**, fromage (tous), crème dessert lactée, mais peut également être apporté sous la forme de riz au lait, semoule au lait...
⇨ **Apports en calcium et en protéines animales de haute valeur biologique.**

➢ **Un apport en viande, poisson, œufs ou assimilés*** : environ 100g <u>**maximum**</u> par déjeuner. Les modes de cuisson seront grillés, au court-bouillon, au four, en papillote, micro-onde. Pas trop de viandes en sauce et évitez si possible les fritures et les cuissons dans la matière grasse.
⇨ **Apports en protéines animales de haute valeur biologique, en calcium, en vitamines et en sels minéraux. Les apports en poisson sont très intéressants.**

➢ **Un apport indispensable en féculents au choix :** pain (le pain complet, aux céréales... **seront nettement mieux** que le pain blanc), vous devez également consommer du riz complet, ou des pâtes complètes ou encore des légumes secs (flageolet, coco, lentilles, soissons...), des pommes de terres... Les céréales **blutées* seront consommables,** mais elles sont moins intéressantes que les céréales complètes sur le plan nutritionnel. Les féculents représentent les fondations de votre alimentation et de votre équilibre alimentaire, ils sont donc indispensables.
⇨ **Apport en énergie à diffusion lente et progressive. Les féculents apportent également des fibres alimentaires végétales, des sels minéraux et des vitamines (surtout si céréales complètes).**

➢ **Un apport en légumes verts, cet apport est indispensable (attention aux légumes verts interdits) :** la consommation de légumes crus est conseillée pour au moins le 1/3 de ces apports totaux journaliers. Les légumes verts peuvent être également cuits, en boîte, surgelés, apportés sous forme de poêlée cuisinée (surgelée ou non), frais, sous forme de potage...
⇨ **Apports en fibres alimentaires végétales, sels minéraux, vitamines et eau.**

➢ **Un apport en matières grasses :** évitez si possible les graisses cuites telles les viandes cuites dans la matière grasse. Pas trop de crème fraîche, et pas trop de beurre non plus. Evitez la margarine végétale si possible. Privilégiez l'huile d'olive pour la cuisson et l'huile de noix pour l'assaisonnement. Cependant, l'alternance régulière des huiles végétales est conseillée.
⇨ **Apports importants en acides gras, oméga 3, 6 et 9, en vitamines A, E, K et D indispensables, et en énergie.**

➢ **Un apport en fruit au choix, apport d'un seul fruit seulement (attention aux fruits interdits) :** fruit frais, fruit frais pressé soi-même, jus de fruits **100% fruit avec leur pulpe**, compote de fruits, **fruit poché.**
⇨ **Apports en eau, vitamines, sels minéraux et fibres alimentaires végétales.**

➢ **Des apports en produits sucrés :** confiture, gelée, marmelade, sucres, miel, chocolats, gâteaux riches en sucre, biscuits... n'ont pas d'intérêt particulier. Le goût du sucre peut-être remplacé par des édulcorants : sucralose, extrait de Stévia sans aucun problème, **aspartame interdit**.

Voici la composition de dîner que je vous conseille :

➢ **Produit laitier au choix (en petite quantité) :** pas de produit light (aspartame interdit) : yaourt, fromage blanc, petit suisse **sans fruit si possible,** lait de mammifères (vache, chèvre, brebis... entier, demi écrémé ou écrémé), lait de soja, chocolatés ou non, petit suisse, fromage blanc, avec ou sans sucre, aromatisés ou non, **pas de lait d'amande,** fromage (tous), crème dessert lactée, mais peut également être apporté sous la forme de riz au lait, semoule au lait...
⇨ **Apports en calcium et en protéines animales de haute valeur biologique.**

➢ Limitez les apports en viande, poisson, œufs ou **assimilés***. Des apports en produits alimentaires de substitution sont parfaitement consommables (tofu, substituts de viande, substituts d'œufs ou substituts de poisson Taranis par exemple…) à leur place.
⇨ **Apports en protéines végétales, en calcium, en vitamines et en sels minéraux.**

➢ **Un apport en féculent au choix (non indispensable) :** pain (le pain complet, aux céréales... **seront nettement mieux** que le pain blanc), vous devez également consommer du riz complet, ou des pâtes complètes ou encore des légumes secs (flageolet, coco, lentilles, soissons...), des pommes de terres... Les céréales **blutées* seront consommables,** mais elles sont moins intéressantes que les céréales complètes sur le plan nutritionnel.
⇨ **Apport en énergie à diffusion lente et progressive. Les féculents apportent également des fibres alimentaires végétales, des sels minéraux et des vitamines (surtout si céréales complètes).**

➢ **Un apport en légumes verts, cet apport est <u>indispensable</u> (attention aux légumes verts interdits)** : la consommation de légumes crus est conseillée pour au moins le 1/3 de ces apports totaux journaliers. Les légumes verts peuvent être également cuits, en boîte, surgelés, apportés sous forme de poêlée cuisinée (surgelée ou non), frais, sous forme de potage...
➪ **Apports en fibres alimentaires végétales, sels minéraux, vitamines et eau.**

➢ **Un apport en matières grasses** : évitez si possible les graisses cuites telles les viandes cuites dans la matière grasse. Pas trop de crème fraîche, et pas trop de beurre non plus. Evitez la margarine végétale si possible. Privilégiez l'huile d'olive pour la cuisson et l'huile de noix pour l'assaisonnement. Cependant, l'alternance régulière des huiles végétales est conseillée.
➪ **Apports importants en acides gras, oméga 3, 6 et 9, en vitamines A, E, K et D indispensables, et en énergie.**

➢ **Un apport en fruit au choix, apport d'un seul fruit seulement (attention aux fruits interdits)** : fruit frais, fruit frais pressé soi-même, jus de fruits **100% fruit avec leur pulpe**, compote de fruits, **fruit poché.**
➪ **Apports en eau, vitamines, sels minéraux et fibres alimentaires végétales.**

➢ **Des apports en produits sucrés** : confiture, gelée, marmelade, sucres, miel, chocolats, gâteaux riches en sucre, biscuits... n'ont pas d'intérêt particulier. Le goût du sucre peut-être remplacé par des édulcorants : sucralose, extrait de Stévia sans aucun problème, **<u>cependant l'aspartame est interdit</u>.**

Le goûter

Voici la composition de goûter que je vous conseille :

➢ **Produit laitier au choix indispensable mais cependant en petite quantité** : pas de produit light (aspartame interdit) : yaourt, fromage blanc, petit suisse **sans fruit si possible**, lait de mammifères (vache, chèvre, brebis... entier, demi écrémé ou écrémé), lait de soja, chocolatés ou non, petit suisse, fromage blanc, avec ou sans sucre, aromatisés ou non, **pas de lait d'amande**, fromage (tous), crème dessert lactée, mais peut également être apporté sous la forme de riz au lait, semoule au lait... Pas de lait d'amande.
⇨ **Apports en calcium et en protéines animales de haute valeur biologique.**

➢ **Un apport en féculent au choix (pas de grosse quantité)** : pain (le pain complet, aux céréales... seront nettement mieux que le pain blanc, le pain peut être grillé soi-même sans problème), céréales complètes type muesli, flocons d'avoine, biscuits spéciaux pour petit-déjeuner riches en céréales, riz au lait, semoule au lait, biscottes, pain suédois, pain au lait, brioche (pas trop souvent et pas très conseillée)... **Evitez de consommer** : toutes les cracottes, les céréales allégées pour régime, les céréales à base de blé soufflé qui sont très sucrées, les galettes de riz soufflé... **tous ces produits et assimilés n'ont pas, d'après moi, d'intérêt nutritionnel.**
⇨ **Apports en énergie à diffusion lente et progressive, apportent des fibres alimentaires végétales, des sels minéraux et des vitamines (essentiellement si céréales complètes).**

➢ **Un apport en matières grasses** : privilégiez le beurre. Attention à la margarine végétale, qui apporte de l'huile de palme en quantité plus ou moins importante, je ne vous la conseille pas, car elle est potentiellement pourvue de phénylalanine.
⇨ **Apports indispensables en acides gras, cholestérol, vitamines A, E et D et en énergie.**

Exemples de petits-déjeuners (et de goûters) conseillés pour des <u>adultes</u> phénylcétonuriques.

Exemple 1

- Boisson(s) chaude(s) et/ou froide(s) : café, et/ou thé, et/ou tisane, sucrée(s), lait de mammifère au choix. Le lait de soja devra être consommé avec modération, et le lait d'amande sera **interdit**.

- Yaourt ou fromage blanc ou petits suisses **au lait entier** et **sucrés (sucre, confiture, gelée...) ou non mais sans fruit**, au lait de soja (à limiter) ou au lait de mammifère.
⇨ *Apport en produit laitier.*

- **Une portion de pain.** Le pain sera complet ou aux céréales☺☺☺, si vous n'aimez pas le pain complet ni celui aux céréales, consommez du pain blanc à la place☺. Le pain peut être grillé ou non et sera apporté en quantité modérée. **Au mieux, il s'agira de pain spécial hypoprotidique (pain Taranis par exemple).**
⇨ *Apport en féculent.*

- Beurre☺☺☺ ou margarine végétale☹ (évitez si possible la margarine végétale). Les beurres allégés (41 %, 20 %, 15 % MG...) seront autorisés, mais <u>non obligatoires</u>.
⇨ *Apports en matières grasses.*

- 1 compote de fruits : quantité modérée, attention aux fruits interdits.
⇨ *Apport en fruits.*

Exemple 2

- Boisson(s) chaude(s) et/ou froide(s) : café, et/ou thé, et/ou tisane, sucrée(s), lait de mammifère au choix. Le lait de soja devra être consommé avec modération, et le lait d'amande sera **interdit**.

- **Une portion de pain.** Le pain sera complet ou aux céréales☺☺☺, si vous n'aimez pas le pain complet ni celui aux céréales, consommez du pain blanc à la place☺. **Au mieux, il s'agira de pain spécial hypoprotidique (pain Taranis par exemple).**

- Fromage au choix : quantité modérée.
➪ *Apports en produit laitier (fromage) et en matières grasses (celles du fromage, voir ci dessous⬇).*

- 1 fruit frais au choix (attention aux fruits interdits).
➪ *Apport en fruit.*

✋ Les matières grasses du fromage remplacent celles apportées en temps normal par le beurre, **qui est dans le cas présent absent**.

Exemple 3

- Boisson(s) chaude(s) et/ou froide(s) : café, et/ou thé, et/ou tisane, sucrée(s), lait de mammifère au choix. Le lait de soja devra être consommé avec modération, et le lait d'amande sera **interdit**.

- Lait (entier, demi écrémé, écrémé) de mammifère au choix chocolaté ou non, yaourt ou fromage blanc ou petits suisses, crème dessert, **consommez ceux que vous aimez : au lait entier ou sucrés mais sans fruit.** Limitez le lait de soja et pas de lait d'amande qui est **interdit**.
➪ *Apport en calcium.*

- Petits pains suédois (si possible à base de farine de blé complet).
⇨ *Apport en féculent.*

- Beurre☺☺☺ ou margarine végétale☹ (évitez si possible la margarine végétale).
⇨ *Apports en matières grasses.*

Exemple 4

- Boisson(s) chaude(s) et/ou froide(s) : café, et/ou thé, et/ou tisane, sucrée(s), lait de mammifère au choix. Le lait de soja devra être consommé avec modération, et le lait d'amande sera **interdit**.

- Lait (entier, demi écrémé, écrémé) de mammifère au choix chocolaté ou non, yaourt ou fromage blanc ou petits suisses, crème dessert, **consommez ceux que vous aimez : au lait entier ou sucrés mais sans fruit**. Limitez le lait de soja et pas de lait d'amande qui est **interdit**.
⇨ *Apport en calcium.*

- Muesli **nature**.
⇨ *Apport en féculent.*

- 1 compote de fruits : attention aux fruits interdits.
⇨ *Apport en fruits.*

✋ Dans cet exemple de petit-déjeuner, les matières grasses ne sont pas présentes, on n'en fera pas une maladie, nous n'allons tout de même pas mettre du beurre dans le muesli !

Exemples de déjeuners conseillés pour des <u>adultes</u> phénylcétonuriques.

Exemple 1

- Crudités (choix à faire au niveau des légumes verts) dressées avec vinaigrette, sel et poivre.
⇨ *Apports en légumes verts + une part d'huile qui représente une partie des apports conseillés en matières grasses.*

- 1 viande grillée (sel et poivre) : quantité modérée = 100g maximum conseillés.
⇨ *Apport en protéines animales.*

- Pâtes (au mieux les pâtes seront à base de blé complet, voire au mieux hypoprotidiques genre Taranis), accompagnées après cuisson d'une noisette de beurre et d'un peu de gruyère râpé.
⇨ *Le beurre représente la partie restante des apports recommandés en matières grasses pour le déjeuner + apports en un produit laitier qui est représenté par le gruyère râpé (fromage) + apport en féculent (les pâtes).*

- **Une portion de pain.** Le pain sera complet ou aux céréales☺☺☺, si vous n'aimez pas le pain complet ni celui aux céréales, consommez du pain blanc à la place☺. **Au mieux, il s'agira de pain spécial hypoprotidique.**
⇨ *Apport en féculent.*

- 1 pomme.
⇨ *Apport en fruit.*

Exemple 2

- Salade composée avec : tomate, concombre, quinoa, du surimi et du thon au naturel + riz (si possible du riz complet) + un peu d'huile pour faire la vinaigrette, sel et poivre.
➡ *Apports en légumes verts + protéines animales (thon et surimi dont les apports seront limités) + féculents (riz et quinoa) + matières grasses (huile végétale).*

- **Une portion de pain.** Le pain sera complet ou aux céréales☺☺☺, si vous n'aimez pas le pain complet ni celui aux céréales, consommez du pain blanc à la place☺. **Au mieux, il s'agira de pain spécial hypoprotidique.**
➡ *Apport en féculent.*

- Fromage au choix : quantité modérée.
➡ *Apport en produit laitier.*

- Une compote de fruits au choix **(attention aux fruits interdits)**.
➡ *Apport en fruits.*

Exemple 3

- 2 tomates farcies avec de la viande hachée (environ 100g maximum) et du riz cuit pilaf au curry (si possible du riz complet), sel et poivre.
➡ *Apports en légume vert (tomates) + protéines animales (viande hachée) + féculent (riz) + matières grasses (de l'huile végétale fut utilisée pour l'élaboration du riz pilaf).*

- **Une portion de pain.** Le pain sera complet ou aux céréales☺☺☺, si vous n'aimez pas le pain complet ni celui aux céréales, consommez du pain blanc à la place☺. **Au mieux, il s'agira de pain spécial hypoprotidique.**

⇨ *Apport en féculent.*

- 1 yaourt nature **sucré ou non.**
⇨ *Apport en produit laitier.*

- 1 banane.
⇨ *Apport en fruit.*

Exemple 4

- Salade composée de pommes de terre avec une vinaigrette élaborée avec un peu de moutarde, sel et poivre.
⇨ *Apports en féculent (pommes de terre) + matières grasses (huile végétale).*

- 1 rouget cuit en papillote, accompagné d'une julienne de légumes verts, sel et poivre.
⇨ *Apports en protéines animales (poisson) + légumes verts.*

- **Une portion de pain.** Le pain sera complet ou aux céréales☺☺☺, si vous n'aimez pas le pain complet ni celui aux céréales, consommez du pain blanc à la place☺. **Au mieux, il s'agira de pain spécial hypoprotidique.**
⇨ *Apport en féculent.*

- Fromage au choix : quantité modérée.
⇨ *Apport en produit laitier.*

- 1 pomme cuite au four.
⇨ *Apport en fruit.*

Exemple 5

- Moules de bouchot (quantité modérée), mode de cuisson au choix, sel et poivre.
⇨ *Apports en protéines animales (moules).*

- Pommes de terre frites au four (frites surgelées à cuire au four)☺☺☺, sinon frites naturelles « maison » à cuire dans la machine qui n'utilise d'une cuillère à soupe d'huile... ☺☺☺ **mais pas de frites traditionnelles cuites dans de l'huile de friture.**
⇨ *Apports en féculent (pommes de terre) + matières grasses.*

- **Une portion de pain.** Le pain sera complet ou aux céréales☺☺☺, si vous n'aimez pas le pain complet ni celui aux céréales, consommez du pain blanc à la place☺. **Au mieux, il s'agira de pain spécial hypoprotidique.**
⇨ *Apport en féculent.*

- Fromage blanc **sucré ou non**, accompagné de morceaux de fruit frais <u>autorisés</u> au choix.
⇨ *Apports en produit laitier et en fruit.*

Exemples de dîners conseillés pour des <u>adultes</u> phénylcétonuriques.

Exemple 1

- Potage de légumes (attention au choix des légumes verts), sel et poivre.
⇨ *Apport en légumes verts.*

- 2 gros œufs cuits « au plat », dans une poêle antiadhésive, avec un peu d'huile végétale au choix. **Au mieux, ceux-ci seront évités.**
⇨ *Apports en protéines animales (œufs) + matières grasses.*

- Une portion de pain. Le pain sera complet ou aux céréales☺☺☺, si vous n'aimez pas le pain complet ni celui aux céréales, consommez du pain blanc à la place☺. **Au mieux, il s'agira de pain spécial hypoprotidique.**
⇨ *Apport en féculent.*

- Fromage au choix : quantité modérée.
⇨ *Apport en produit laitier.*

- Une poignée de cerises.
⇨ *Apports en fruits.*

Exemple 2

- Taboulé.
⇨ *Apports en féculent (semoule de blé) + matières grasses (huile végétale du taboulé).*

- Accras de potiron TARANIS cuits dans poêle huilée. (Substitut de viande).

➪ *Apports en légume vert (potiron) + protéines végétales (accras) + matières grasses (cuisson des accras à la poêle).*

- **Une portion de pain.** Le pain sera complet ou aux céréales☺☺☺, si vous n'aimez pas le pain complet ni celui aux céréales, consommez du pain blanc à la place☺. **Au mieux, il s'agira de pain spécial hypoprotidique.**
➪ *Apport en féculent.*

- Un yaourt aux fruits au choix **non édulcoré à l'aspartame.**
➪ *Apports en produit laitier et en fruits.*

- Une compote de rhubarbe sucrée.
➪ *Apport en fruit (pas tout à fait vrai, en effet, la rhubarbe est un légume vert...)*

Exemple 3

- Salade composée de crevettes décortiquées, coques, tomate, concombre, pomme golden coupée en dès, germe de soja, le tout assaisonné d'une sauce fromage blanc + huile végétale + jus de citron ou vinaigre, sel et poivre.
➪ *Apports en légumes verts (tomate, jeunes pousses de maïs et concombre) + protéines animales (crevettes, coques) + produit laitier (fromage blanc) + matières grasses (huile végétale) + apport en fruit (pomme).*

- **Une portion de pain.** Le pain sera complet ou aux céréales☺☺☺, si vous n'aimez pas le pain complet ni celui aux céréales, consommez du pain blanc à la place☺ : quantité modérée. **Au mieux, il s'agira de pain spécial hypoprotidique.**
➪ *Apport en féculent.*

Exemple 4

- Salade de pommes de terre sauce vinaigrette à la moutarde, sel et poivre.
⇨ *Apports en féculent (pommes de terre) + matières grasses (huile végétale).*

- Croquettes de poisson « Taranis » au cumin, cuits dans poêle huilée.
⇨ *Apports en protéines végétales (croquettes de poisson Taranis) + matières grasses (cuisson des croquettes à la poêle).*

- Bouquets de chou fleur cuits à la vapeur, puis nappés d'une sauce béchamel, sel et poivre.
⇨ *Apports en légume vert (chou fleur) + produit laitier (béchamel) + très léger apport de féculent (béchamel).*

- **Une portion de pain.** Le pain sera complet ou aux céréales☺☺☺, si vous n'aimez pas le pain complet ni celui aux céréales, consommez du pain blanc à la place☺. Le pain peut être grillé ou non : quantité modérée. **Au mieux, il s'agira de pain spécial hypoprotidique.**
⇨ *Apport en féculent.*

- Fromage au choix : quantité modérée.
⇨ *Apport en produit laitier.*

- 2 clémentines.
⇨ *Apport en fruits.*

Exemple 5

- Une andouillette grillée. (Souvenez vous que cet apport n'est pas absolument nécessaire au dîner).
➪ *Apport en protéines animales.*

- Petits pois carottes, accompagnés d'une noisette de beurre.
➪ *Apports en légumes verts + matières grasses (beurre).*

- Pain. Au mieux : le pain sera complet ou aux céréales☺☺☺. Si vous n'aimez pas le pain complet ni aux céréales, consommez du pain blanc à la place☺.
➪ *Apport en féculent.*

- 1 crème dessert light ou non (du commerce) saveur chocolat.
➪ *Apport en produit laitier.*

- Salade de fruits au naturel ou au sirop léger.
➪ *Apport en fruits.*

Tableau récapitulatif (jusqu'à 12 ans).

Dénominations	Intérêt général	Intérêt petit déjeuner	Intérêt au déjeuner	Intérêt au goûter	Intérêt au dîner
Produits laitiers **normaux**	☠*				
Fromages **normaux**	☠				
Viandes, œufs, poissons, **assimilés***	☠				
Pain blanc **normal**	☠				
Pain complet et assimilés **normaux**	☠				
Légumes verts et fruits frais	☺☺*	☺☺	☺☺☺*	☺☺	☺☺☺
Féculents **blutées*** **normaux**	☠				
Féculents complets **normaux**	☠				
Matières grasses	☺☺	☺☺	☺☺	☹	☺☺
Sucres et produits sucrés	☺☺	☺☺	☺☺	☺☺	☺☺
Activité physique	☹*				
Perte de poids	☹				
Importance de la diététique	☺☺☺				

243

Tableau récapitulatif (**à partir de 12 ans**).

Dénominations	Intérêt général	Intérêt petit déjeuner	Intérêt au déjeuner	Intérêt au goûter	Intérêt au dîner
Produits laitiers	🙂🙂*	🙂🙂	🙂🙂	🙂	🙂🙂
Fromages	🙂🙂	🙂🙂	🙂🙂	😐	😐
Viandes, œufs, poissons, **assimilés***	🙂🙂	😐	🙂🙂	🙂😐*	😐
Pain blanc	🙂*	🙂	🙂	🙂	🙂
Pain complet et assimilés	🙂🙂	🙂🙂	🙂🙂	🙂	🙂🙂
Légumes verts et fruits frais	🙂🙂	🙂🙂	🙂🙂	🙂🙂	🙂🙂
Féculents **blutés***	🙂🙂🙂🙂	🙂🙂🙂	🙂🙂🙂	🙂	🙂🙂
Féculents complets	🙂🙂	🙂🙂	🙂🙂🙂	🙂🙂	🙂🙂🙂
Matières grasses	😐*	😐	😐	😐	🙂
Sucres et produits sucrés	😐			😐	😐
Activité physique	😐				
Perte de poids					
Importance de la diététique	🙂🙂🙂				

Je résume, en cas de phénylcétonurie.

➢ La diététique intervient d'une **façon indispensable et impérative** dans le traitement de cette pathologie. Le régime alimentaire sera très restrictif les 12 premières années de la vie, plus large par la suite (tout dépendra de l'intolérance personnelle de chaque malade à la phénylalanine, le mieux sera <u>**de limiter au mieux**</u> sa consommation toute la vie).

<u>**Avant 12 ans :**</u>

➢ Au rayon des produits laitiers (hors fromage) : **aucun, sauf les substituts de produits laitiers médicaux dépourvus de phénylalanine.**
➢ Au rayon des fromages : **aucun, sauf les substituts de fromage médicaux dépourvus de phénylalanine.**
➢ Au rayon des viandes, poissons, œufs et **assimilés*** : **aucun, sauf les substituts de viandes, poissons, œufs médicaux dépourvus de phénylalanine.**
➢ Au rayon du pain : **aucun, sauf les substituts de pain médicaux dépourvus de phénylalanine et de gluten.**
➢ Au rayon des féculents : pas de riz, pas de pâtes normales, pas de légumes secs. Il existe des pâtes dépourvues de phénylalanine. Les pommes de terre sont consommable, cependant pas de frites, pas de purée industrielle, pas de chips.
➢ Au rayon des légumes verts (rendez vous sur mon site à la rubrique : « - Liste des légumes verts ») : **certains sont interdits.**
➢ Au rayon des fruits frais, compotes, jus de fruits 100% fruit : **certains sont interdits.** Au mieux il faudra consommer des boissons spéciales dépourvues e phénylalanine.
➢ Au rayon des matières grasses : elles ne poseront pas de problème. La margarine sera cependant évitée, ainsi que la crème fraîche qui sera, elle, interdite.
➢ Au rayon du sucre et des produits sucrés : **pas de problème, l'aspartame (édulcorant) est interdit à la consommation.**

➢ Les boissons seront plates ou gazeuses : aucun problème (pas de boisson light = aspartame).
➢ Au rayon des condiments (sel, poivre, épices, moutarde...) : **tous**.

A partir de 12 ans :

➢ Au rayon des produits laitiers (hors fromage) : **tous** en quantités modérées.
➢ Au rayon des fromages : **tous** en quantités modérées.
➢ Au rayon des viandes, poissons, œufs et **assimilés*** : **tous en quantités modérées**. Pas de mode de cuisson particulier à privilégier. Ces apports se feront **aux déjeuners, pas automatiquement aux dîners. Un dîner végétarien est conseillé.**
➢ Au rayon du pain : le pain complet, aux graines... sont à privilégier. Vous pouvez également consommer du pain blanc.
➢ Au rayon des féculents : les apports pourront s'effectuer aux trois repas principaux. Les féculents seront **surtout à base de céréales complètes** (pâtes complètes, riz complet...), celles à base de céréales **blutées*** sont moins intéressantes.
➢ Au rayon des légumes verts (rendez vous sur mon site à la rubrique : « - Liste des légumes verts ») : **tous sauf certains interdits**.
➢ Au rayon des fruits frais, compotes, jus de fruits 100% fruit : **tous sauf certains interdits et en quantité contrôlée.**
➢ Au rayon des matières grasses : elles ne poseront pas de problème.
➢ Au rayon du sucre et des produits sucrés : **pas de problème, l'aspartame (édulcorant) est interdit à la consommation.**
➢ Les boissons seront plates ou gazeuses : aucun problème (pas de boisson light = aspartame).
➢ Au rayon des condiments (sel, poivre, épices, moutarde...) : **tous.**

LA TYROSINEMIE

Les mots accompagnés d'un astérisque* sont définis à la page 419.

Définition : la tyrosinose ou tyrosinémie est une maladie métabolique héréditaire très rare (1 naissance sur 2 500 000 en France), elle est due à une intolérance à un acide aminé : la tyrosine.

Physiopathologie : la tyrosinémie est due à un déficit enzymatique en fumarylacétoacétase. Il existe deux formes de la maladie : la forme aiguë, entraînant très souvent la mort de l'enfant rapidement et ce, malheureusement, dans les premiers mois de sa vie, et une forme chronique, entraînant des dommages sérieux aux niveaux des reins et du foie. Le traitement est **essentiellement diététique** : en supprimant de l'alimentation toutes **les sources alimentaires de phénylalanine et de tyrosine** (la phénylalanine est transformée par le foie en **tyrosine**).

Mesures hygiéno-diététiques : un régime pauvre en phénylalanine et en tyrosine doit être maintenu **au moins jusqu'à l'âge de 12 ans**.

Ensuite deux écoles s'affrontent :

    - Soit une alimentation **presque** normale peut être instaurée, **notamment à l'âge adulte**.
    - Soit le régime pauvre en phénylalanine et en tyrosine doit être **maintenu à vie**.

Personnellement, j'ai envie d'être en accord avec la première proposition : si aucune séquelle n'apparaît à l'âge adulte, lors d'une alimentation **presque normale** (quelques ajustements nutritionnels seront cependant nécessaires), pourquoi diable faire horriblement compliqué ?
Mes conseils nutritionnels iront donc dans ce sens, cependant, si avis contraire de votre médecin, à vous de voir !

1- Les aliments et groupes d'aliments suivants **sont interdits au moins jusqu'à 12 ans** :
  - Tous les produits laitiers (laits, fromages, yaourts, crèmes desserts lactées...)
  - Toutes les viandes, poissons, œufs et **assimilés* : le régime doit être strictement hypoprotidique.**
  - Toutes les céréales (blé, seigle...) : pains, biscottes, tarte, quiche... du commerce = régime sans gluten.
  - Tous les légumes secs.
  - Tous les fruits secs et fruits oléagineux (noisettes, noix, amande, avocat...)
  - Certains fruits et légumes verts. Voici les plus riches en phénylalanine, ceux-ci seront **à éviter, si possible, à vie** : amande, cacahuète, noisette, noix, noix de coco, céleri feuille, champignons, chou de Bruxelles, chou fleur, cresson, endive, épinard, haricot vert et haricot beurre, maïs doux, petits pois, purée Mousseline (ou assimilés), frites, chips (cependant, les pommes de terre cuites à l'eau **ne seront pas interdites**), salades vertes.
  - Tous les produits **light qui sont édulcorés à l'aspartame**.

Pourquoi ? Tous ces aliments et groupes d'aliments sont trop riches en phénylalanine et tyrosine.

2- L'**aspartame** et tous les aliments qui en contiennent **sont interdits** (produits dits « light »).

Pourquoi ? Le nom scientifique de l'aspartame est la L-aspartyl-L-**phenylalanine**-de méthyle.

3- Les aliments suivants sont consommables à volonté :

  - Toutes les huiles végétales, beurre.
  - Sucres, miel, confiture, gelée.
  - Pains, pâtes, farines... : **sous forme de produits spéciaux hypoprotidiques* et sans gluten**.
  - La maïzena, le tapioca.
  - Thé, café, eau

- Les fruits frais seront consommés en quantités contrôlées (pas plus de trois par jour).

Pourquoi ? Ils sont dépourvus (ou pauvres) en phénylalanine et tyrosine, sauf les fruits qui en apportent un peu, d'où la limitation de leur consommation journalière à 3 maximum.

4- Il existe des produits médicaux, consommés sous contrôle médical, qui sont fournis comme compléments alimentaires lors de tyrosinémie, par exemple : Taranis, Phényl-free ou Lofenalac...

Pourquoi ? Le régime alimentaire étant très restrictif, sans ces compléments, les carences vitaminiques, en sels minéraux, en protéines... seraient trop importantes et gravissimes, pour la santé des patients tyrosinémiques.

5- Il existe des substituts alimentaires vendus en pharmacie, qui permettent d'apporter des aliments, ou semblants d'aliments, dépourvus de phénylalanine et de tyrosine. Voici les plus courants (il en aura de plus en plus, renseignez vous auprès de votre pharmacien ou sur Internet...) :

- Chez TARANIS : desserts à boire, biscuits (goût caramel, fourrées fraises, pépites de chocolats), cookies pépites de chocolat, cake au citron, cake à la poire, cake à l'abricot, Cérécal + (céréales infantiles), entremets saveurs vanille ou chocolat, pâte à tartiner noisette, des pâtes (coquillettes, spaghettis et macaronis), semoule couscous, snackybilles à l'emmenthal, petit pain, biscottes, substituts de fromage, substituts de viande, substitut de poisson, farine spéciale pour fabriquer son pain, pâtisseries spéciales, préparations pour gâteau nature, pour crêpe, substituts d'œufs...

- Chez XP-ANALOG, Vitaflo, Taranis, Lactalis, Nutricia vous obtiendrez des substituts de lait en poudre.
- Les substituts de viandes peuvent être : tofu, tempeh, protéines de soja texturées, seitan... Des substituts de viandes, poissons, œuf, fromages existent chez Nutricia, Lactalis, Vitaflo, Taranis...

Plan type d'une journée d'alimentation adapté aux <u>enfants</u> de 6 ans à 12 ans tyrosinémiques.

☝ **ATTENTION** : il s'agit d'une proposition d'alimentation adaptée aux enfants ayant entre <u>6 et 12 ans et atteints de tyrosinémie</u>, c'est-à-dire aux <u>enfants</u> qui ne souffrent d'aucune autre pathologie connue, et ne réclamant aucune autre mesure diététique particulière. Je tiens également à préciser que ces propositions diététiques peuvent ne pas être adaptées à toutes et à tous, en effet, certains malades atteints de tyrosinémie présentent des intolérances plus sévères que d'autres, donc, soyez vigilants. Les nourrissons qui survivent, sont automatiquement suivis par des diététiciens pédiatriques hospitaliers, aucun conseil ne leur sera prodigué dans ce livre.
<u>Attention</u> : il n'est question, dans ce chapitre, que de <u>l'aspect</u> nutritionnel dans sa globalité de l'alimentation d'un enfant tyrosinémique, il faut bien garder à l'esprit que le régime pauvre en phénylalanine et tyrosine pour les enfants tyrosinémiques se calcule au <u>grammage près des apports alimentaires en phénylalanine en fonction de l'enfant</u> ! Donc, par mesure de précaution, aucune semaine de menu ne sera proposée pour les enfants atteints de cette pathologie.

Le petit-déjeuner

Le petit déjeuner doit être énergétique, riche en sucres lents sous forme de féculent spéciaux hypoprotidiques* sans gluten, mais doit être également riche en calcium, en eau et doit apporter un peu de matières grasses et des fibres alimentaires végétales en quantité.

Voici la composition de petit-déjeuner que je vous conseille :

➢ **Produits laitiers spéciaux hypoprotidiques et surtout pauvres voire dépourvus de phénylalanine :** substituts de lait du laboratoire Lactalis, aliments lactés hypoprotidiques de chez Taranis, lait sans phénylalanine de chez XP Analog, Phényl-free, Lofenalac... : renseignez vous auprès de votre pharmacien. Il existe également des substituts de fromage chez Taranis par exemple... Tous les laits (de mammifères, de soja, d'amande) et tous les produits laitiers qui en contiennent sont **strictement interdits.**
⇨ **Apports en calcium indispensable.**

➢ **Un apport en féculent au choix, mais uniquement si appauvri ou dépourvu de phénylalanine :** pains spéciaux hypoprotidiques sans gluten et sans phénylalanine : la marque Taranis par exemple en propose, Taranis propose également des cakes, biscuits, biscottes... sans phénylalanine. Seuls les produits céréaliers garantis sans gluten **ni phénylalanine** doivent être consommés ! Tous les autres produits céréaliers du commerce tels : céréales complètes type muesli, flocons d'avoine, biscuits spéciaux pour petit-déjeuner, riz au lait **normal**, semoule au lait **normal**, biscottes, pain suédois, pain au lait, brioche, les cracottes, les céréales allégées pour régime, les céréales à base de blé soufflé, les galettes de riz soufflé... tous **sont strictement interdits.**
⇨ **Apports en énergie à diffusion lente et progressive, apportent des fibres alimentaires végétales, des sels minéraux et des vitamines (en fonction du substitut alimentaire consommé).**

➢ **Un apport en fruit (attention aux fruits interdits)**, en quantité très limitée : fruit frais, fruit frais pressé soi-même. **Pour plus de sécurité, ne boire que des boissons spéciales appauvries en phénylalanine (Taranis, Lactalis... en proposent).**
⇨ **Apports en eau, vitamines, sels minéraux et potentiellement des fibres alimentaires végétales.**

➢ **Un apport en matières grasses :** privilégiez le beurre. Attention à la margarine végétale, qui apporte de l'huile de palme en quantité plus ou moins importante, je ne vous la conseille pas, elle peut également être source de phénylalanine. Les beurres allégés en matières grasses sont également allégés en vitamines A, E et D (donc pas très intéressants en définitive).
⇨ **Apports indispensables en acides gras, cholestérol, vitamines A, E et D et en énergie.**

➢ **Des apports en produits sucrés :** confiture, gelée, marmelade, sucres, miel... n'ont pas d'intérêt particulier **mais ne sont pas interdits.** Le goût du sucre peut-être remplacé par des édulcorants : sucralose, extrait de Stévia sans aucun problème, **mais l'aspartame sera strictement interdit.**

Le déjeuner et le dîner

Le déjeuner doit être énergétique, riche en sucres lents sous forme de féculents, mais doit également apporter des protéines mais dépourvues de phénylalanine, du calcium, de l'eau ainsi qu'un peu de matières grasses, et enfin des fibres alimentaires végétales en quantité importante.

Le dîner ne doit pas être aussi calorique que le déjeuner, la présence des féculents n'est pas une obligation. Les apports en protéines seront, au mieux, totalement évités. Les apports alimentaires en calcium, en eau seront importants, et ceux en matières grasses limités. Des fibres alimentaires végétales, apportées en quantité, sont impératives.

Voici la composition de déjeuner que je vous conseille :

➢ **Produits laitiers spéciaux hypoprotidiques et surtout pauvres voire dépourvus de phénylalanine :** substituts de lait du laboratoire Lactalis, aliments lactés hypoprotidiques de chez Taranis, lait sans phénylalanine de chez XP Analog, Phényl-free, Lofenalac... : renseignez vous auprès de votre pharmacien. Il existe également des substituts de fromage chez Taranis par exemple... Tous les laits (de mammifères, de soja, d'amande) et tous les produits laitiers qui en contiennent sont **strictement interdits.**
⇨ **Apports en calcium indispensable.**

➢ **Apport en viande, poisson, œufs ou assimilés* :** aucun, ils sont **tous strictement interdits** à la consommation. Seuls les substituts de viandes, de poissons, d'œufs, **garantis sans phénylalanine**, sont autorisés. Ceux de chez Taranis, par exemple, sont adaptés à ce régime alimentaire.
⇨ **Apports en protéines végétales, en calcium, en vitamines et en sels minéraux. Les apports en protéines animales sont faibles.**

➢ **Un apport en féculent au choix mais uniquement si appauvri en phénylalanine :** pains spéciaux hypoprotidiques sans gluten et sans phénylalanine : la marque Taranis par exemple en propose, Taranis propose également des pâtes sans phénylalanine... seuls les produits céréaliers garantis sans gluten **ni phénylalanine** doivent être consommés ! Le riz (complet ou non) **ne sera pas consommé, ni le quinoa**, les pommes de terre ne poseront pas de problème (cependant, pas de frites dans l'huile, ni de purée Mousseline). Les légumes secs **sont interdits** (lentilles, cocos, soissons, fèves, haricots rouges...)
⇨ **Apports en énergie à diffusion lente et progressive, apportent des fibres alimentaires végétales, des sels minéraux et des vitamines (essentiellement si céréales complètes).**

➢ **Un apport en fruit (<u>attention aux fruits interdits</u>) :** en quantité très limitée : fruit frais, fruit frais pressé soi-même. **Pour plus de sécurité, l'enfant ne boira que des boissons spéciales appauvries en phénylalanine (Taranis, Lactalis... en proposent).**

➢ **Un apport en matières grasses :** privilégiez le beurre et les huiles végétales. Attention à la margarine végétale, qui apporte de l'huile de palme en quantité plus ou moins importante, <u>je ne vous la conseille pas,</u> elle peut également être source de phénylalanine. Les beurres allégés en matières grasses sont également allégés en vitamines A, E et D (donc pas très intéressants en définitive).
➪ **Apports indispensables en acides gras, cholestérol, vitamines A, E, K et D et en énergie.**

➢ **Un apport en légumes verts, cet apport est <u>indispensable.</u> <u>Attention aux légumes verts interdits</u> :** la consommation de légumes crus est conseillée pour au moins le 1/3 de ces apports totaux journaliers. Les légumes verts peuvent être également cuits, surtout frais, attention aux préparations industrielles...
➪ **Apports en fibres alimentaires végétales, sels minéraux, vitamines et eau.**

➢ **Des apports en produits sucrés :** confiture, gelée, marmelade, sucres, miel... n'ont pas d'intérêt particulier **mais ne sont pas interdits.** Le goût du sucre peut-être remplacé par des édulcorants : sucralose, extrait de Stévia sans aucun problème, **mais l'<u>aspartame sera strictement interdit.</u>**

Voici la composition de dîner que je vous conseille :

➢ **Produits laitiers spéciaux hypoprotidiques et surtout pauvres voire dépourvus de phénylalanine :** substituts de lait du laboratoire Lactalis, aliments lactés hypoprotidiques de chez Taranis, lait sans phénylalanine de chez XP Analog, Phényl-free, Lofenalac... : renseignez vous auprès de votre pharmacien. Il existe également des substituts de fromage chez Taranis par exemple... Tous les laits (de mammifères, de soja, d'amande) et tous les produits laitiers qui en contiennent sont **<u>strictement interdits.</u>**
➪ **Apports en calcium indispensable.**

➢ **Apport en viande, poisson, œufs ou assimilés*** : aucun, ils sont **tous strictement interdits** à la consommation. Seuls les substituts de viandes, de poissons, d'œufs, **garantis sans phénylalanine**, sont autorisés. Ceux de chez Taranis, par exemple, sont adaptés à ce régime alimentaire.
➪ **Apports en protéines végétales, en calcium, en vitamines et en sels minéraux. Les apports en protéines animales sont faibles.**

➢ **Un apport en féculent au choix mais uniquement si appauvri en phénylalanine** : pains spéciaux hypoprotidiques sans gluten et sans phénylalanine : la marque Taranis par exemple en propose, Taranis propose également des pâtes sans phénylalanine... seuls les produits céréaliers garantis sans gluten **ni phénylalanine** doivent être consommés ! Le riz (complet ou non) **ne sera pas consommé, ni le quinoa**, les pommes de terre ne poseront pas de problème (cependant, pas de frites dans l'huile, ni de purée Mousseline). Les légumes secs **sont interdits** (lentilles, cocos, soissons, fèves, haricots rouges...)
➪ **Apports en énergie à diffusion lente et progressive, apportent des fibres alimentaires végétales, des sels minéraux et des vitamines (essentiellement si céréales complètes).**

➢ **Un apport en fruit (<u>attention aux fruits interdits</u>)** : en quantité très limitée : fruit frais, fruit frais pressé soi-même. **Pour plus de sécurité, l'enfant ne boira que des boissons spéciales appauvries en phénylalanine (Taranis, Lactalis, Vitaflo... en proposent).**
➪ **Apports en eau, vitamines, sels minéraux.**

➢ **Un apport en matières grasses** : privilégiez le beurre et les huiles végétales. Attention à la margarine végétale, qui apporte de l'huile de palme en quantité plus ou moins importante, <u>je ne vous la conseille pas,</u> elle peut également être source de phénylalanine. Les beurres allégés en matières grasses sont également allégés en vitamines A, E et D (donc pas très intéressants en définitive).
➪ **Apports indispensables en acides gras, cholestérol, vitamines A, E, K et D et en énergie.**

➢ **Un apport en légumes verts**, cet apport est <u>**indispensable.**</u> <u>**Attention aux légumes verts interdits**</u> **:** la consommation de légumes crus est conseillée pour au moins le 1/3 de ces apports totaux journaliers. Les légumes verts peuvent être également cuits, surtout frais, attention aux préparations industrielles...
➪ **Apports en fibres alimentaires végétales, sels minéraux, vitamines et eau.**

➢ **Des apports en produits sucrés :** confiture, gelée, marmelade, sucres, miel... n'ont pas d'intérêt particulier **mais ne sont pas interdits.** Le goût du sucre peut-être remplacé par des édulcorants : sucralose, extrait de Stévia sans aucun problème, **mais l'<u>aspartame sera strictement interdit</u>.**

Le goûter

Le goûter me paraît **inutile.** Cependant, si l'activité physique est importante dans la journée, ou dans l'après-midi, pourquoi pas...

Voici la composition de goûter que je vous conseille :

➢ **Produits laitiers spéciaux hypoprotidiques et surtout pauvres voire dépourvus de phénylalanine :** substituts de lait du laboratoire Lactalis, aliments lactés hypoprotidiques de chez Taranis, lait sans phénylalanine de chez XP Analog, Phényl-free, Lofenalac... : renseignez vous auprès de votre pharmacien. Il existe également des substituts de fromage chez Taranis par exemple... Tous les laits (de mammifères, de soja, d'amande) et tous les produits laitiers qui en contiennent sont <u>**strictement interdits.**</u>
➪ **Apports en calcium indispensable.**

➢ **Un apport en féculent au choix, mais uniquement si appauvri ou dépourvu de phénylalanine :** pains spéciaux hypoprotidiques sans gluten et sans phénylalanine : la marque Taranis par exemple en propose, Taranis propose également des cakes, biscuits, biscottes... sans phénylalanine. Seuls les produits céréaliers garantis sans gluten **ni phénylalanine** doivent être consommés ! Tous les autres produits céréaliers du commerce tels : céréales complètes type muesli, flocons d'avoine, biscuits spéciaux pour petit-déjeuner, riz au lait **normal**, semoule au lait **normal**, biscottes, pain suédois, pain au lait, brioche, les cracottes, les céréales allégées pour régime, les céréales à base de blé soufflé, les galettes de riz soufflé... tous <u>sont strictement interdits.</u>
➪ **Apports en énergie à diffusion lente et progressive, apportent des fibres alimentaires végétales, des sels minéraux et des vitamines (en fonction du substitut alimentaire consommé).**

➢ **Un apport en fruit (<u>attention aux fruits interdits</u>),** en quantité très limitée : fruit frais, fruit frais pressé soi-même. **Pour plus de sécurité, ne boire que des boissons spéciales appauvries en phénylalanine (Taranis, Lactalis... en proposent).**
➪ **Apports en eau, vitamines, sels minéraux et potentiellement des fibres alimentaires végétales.**

➢ **Un apport en matières grasses :** privilégiez le beurre. Attention à la margarine végétale, qui apporte de l'huile de palme en quantité plus ou moins importante, <u>je ne vous la conseille pas,</u> elle peut également être source de phénylalanine. Les beurres allégés en matières grasses sont également allégés en vitamines A, E et D (donc pas très intéressants en définitive).
➪ **Apports indispensables en acides gras, cholestérol, vitamines A, E et D et en énergie.**

➢ **Des apports en produits sucrés :** confiture, gelée, marmelade, sucres, miel... n'ont pas d'intérêt particulier **mais ne sont pas interdits.** Le goût du sucre peut-être remplacé par des édulcorants : sucralose, extrait de Stévia sans aucun problème, **mais l'<u>aspartame sera strictement interdit</u>.**

Exemples de petits-déjeuners (et de goûters) conseillés pour des <u>enfants</u> tyrosinémiques.

Exemple 1

- Uniquement des substituts de lait, ou autres produits de substituts « laitier », dépourvus de phénylalanine de chez Taranis, Lofenalac, Phényl-free, Lactalis...
⇨ *Apport en calcium indispensable.*

- **Une portion de pain** sans gluten et sans protéine, adapté au régime sans phénylalanine : tel le pain de chez Taranis par exemple.
⇨ *Apport en féculent.*

- Beurre. Pas de margarine végétale si possible.
⇨ *Apport en matières grasses.*

- 1 jus de fruit médical, dépourvu de phénylalanine, proposé par divers laboratoires (Taranis, Lofenalac, Phényl-free, Lactalis...)
⇨ *Apports en vitamines, sels minéraux, fibres alimentaires végétales.*

Exemple 2

- **Une portion de pain** sans gluten et sans protéine, adapté au régime sans phénylalanine : tel le pain de chez Taranis par exemple.
⇨ *Apport en féculent.*

- Substitut de fromage au choix, de chez Taranis par exemple.
⇨ *Apports en calcium (substitut de fromage) et en matières grasses (celles du substitut de fromage, voir page suivante ⬇).*

- 1 jus de fruit médical, dépourvu de phénylalanine, proposé par divers laboratoires (Taranis, Lofenalac, Phényl-free, Lactalis...)
➪ *Apports en vitamines, sels minéraux, fibres alimentaires végétales.*

✋ Les matières grasses du substitut de fromage remplacent celles apportées en temps normal par le beurre, **qui est dans le cas présent absent**.

Exemple 3

- Uniquement des substituts de lait, ou autres produits de substituts « laitier », dépourvus de phénylalanine de chez Taranis, Lofenalac, Phényl-free, Lactalis...
➪ *Apport en calcium indispensable.*

- **Une portion de pain** sans gluten et sans protéine, adapté au régime sans phénylalanine : tel le pain de chez Taranis par exemple.
➪ *Apport en féculent.*

- Beurre. Pas de margarine végétale si possible.
➪ *Apport en matières grasses.*

- 1 jus de fruit médical, dépourvu de phénylalanine, proposé par divers laboratoires (Taranis, Lofenalac, Phényl-free, Lactalis...)
➪ *Apports en vitamines, sels minéraux, fibres alimentaires végétales.*

Exemple 4

- Uniquement des substituts de lait, ou autres produits de substituts « laitier », dépourvus de phénylalanine de chez Taranis, Lofenalac, Phényl-free, Lactalis...
⇨ *Apport en calcium indispensable.*

- Galettes saveur vanille dépourvues de phénylalanine de chez **Taranis**.
⇨ *Apport en féculent.*

- 1 jus de fruit médical, dépourvu de phénylalanine, proposé par divers laboratoires (Taranis, Lofenalac, Phényl-free, Lactalis...)
⇨ *Apports en vitamines, sels minéraux, fibres alimentaires végétales.*

Exemple 5

- Uniquement des substituts de lait, ou autres produits de substituts « laitier », dépourvus de phénylalanine de chez Taranis, Lofenalac, Phényl-free, Lactalis...
⇨ *Apport en calcium indispensable.*

- Cakes saveur poire, ou cake saveur abricot de chez Taranis (cakes dépourvus de phénylalanine).
⇨ *Apport en féculent.*

- 1 jus de fruit médical, dépourvu de phénylalanine, proposé par divers laboratoires (Taranis, Lofenalac, Phényl-free, Lactalis...)
⇨ *Apports en vitamines, sels minéraux, fibres alimentaires végétales.*

Exemples de déjeuners conseillés pour des <u>enfants</u> tyrosinémiques.

Exemple 1

- Crudités (choix à faire au niveau des légumes verts) dressées avec vinaigrette, sel et poivre.
➪ *Apports en légumes verts + une part d'huile qui représente une partie des apports conseillés en matières grasses.*

- 1 substitut de viande dépourvu de protéine animale : par exemple de chez Taranis.
➪ *Apport en protéines végétales.*

- Pâtes hypoprotidiques, dépourvues de phénylalanine, accompagnées après cuisson d'une noisette de beurre.
➪ *Le beurre représente la partie restante des apports recommandés en matières grasses pour le déjeuner + apport en féculent (les pâtes spéciales).*

- **Une portion de pain** sans gluten et sans protéine, adapté au régime sans phénylalanine : tel le pain de chez Taranis.
➪ *Apport en féculent.*

- 1 jus de fruit médical, dépourvu de phénylalanine, proposé par divers laboratoires (Taranis, Lofenalac, Phényl-free, Lactalis...)
➪ *Apports en vitamines, sels minéraux, fibres alimentaires végétales.*

Exemple 2

- Salade composée avec : tomate, concombre, laitue, substitut de poisson Taranis sans phénylalanine + pommes de terre + un peu d'huile pour faire la vinaigrette, sel et poivre.
⇨ *Apports en légumes verts + protéines végétales (substituts de poisson de chez Taranis) + féculent (pommes de terre) + matières grasses (huile végétale).*

- **Une portion de pain** sans gluten et sans protéine, adapté au régime sans phénylalanine : tel le pain de chez Taranis.
⇨ *Apport en féculent.*

- Substitut de fromage au choix dépourvu de phénylalanine.
⇨ *Apport en calcium.*

- 1 jus de fruit médical, dépourvu de phénylalanine, proposé par divers laboratoires (Taranis, Lofenalac, Phényl-free, Lactalis...)
⇨ *Apports en vitamines, sels minéraux, fibres alimentaires végétales.*

Exemple 3

- 2 tomates farcies avec du substitut de viande hachée de chez Taranis (ou autre laboratoire) et de la semoule de blé dépourvue de phénylalanine, sel et poivre.
⇨ *Apports en légume vert (tomates) + protéines végétales (substitut de viande sans phénylalanine) + féculent (semoule hypoprotéinée).*

- **Une portion de pain** sans gluten et sans protéine, adapté au régime sans phénylalanine : tel le pain de chez Taranis.
⇨ *Apport en féculent.*

- 1 crème dessert médicale, saveur chocolat, hypoprotidique et dépourvue de phénylalanine (Taranis, Lofenalac, Phényl-free...)
➪ *Apport en calcium.*

- 1 jus de fruit médical, dépourvu de phénylalanine, proposé par divers laboratoires (Taranis, Lofenalac, Phényl-free, Lactalis...)
➪ *Apports en vitamines, sels minéraux, fibres alimentaires végétales.*

Exemple 4

- Salade composée de pommes de terre avec une vinaigrette élaborée avec un peu de moutarde, sel et poivre.
➪ *Apports en féculent (pommes de terre) + matières grasses (huile végétale).*

- Substitut de viande dépourvu de phénylalanine, cuit dans une poêle huilée, sel et poivre.
➪ *Apports en protéines végétales (substitut de viande) + matières grasses (huile végétale).*

- Asperges vertes sautées dans un peu d'huile d'olive, sel et poivre.
➪ *Apports en légume vert + matières grasses (huile d'olive).*

- **Une portion de pain** sans gluten et sans protéine, adapté au régime sans phénylalanine : tel le pain de chez Taranis.
➪ *Apport en féculent.*

- Substitut de fromage au choix dépourvu de phénylalanine.
➪ *Apport en calcium.*

- 1 jus de fruit médical, dépourvu de phénylalanine, proposé par divers laboratoires (Taranis, Lofenalac, Phényl-free, Lactalis...)
➪ *Apports en vitamines, sels minéraux, fibres alimentaires végétales.*

Exemples de dîners conseillés pour des <u>enfants</u> tyrosinémiques.

Exemple 1

- Substitut d'œufs cuit en omelette, dans une poêle antiadhésive, avec un peu d'huile végétale au choix.
➪ *Apports en protéines végétales (substitut d'œufs) + matières grasses.*

- **Une portion de pain** sans gluten et sans protéine, adapté au régime sans phénylalanine : tel le pain de chez Taranis.
➪ *Apport en féculent.*

- Substitut de fromage au choix dépourvu de phénylalanine.
➪ *Apport en calcium.*

- 1 jus de fruit médical, dépourvu de phénylalanine, proposé par divers laboratoires (Taranis, Lofenalac, Phényl-free, Lactalis...)
➪ *Apports en vitamines, sels minéraux, fibres alimentaires végétales.*

Exemple 2

- Taboulé effectué à partir de semoule de blé sans gluten et sans phénylalanine, pas de raisin sec dedans non plus.
➪ *Apports en féculent (semoule de blé hypoprotidique) + matières grasses (huile végétale du taboulé).*

- Accras de potiron « Taranis » cuits dans une poêle huilée. (Substitut de viande).
➪ *Apports en légume vert (potiron) + protéines végétales (accras) + matières grasses (cuisson des accras à la poêle).*

- **Une portion de pain** sans gluten et sans protéine, adapté au régime sans phénylalanine : tel le pain de chez Taranis.
⇨ *Apport en féculent.*

- Un yaourt ou une crème dessert dépourvus de phénylalanine (produits proposés par divers laboratoires, tel Taranis).
⇨ *Apports en produit laitier et en fruits.*

- 1 jus de fruit médical, dépourvu de phénylalanine, proposé par divers laboratoires (Taranis, Lofenalac, Phényl-free, Lactalis...)
⇨ *Apports en vitamines, sels minéraux, fibres alimentaires végétales.*

Exemple 3

- Salade composée de substituts de viande et de poisson, dépourvus de phénylalanine (genre Taranis), tomate, concombre, le tout assaisonné d'une sauce vinaigrette composée d'un peu d'huile végétale + jus de citron ou vinaigre, sel et poivre.
⇨ *Apports en légumes verts (tomate, concombre) + protéines végétales (substitut de poisson Taranis) + matières grasses (huile végétale).*

- Substitut de fromage au choix dépourvu de phénylalanine.
⇨ *Apport en calcium.*

- **Une portion de pain** sans gluten et sans protéine, adapté au régime sans phénylalanine : tel le pain de chez Taranis.
⇨ *Apport en féculent.*

- 1 jus de fruit médical, dépourvu de phénylalanine, proposé par divers laboratoires (Taranis, Lofenalac, Phényl-free, Lactalis...)
⇨ *Apports en vitamines, sels minéraux, fibres alimentaires végétales.*

Exemple 4

- Salade de pommes de terre sauce vinaigrette à la moutarde, sel et poivre.
⇨ *Apports en féculent (pommes de terre) + matières grasses (huile végétale).*

- Croquettes de poisson « Taranis » au cumin, cuits dans poêle huilée.
⇨ *Apports en protéines végétales (croquettes de poisson Taranis) + matières grasses (cuisson des croquettes à la poêle).*

- Blancs de poireaux cuits à la vapeur, sel et poivre.
⇨ *Apport en légume vert.*

- **Une portion de pain** sans gluten et sans protéine, adapté au régime sans phénylalanine : tel le pain de chez Taranis.
⇨ *Apport en féculent.*

- Substitut de fromage au choix dépourvu de phénylalanine.
⇨ *Apport en calcium.*

- 1 jus de fruit médical, dépourvu de phénylalanine, proposé par divers laboratoires (Taranis, Lofenalac, Phényl-free, Lactalis...)
⇨ *Apports en vitamines, sels minéraux, fibres alimentaires végétales.*

<u>**Attention**</u> : les semaines de menus proposées en ligne, <u>**ne sont pas adaptées aux enfants tyrosinémiques**</u>. En effet, les apports alimentaires en phénylalanine et tyrosine, chez les enfants, doivent être calculés au gramme près de phénylalanine par jour, et ces grammages sont différents pour chacun d'entre eux !

Plan type d'une journée d'alimentation adapté aux <u>adultes</u> tyrosinémiques.

☝ ATTENTION : il s'agit d'une proposition d'alimentation adaptée aux <u>adultes atteints de tyrosinémie, (pas aux enfants)</u>, c'est-à-dire aux <u>adultes</u> qui ne souffrent d'aucune autre pathologie connue, et ne réclamant aucune autre mesure diététique particulière. Je tiens également à préciser que ces propositions diététiques peuvent ne pas être adaptées à toutes et à tous, en effet, certains malades atteints de tyrosinémie, peuvent présenter des intolérances plus sévères que d'autres, donc, soyez vigilants ! Je pars du principe que la restriction alimentaire <u>n'est plus nécessaire à l'âge adulte.</u>

Le petit-déjeuner

Le petit déjeuner doit être énergétique, riche en sucres lents sous forme de féculent, mais doit être également riche en calcium, en eau et doit apporter un peu de matières grasses et des fibres alimentaires végétales en quantité.

Voici la composition de petit-déjeuner que je vous conseille :

➢ **Produit laitier au choix indispensable mais cependant en petite quantité :** pas de produit light (aspartame interdit) : yaourt, fromage blanc, petit suisse **sans fruit si possible**, lait de mammifère (vache, chèvre, brebis... entier, demi écrémé ou écrémé), lait de soja, chocolatés ou non, petit suisse, fromage blanc, avec ou sans sucre, aromatisés ou non, **pas de lait d'amande**, fromage (tous), crème dessert lactée, mais peut également être apporté sous la forme de riz au lait, semoule au lait... Pas de lait d'amande.
⇨ **Apports en calcium et en protéines animales de haute valeur biologique.**

➢ **Un apport en féculent au choix (pas de grosse quantité)** : pain (le pain complet, aux céréales... seront nettement mieux que le pain blanc, le pain peut être grillé soi-même sans problème), céréales complètes type muesli, flocons d'avoine, biscuits spéciaux pour petit-déjeuner riches en céréales, riz au lait, semoule au lait, biscottes, pain suédois, pain au lait, brioche (pas trop souvent et pas très conseillée)... **Evitez de consommer** : toutes les cracottes, les céréales allégées pour régime, les céréales à base de blé soufflé qui sont très sucrées, les galettes de riz soufflé... **tous ces produits et assimilés n'ont pas, d'après moi, d'intérêt nutritionnel.**
⇨ Apports en énergie à diffusion lente et progressive, apportent des fibres alimentaires végétales, des sels minéraux et des vitamines (essentiellement si céréales complètes).

➢ **Un apport en fruit (attention aux fruits potentiellement interdits)** : en quantité limitée, **apport pouvant être évité.** Fruit frais, fruit frais pressé soi-même, jus de fruits **100% fruit avec leur pulpe**, compote de fruits **sans sucre ajouté.**
⇨ Apports en eau, vitamines, sels minéraux et fibres alimentaires végétales.

➢ **Un apport en matières grasses** : privilégiez le beurre. Attention à la margarine végétale, qui apporte de l'huile de palme en quantité plus ou moins importante, <u>je ne vous la conseille pas</u>. Les beurres allégés en matières grasses sont également allégés en vitamines A, E et D (donc pas très intéressants en définitive).
⇨ **Apports indispensables en acides gras, cholestérol, vitamines A, E et D et en énergie.**

➢ **Des apports en produits sucrés** : confiture, gelée, marmelade, sucres, miel, chocolats, gâteaux riches en sucre, biscuits, céréales soufflées sucrées... n'ont pas d'intérêt particulier. **Je vous conseille de les éviter, car ils favorisent grandement la prise de poids.** Le goût du sucre peut-être remplacé par des édulcorants : sucralose, extrait de Stévia sans aucun problème, **cependant l'<u>aspartame est interdit</u>.**

Le déjeuner et le dîner

<u>Le déjeuner</u> doit être énergétique, riche en sucres lents sous forme de féculents, mais doit également apporter des protéines animales, du calcium, de l'eau ainsi qu'un peu de matières grasses, et enfin des fibres alimentaires végétales en quantité importante.

<u>Le dîner</u> ne doit pas être aussi calorique que le déjeuner, la présence des féculents n'est pas une obligation. Les apports en protéines animales seront, au mieux, <u>totalement évités</u>. Les apports alimentaires en calcium, en eau seront importants, et ceux en matières grasses limités. Des fibres alimentaires végétales, apportées en quantité, sont impératives.

Voici la composition de déjeuner que je vous conseille :

➢ **Produit laitier au choix (en petite quantité)** : pas de produit light (aspartame interdit) : yaourt, fromage blanc, petit suisse **sans fruit si possible**, lait de mammifères (vache, chèvre, brebis... entier, demi écrémé ou écrémé), lait de soja, chocolatés ou non, petit suisse, fromage blanc, avec ou sans sucre, aromatisés ou non, **pas de lait d'amande**, fromage (tous), crème dessert lactée, mais peut également être apporté sous la forme de riz au lait, semoule au lait...
⇨ **Apports en calcium et en protéines animales de haute valeur biologique.**

➢ **Un apport en viande, poisson, œufs ou assimilés*** : environ 100g **maximum** par déjeuner. Les modes de cuisson seront grillés, au court-bouillon, au four, en papillote, micro-onde. Pas trop de viandes en sauce et évitez si possible les fritures et les cuissons dans la matière grasse.
⇨ **Apports en protéines animales de haute valeur biologique, en calcium, en vitamines et en sels minéraux. Les apports en poisson sont très intéressants.**

➢ **Un apport indispensable en féculents au choix** : pain (le pain complet, aux céréales... **seront nettement mieux** que le pain blanc), vous devez également consommer du riz complet, ou des pâtes complètes ou encore des légumes secs (flageolet, coco, lentilles, soissons...), des pommes de terres... Les céréales **blutées* seront consommables,** mais elles sont moins intéressantes que les céréales complètes sur le plan nutritionnel. Les féculents représentent les fondations de votre alimentation et de votre équilibre alimentaire, ils sont donc indispensables.
⇨ **Apport en énergie à diffusion lente et progressive. Les féculents apportent également des fibres alimentaires végétales, des sels minéraux et des vitamines (surtout si céréales complètes).**

➢ **Un apport en légumes verts, cet apport est indispensable (attention aux légumes verts interdits)** : la consommation de légumes crus est conseillée pour au moins le 1/3 de ces apports totaux journaliers. Les légumes verts peuvent être également cuits, en boîte, surgelés, apportés sous forme de poêlée cuisinée (surgelée ou non), frais, sous forme de potage...
⇨ **Apports en fibres alimentaires végétales, sels minéraux, vitamines et eau.**

➢ **Un apport en matières grasses** : évitez si possible les graisses cuites telles les viandes cuites dans la matière grasse. Pas trop de crème fraîche, et pas trop de beurre non plus. Evitez la margarine végétale si possible. Privilégiez l'huile d'olive pour la cuisson et l'huile de noix pour l'assaisonnement. Cependant, l'alternance régulière des huiles végétales est conseillée.
⇨ **Apports importants en acides gras, oméga 3, 6 et 9, en vitamines A, E, K et D indispensables, et en énergie.**

➢ **Un apport en fruit au choix, apport d'un seul fruit seulement (attention aux fruits interdits)** : fruit frais, fruit frais pressé soi-même, jus de fruits **100% fruit avec leur pulpe**, compote de fruits, **fruit poché.**
⇨ **Apports en eau, vitamines, sels minéraux et fibres alimentaires végétales.**

➤ **Des apports en produits sucrés :** confiture, gelée, marmelade, sucres, miel, chocolats, gâteaux riches en sucre, biscuits... n'ont pas d'intérêt particulier. Le goût du sucre peut-être remplacé par des édulcorants : sucralose, extrait de Stévia sans aucun problème, **aspartame interdit**.

Voici la composition de dîner que je vous conseille :

➤ **Produit laitier au choix (en petite quantité) :** pas de produit light (aspartame interdit) : yaourt, fromage blanc, petit suisse **sans fruit si possible,** lait de mammifères (vache, chèvre, brebis... entier, demi écrémé ou écrémé), lait de soja, chocolatés ou non, petit suisse, fromage blanc, avec ou sans sucre, aromatisés ou non, **pas de lait d'amande**, fromage (tous), crème dessert lactée, mais peut également être apporté sous la forme de riz au lait, semoule au lait...
➪ **Apports en calcium et en protéines animales de haute valeur biologique.**

➤ Limitez les apports en viande, poisson, œufs ou **assimilés***. Des apports en produits alimentaires de substitution sont parfaitement consommables (tofu, substituts de viande, substituts d'œufs ou substituts de poisson Taranis par exemple...) à leur place.
➪ **Apports en protéines végétales, en calcium, en vitamines et en sels minéraux.**

➤ **Un apport en féculent au choix (non indispensable) :** pain (le pain complet, aux céréales... **seront nettement mieux** que le pain blanc), vous devez également consommer du riz complet, ou des pâtes complètes ou encore des légumes secs (flageolet, coco, lentilles, soissons...), des pommes de terres... Les céréales **blutées* seront consommables,** mais elles sont moins intéressantes que les céréales complètes sur le plan nutritionnel.
➪ **Apport en énergie à diffusion lente et progressive. Les féculents apportent également des fibres alimentaires végétales, des sels minéraux et des vitamines (surtout si céréales complètes).**

➢ **Un apport en légumes verts, cet apport est <u>indispensable</u> (attention aux légumes verts interdits)** : la consommation de légumes crus est conseillée pour au moins le 1/3 de ces apports totaux journaliers. Les légumes verts peuvent être également cuits, en boîte, surgelés, apportés sous forme de poêlée cuisinée (surgelée ou non), frais, sous forme de potage...
⇨ **Apports en fibres alimentaires végétales, sels minéraux, vitamines et eau.**

➢ **Un apport en matières grasses** : évitez si possible les graisses cuites telles les viandes cuites dans la matière grasse. Pas trop de crème fraîche, et pas trop de beurre non plus. Evitez la margarine végétale si possible. Privilégiez l'huile d'olive pour la cuisson et l'huile de noix pour l'assaisonnement. Cependant, l'alternance régulière des huiles végétales est conseillée.
⇨ **Apports importants en acides gras, oméga 3, 6 et 9, en vitamines A, E, K et D indispensables, et en énergie.**

➢ **Un apport en fruit au choix, apport d'un seul fruit seulement (attention aux fruits interdits)** : fruit frais, fruit frais pressé soi-même, jus de fruits **100% fruit avec leur pulpe**, compote de fruits, **fruit poché.**
⇨ **Apports en eau, vitamines, sels minéraux et fibres alimentaires végétales.**

➢ **Des apports en produits sucrés** : confiture, gelée, marmelade, sucres, miel, chocolats, gâteaux riches en sucre, biscuits... n'ont pas d'intérêt particulier. Le goût du sucre peut-être remplacé par des édulcorants : sucralose, extrait de Stévia sans aucun problème, <u>**cependant l'aspartame est interdit.**</u>

Le goûter

Voici la composition de goûter que je vous conseille :

➢ **Produit laitier au choix indispensable mais cependant en petite quantité :** pas de produit light (aspartame interdit) : yaourt, fromage blanc, petit suisse **sans fruit si possible**, lait de mammifères (vache, chèvre, brebis... entier, demi écrémé ou écrémé), lait de soja, chocolatés ou non, petit suisse, fromage blanc, avec ou sans sucre, aromatisés ou non, **pas de lait d'amande**, fromage (tous), crème dessert lactée, mais peut également être apporté sous la forme de riz au lait, semoule au lait... Pas de lait d'amande.
⇨ **Apports en calcium et en protéines animales de haute valeur biologique.**

➢ **Un apport en féculent au choix (pas de grosse quantité) :** pain (le pain complet, aux céréales... seront nettement mieux que le pain blanc, le pain peut être grillé soi-même sans problème), céréales complètes type muesli, flocons d'avoine, biscuits spéciaux pour petit-déjeuner riches en céréales, riz au lait, semoule au lait, biscottes, pain suédois, pain au lait, brioche (pas trop souvent et pas très conseillée)... **Evitez de consommer :** toutes les cracottes, les céréales allégées pour régime, les céréales à base de blé soufflé qui sont très sucrées, les galettes de riz soufflé... **tous ces produits et assimilés n'ont pas, d'après moi, d'intérêt nutritionnel.**
⇨ **Apports en énergie à diffusion lente et progressive, apportent des fibres alimentaires végétales, des sels minéraux et des vitamines (essentiellement si céréales complètes).**

➢ **Un apport en matières grasses :** privilégiez le beurre. Attention à la margarine végétale, qui apporte de l'huile de palme en quantité plus ou moins importante, je ne vous la conseille pas, car elle est potentiellement pourvue de phénylalanine.
⇨ **Apports indispensables en acides gras, cholestérol, vitamines A, E et D et en énergie.**

Exemples de petits-déjeuners (et de goûters) conseillés pour des <u>adultes</u> tyrosinémiques.

Exemple 1

- Boisson(s) chaude(s) et/ou froide(s) : café, et/ou thé, et/ou tisane, sucrée(s), lait de mammifère au choix. Le lait de soja devra être consommé avec modération, et le lait d'amande sera **interdit**.

- Yaourt ou fromage blanc ou petits suisses **au lait entier** et **sucrés (sucre, confiture, gelée...) ou non mais sans fruit**, au lait de soja (à limiter) ou au lait de mammifère.
⇨ *Apport en produit laitier.*

- **Une portion de pain.** Le pain sera complet ou aux céréales☺☺☺, si vous n'aimez pas le pain complet ni celui aux céréales, consommez du pain blanc à la place☺. Le pain peut être grillé ou non et sera apporté en quantité modérée. **Au mieux, il s'agira de pain spécial hypoprotidique (pain Taranis par exemple).**
⇨ *Apport en féculent.*

- Beurre☺☺☺ ou margarine végétale☹ (évitez si possible la margarine végétale). Les beurres allégés (41 %, 20 %, 15 % MG...) seront autorisés, mais <u>non obligatoires</u>.
⇨ *Apports en matières grasses.*

- 1 compote de fruits : quantité modérée, attention aux fruits interdits.
⇨ *Apport en fruits.*

Exemple 2

- Boisson(s) chaude(s) et/ou froide(s) : café, et/ou thé, et/ou tisane, sucrée(s), lait de mammifère au choix. Le lait de soja devra être consommé avec modération, et le lait d'amande sera **interdit**.

- **Une portion de pain.** Le pain sera complet ou aux céréales☺☺☺, si vous n'aimez pas le pain complet ni celui aux céréales, consommez du pain blanc à la place☺. **Au mieux, il s'agira de pain spécial hypoprotidique (pain Taranis par exemple).**

- Fromage au choix : quantité modérée.
➪ *Apports en produit laitier (fromage) et en matières grasses (celles du fromage, voir ci dessous⬇).*

- 1 fruit frais au choix (attention aux fruits interdits).
➪ *Apport en fruit.*

✋ Les matières grasses du fromage remplacent celles apportées en temps normal par le beurre, **qui est dans le cas présent absent**.

Exemple 3

- Boisson(s) chaude(s) et/ou froide(s) : café, et/ou thé, et/ou tisane, sucrée(s), lait de mammifère au choix. Le lait de soja devra être consommé avec modération, et le lait d'amande sera **interdit**.

- Lait (entier, demi écrémé, écrémé) de mammifère au choix chocolaté ou non, yaourt ou fromage blanc ou petits suisses, crème dessert, **consommez ceux que vous aimez : au lait entier ou sucrés mais sans fruit**. Limitez le lait de soja et pas de lait d'amande qui est **interdit**.
➪ *Apport en calcium.*

- Petits pains suédois (si possible à base de farine de blé complet).
⇨ *Apport en féculent.*

- Beurre☺☺☺ ou margarine végétale☹ (évitez si possible la margarine végétale).
⇨ *Apports en matières grasses.*

Exemple 4

- Boisson(s) chaude(s) et/ou froide(s) : café, et/ou thé, et/ou tisane, sucrée(s), lait de mammifère au choix. Le lait de soja devra être consommé avec modération, et le lait d'amande sera **interdit**.

- Lait (entier, demi écrémé, écrémé) de mammifère au choix chocolaté ou non, yaourt ou fromage blanc ou petits suisses, crème dessert, **consommez ceux que vous aimez : au lait entier ou sucrés mais sans fruit**. Limitez le lait de soja et pas de lait d'amande qui est **interdit**.
⇨ *Apport en calcium.*

- Muesli **nature**.
⇨ *Apport en féculent.*

- 1 compote de fruits : attention aux fruits interdits.
⇨ *Apport en fruits.*

✋ Dans cet exemple de petit-déjeuner, les matières grasses ne sont pas présentes, on n'en fera pas une maladie, nous n'allons tout de même pas mettre du beurre dans le muesli !

Exemples de déjeuners conseillés pour des <u>adultes</u> tyrosinémiques.

Exemple 1

- Crudités (choix à faire au niveau des légumes verts) dressées avec vinaigrette, sel et poivre.
⇨ *Apports en légumes verts + une part d'huile qui représente une partie des apports conseillés en matières grasses.*

- 1 viande grillée (sel et poivre) : quantité modérée = 100g maximum conseillés.
⇨ *Apport en protéines animales.*

- Pâtes (au mieux les pâtes seront à base de blé complet, voire au mieux hypoprotidiques genre Taranis), accompagnées après cuisson d'une noisette de beurre et d'un peu de gruyère râpé.
⇨ *Le beurre représente la partie restante des apports recommandés en matières grasses pour le déjeuner + apports en un produit laitier qui est représenté par le gruyère râpé (fromage) + apport en féculent (les pâtes).*

- **Une portion de pain.** Le pain sera complet ou aux céréales☺☺☺, si vous n'aimez pas le pain complet ni celui aux céréales, consommez du pain blanc à la place☺. **Au mieux, il s'agira de pain spécial hypoprotidique.**
⇨ *Apport en féculent.*

- 1 pomme.
⇨ *Apport en fruit.*

Exemple 2

- Salade composée avec : tomate, concombre, quinoa, du surimi et du thon au naturel + riz (si possible du riz complet) + un peu d'huile pour faire la vinaigrette, sel et poivre.
⇨ *Apports en légumes verts + protéines animales (thon et surimi dont les apports seront limités) + féculents (riz et quinoa) + matières grasses (huile végétale).*

- **Une portion de pain.** Le pain sera complet ou aux céréales☺☺☺, si vous n'aimez pas le pain complet ni celui aux céréales, consommez du pain blanc à la place☺. **Au mieux, il s'agira de pain spécial hypoprotidique.**
⇨ *Apport en féculent.*

- Fromage au choix : quantité modérée.
⇨ *Apport en produit laitier.*

- Une compote de fruits au choix **(attention aux fruits interdits)**.
⇨ *Apport en fruits.*

Exemple 3

- 2 tomates farcies avec de la viande hachée (environ 100g maximum) et du riz cuit pilaf au curry (si possible du riz complet), sel et poivre.
⇨ *Apports en légume vert (tomates) + protéines animales (viande hachée) + féculent (riz) + matières grasses (de l'huile végétale fut utilisée pour l'élaboration du riz pilaf).*

- **Une portion de pain.** Le pain sera complet ou aux céréales☺☺☺, si vous n'aimez pas le pain complet ni celui aux céréales, consommez du pain blanc à la place☺. **Au mieux, il s'agira de pain spécial hypoprotidique.**

⇨ *Apport en féculent.*

- 1 yaourt nature **sucré ou non.**
⇨ *Apport en produit laitier.*

- 1 banane.
⇨ *Apport en fruit.*

Exemple 4

- Salade composée de pommes de terre avec une vinaigrette élaborée avec un peu de moutarde, sel et poivre.
⇨ *Apports en féculent (pommes de terre) + matières grasses (huile végétale).*

- 1 rouget cuit en papillote, accompagné d'une julienne de légumes verts, sel et poivre.
⇨ *Apports en protéines animales (poisson) + légumes verts.*

- **Une portion de pain.** Le pain sera complet ou aux céréales☺☺☺, si vous n'aimez pas le pain complet ni celui aux céréales, consommez du pain blanc à la place☺. **Au mieux, il s'agira de pain spécial hypoprotidique.**
⇨ *Apport en féculent.*

- Fromage au choix : quantité modérée.
⇨ *Apport en produit laitier.*

- 1 pomme cuite au four.
⇨ *Apport en fruit.*

Exemple 5

- Moules de bouchot (quantité modérée), mode de cuisson au choix, sel et poivre.
⇨ *Apports en protéines animales (moules).*

- Pommes de terre frites au four (frites surgelées à cuire au four)☺☺☺, sinon frites naturelles « maison » à cuire dans la machine qui n'utilise d'une cuillère à soupe d'huile... ☺☺☺ **mais pas de frites traditionnelles cuites dans de l'huile de friture.**
⇨ *Apports en féculent (pommes de terre) + matières grasses.*

- **Une portion de pain.** Le pain sera complet ou aux céréales☺☺☺, si vous n'aimez pas le pain complet ni celui aux céréales, consommez du pain blanc à la place☺. **Au mieux, il s'agira de pain spécial hypoprotidique.**
⇨ *Apport en féculent.*

- Fromage blanc **sucré ou non**, accompagné de morceaux de fruit frais **autorisés** au choix.
⇨ *Apports en produit laitier et en fruit.*

Exemples de dîners conseillés pour des <u>adultes</u> tyrosinémiques.

Exemple 1

- Potage de légumes (attention au choix des légumes verts), sel et poivre.
⇨ *Apport en légumes verts.*

- 2 gros œufs cuits « au plat », dans une poêle antiadhésive, avec un peu d'huile végétale au choix. **Au mieux, ceux-ci seront évités.**
⇨ *Apports en protéines animales (œufs) + matières grasses.*

- **Une portion de pain.** Le pain sera complet ou aux céréales☺☺☺, si vous n'aimez pas le pain complet ni celui aux céréales, consommez du pain blanc à la place☺. **Au mieux, il s'agira de pain spécial hypoprotidique.**
⇨ *Apport en féculent.*

- Fromage au choix : quantité modérée.
⇨ *Apport en produit laitier.*

- Une poignée de cerises.
⇨ *Apports en fruits.*

Exemple 2

- Taboulé.
⇨ *Apports en féculent (semoule de blé) + matières grasses (huile végétale du taboulé).*

- Accras de potiron TARANIS cuits dans poêle huilée. (Substitut de viande).

⇨ *Apports en légume vert (potiron) + protéines végétales (accras) + matières grasses (cuisson des accras à la poêle).*

- **Une portion de pain.** Le pain sera complet ou aux céréales☺☺☺, si vous n'aimez pas le pain complet ni celui aux céréales, consommez du pain blanc à la place☺. **Au mieux, il s'agira de pain spécial hypoprotidique.**
⇨ *Apport en féculent.*

- Un yaourt aux fruits au choix **non édulcoré à l'aspartame.**
⇨ *Apports en produit laitier et en fruits.*

- Une compote de rhubarbe sucrée.
⇨ *Apport en fruit (pas tout à fait vrai, en effet, la rhubarbe est un légume vert...)*

Exemple 3

- Salade composée de crevettes décortiquées, coques, tomate, concombre, pomme golden coupée en dès, germe de soja, le tout assaisonné d'une sauce fromage blanc + huile végétale + jus de citron ou vinaigre, sel et poivre.
⇨ *Apports en légumes verts (tomate, jeunes pousses de maïs et concombre) + protéines animales (crevettes, coques) + produit laitier (fromage blanc) + matières grasses (huile végétale) + apport en fruit (pomme).*

- **Une portion de pain.** Le pain sera complet ou aux céréales☺☺☺, si vous n'aimez pas le pain complet ni celui aux céréales, consommez du pain blanc à la place☺ : quantité modérée. **Au mieux, il s'agira de pain spécial hypoprotidique.**
⇨ *Apport en féculent.*

Exemple 4

- Salade de pommes de terre sauce vinaigrette à la moutarde, sel et poivre.
⇨ *Apports en féculent (pommes de terre) + matières grasses (huile végétale).*

- Croquettes de poisson « Taranis » au cumin, cuits dans poêle huilée.
⇨ *Apports en protéines végétales (croquettes de poisson Taranis) + matières grasses (cuisson des croquettes à la poêle).*

- Bouquets de chou fleur cuits à la vapeur, puis nappés d'une sauce béchamel, sel et poivre.
⇨ *Apports en légume vert (chou fleur) + produit laitier (béchamel) + très léger apport de féculent (béchamel).*

- **Une portion de pain.** Le pain sera complet ou aux céréales☺☺☺, si vous n'aimez pas le pain complet ni celui aux céréales, consommez du pain blanc à la place☺. Le pain peut être grillé ou non : quantité modérée. **Au mieux, il s'agira de pain spécial hypoprotidique.**
⇨ *Apport en féculent.*

- Fromage au choix : quantité modérée.
⇨ *Apport en produit laitier.*

- 2 clémentines.
⇨ *Apport en fruits.*

Exemple 5

- Une andouillette grillée. (Souvenez vous que cet apport n'est pas absolument nécessaire au dîner).
⇨ *Apport en protéines animales.*

- Petits pois et carottes, accompagnés d'une noisette de beurre.
⇨ *Apports en légumes verts + matières grasses (beurre).*

- Pain. Au mieux : le pain sera complet ou aux céréales☺☺☺. Si vous n'aimez pas le pain complet ni aux céréales, consommez du pain blanc à la place☺.
⇨ *Apport en féculent.*

- 1 crème dessert light ou non (du commerce) saveur chocolat.
⇨ *Apport en produit laitier.*

- Salade de fruits au naturel ou au sirop léger.
⇨ *Apport en fruits.*

Tableau récapitulatif (jusqu'à 12 ans).

Dénominations	Intérêt général	Intérêt petit déjeuner	Intérêt au déjeuner	Intérêt au goûter	Intérêt au dîner
Produits laitiers **normaux**	☻X*				
Fromages **normaux**	☻X				
Viandes, œufs, poissons, **assimilés***	☻X				
Pain blanc **normal**	☻X				
Pain complet et assimilés **normaux**	☻X				
Légumes verts et fruits frais	☺☺☺*	☺☺	☺☺☺☺*	☺☺	☺☺☺
Féculents **blutés*** **normaux**	☻X	☺☺	☺☺	☹	☺☺
Féculents complets **normaux**	☻X	☺☺	☺☺	☺☺	☺☺
Matières grasses	☺☺				
Sucres et produits sucrés	☺☺				
Activité physique	☹*				
Perte de poids	☹				
Importance de la diététique	☺☺☺				

Tableau récapitulatif (<u>à partir de 12 ans</u>).

Dénominations	Intérêt général	Intérêt petit déjeuner	Intérêt au déjeuner	Intérêt au goûter	Intérêt au dîner
Produits laitiers	☺☺*	☺☺	☺☺	☺	☺☺
Fromages	☺☺	☺☺	☺☺	☹	☺
Viandes, œufs, poissons, **assimilés***	☺☺	☹	☺☺	☹*	☹
Pain blanc	☺*	☺	☺	☺	☺
Pain complet et assimilés	☺☺	☺☺	☺☺	☺	☺☺
Légumes verts et fruits frais	☺☺	☺☺	☺☺	☺☺	☺☺
Féculents **blutés***	☺☺☺☺*	☺☺☺	☺☺☺	☺☺	☺☺
Féculents complets	☺☺	☺☺	☺☺	☺☺	☺☺☺
Matières grasses	☺*	☺☺	☹	☹	☺☺
Sucres et produits sucrés	☹		☹	☹	☹
Activité physique	☹				
Perte de poids	☹				
Importance de la diététique	☺☺☺				

Je résume, en cas de tyrosinémie.

➤ La diététique intervient d'une **façon indispensable et impérative** dans le traitement de cette pathologie. Le régime alimentaire sera très restrictif les 12 premières années de la vie, plus large par la suite (tout dépendra de l'intolérance personnelle de chaque malade à la phénylalanine et à la tyrosine, le mieux sera **de limiter au mieux** sa consommation toute la vie).

Avant 12 ans :

➤ Au rayon des produits laitiers (hors fromage) : **aucun, sauf les substituts de produits laitiers médicaux dépourvus de phénylalanine.**
➤ Au rayon des fromages : **aucun, sauf les substituts de fromage médicaux dépourvus de phénylalanine.**
➤ Au rayon des viandes, poissons, œufs et **assimilés*** : **aucun, sauf les substituts de viandes, poissons, œufs médicaux dépourvus de phénylalanine.**
➤ Au rayon du pain : **aucun, sauf les substituts de pain médicaux dépourvus de phénylalanine et de gluten.**
➤ Au rayon des féculents : pas de riz, pas de pâtes normales, pas de légumes secs. Il existe des pâtes dépourvues de phénylalanine. Les pommes de terre sont consommable, cependant pas de frites, pas de purée industrielle, pas de chips.
➤ Au rayon des légumes verts (rendez vous sur mon site à la rubrique : « - Liste des légumes verts ») : **certains sont interdits.**
➤ Au rayon des fruits frais, compotes, jus de fruits 100% fruit : **certains sont interdits.** Au mieux il faudra consommer des boissons spéciales dépourvues e phénylalanine.
➤ Au rayon des matières grasses : elles ne poseront pas de problème. La margarine sera cependant évitée, ainsi que la crème fraîche qui sera, elle, interdite.
➤ Au rayon du sucre et des produits sucrés : **pas de problème, l'aspartame (édulcorant) est interdit à la consommation.**

➢ Les boissons seront plates ou gazeuses : aucun problème (pas de boisson light = aspartame).
➢ Au rayon des condiments (sel, poivre, épices, moutarde...) : **tous**.

A partir de 12 ans :

➢ Au rayon des produits laitiers (hors fromage) : **tous** en quantités modérées.
➢ Au rayon des fromages : **tous** en quantités modérées.
➢ Au rayon des viandes, poissons, œufs et **assimilés*** : **tous en quantités modérées**. Pas de mode de cuisson particulier à privilégier. Ces apports se feront **aux déjeuners, pas automatiquement aux dîners. Un dîner végétarien est conseillé.**
➢ Au rayon du pain : le pain complet, aux graines... sont à privilégier. Vous pouvez également consommer du pain blanc.
➢ Au rayon des féculents : les apports pourront s'effectuer aux trois repas principaux. Les féculents seront **surtout à base de céréales complètes** (pâtes complètes, riz complet...), celles à base de céréales **blutées*** sont moins intéressantes.
➢ Au rayon des légumes verts (rendez vous sur mon site à la rubrique : « - Liste des légumes verts ») : **tous sauf certains interdits**.
➢ Au rayon des fruits frais, compotes, jus de fruits 100% fruit : **tous sauf certains interdits et en quantité contrôlée.**
➢ Au rayon des matières grasses : elles ne poseront pas de problème.
➢ Au rayon du sucre et des produits sucrés : **pas de problème, l'aspartame (édulcorant) est interdit à la consommation.**
➢ Les boissons seront plates ou gazeuses : aucun problème (pas de boisson light = aspartame).
➢ Au rayon des condiments (sel, poivre, épices, moutarde...) : **tous**.

LES GLYCOGENOSES

Les mots accompagnés d'un astérisque* sont définis à la page 419.

Définition : il s'agit de pathologies héréditaires, représentées par une anomalie de **la dégradation** du **glycogène***, qui s'accumule dans l'organisme de façon excessive et pathologique.

Physiopathologie : il s'agit de maladies rares, à très rares. On a pu, à ce jour, en décrire 9 types. Seules les glycogénoses de type 1 et de type 3, relèvent d'un traitement diététique **indispensable**.

<u>**La glycogénose de type 1**</u> (ou maladie de Von Gierke) se manifeste par des **hypoglycémies* sévères**, dues à l'absence d'une enzyme responsable de la dégradation du **glycogène*** musculaire et hépatique en glucose, à distance des repas, ce qui entraîne des **hypoglycémies* aux conséquences métaboliques sérieuses**. En effet, après un repas, l'excès de sucre circulant peut être stocké dans le foie et les muscles sous forme de glycogène. Celui-ci servant de **réserve énergétique** pour le cerveau (qui fonctionne grâce au glucose) et pour les muscles. Dès lors que le taux de sucre circulant dans le sang, n'est plus suffisant pour couvrir les besoins cérébraux et musculaires en sucre, et donc en énergie, une enzyme entre en action et dégrade le glycogène qui est stocké dans le foie et les muscles, le transformant en glucose circulant, et ce, afin de subvenir à leurs besoins en énergie, et ainsi d'éviter la « panne de carburant » = hypoglycémie. Le problème, c'est que cette enzyme est **inexistante** chez les personnes souffrantes de glycogénoses, donc, le cerveau tombe fatalement en « panne de carburant » : ce sont **les hypoglycémies** qui peuvent être très graves **voire rapidement mortelles**.
Le régime alimentaire de la maladie de Von Gierke est <u>**très restrictif et très difficile à mettre en place.**</u>

<u>**La glycogénose de type 3**</u> (ou maladie de Cori) offre un tableau clinique plus atténué. Les hypoglycémies sont moins sévères, et sont plutôt **simples à juguler par la diététique**.

LA GLYCOGENOSE DE TYPE 1

La **glycogénose de type 1** : la diététique joue un rôle primordial dans le traitement de la maladie de Von Gierke. L'alimentation doit également être très fractionnée au cours des 24 heures. Les prises alimentaires doivent s'effectuer **toutes les trois heures**. En général, une sonde naso-gastrique est posée la nuit afin de ne pas obliger le malade à se lever pour s'alimenter (sinon, toutes les 3 heures, c'est le même rituel alimentaire !)
L'incidence est de 1 cas sur 100000 naissances.
Le traitement diététique de la glycogénose de type 1 est très restrictif, et il est **très précis** en terme de quantité d'amidon à apporter au malade, et ce, calculé par Kg de poids corporel du malade, de son âge... A chaque malade, **un régime alimentaire précis et hautement personnalisé** qui sera proposé par un diététicien, dont le suivi régulier sera vital et obligatoire. C'est pourquoi, au regard de l'aspect totalement strict du programme alimentaire à mettre en place, mais également au regard des mesures diététiques individuelles très précises à proposer à chaque malade, **aucune semaine de menu ne sera proposée en ligne, pour la glycogénose de type 1.**

Mesures hygiéno-diététiques :

1- Le régime alimentaire repose sur **l'interdiction totale** de **galactose, fructose, lactose et saccharose**, autant dire qu'il s'agit d'une véritable abomination nutritionnelle.

2- L'alimentation doit être très fractionnée au cours des 24 heures. Les prises alimentaires doivent s'effectuer **toutes les trois heures**. En général, une sonde naso-gastrique est posée la nuit afin de ne pas obliger les malades de se lever en cours de nuit pour s'alimenter (sinon, toutes les 3 heures, c'est le même rituel alimentaire !)
   Pourquoi ? Le foie et les muscles étant incapables de fournir à la demande le glucose qui y est stocké sous forme de glycogène, les hypoglycémies sont nombreuses et gravissimes. Ainsi, des apports

réguliers en amidons, par voie alimentaire, permettent de compenser ce gros problème.

3- Les sucres (sucre blanc, roux, de canne, miel, cassonade, sucre glace...), et tous les produits sucrés qui en contiennent (confitures, pâtisseries, bonbons, gâteaux, confiture, gelée, marmelades...) **sont interdits.**

Pourquoi ? Le sucre s'appelle saccharose, et le saccharose, dès son ingestion est hydrolysé en glucose + **fructose** dans l'organisme.

4- Tous les fruits frais et secs **sont interdits.**

Pourquoi ? Les fruits sont des apports importants en fructose, en effet, le <u>**fructose est le sucre majoritaire des fruits**</u>.

5- Lire les étiquettes des produits, et les ingrédients suivants : saccharose, sucrose, lévulose, raffinose, stachyose, fructose, sorbitol, sucre inverti (= miel), fructo-oligosaccharides, amidon modifié, inuline, additif E415, E444, E473, E474, E410, E953 et E965, E967, maltitol, isomalt, tagatose, xylitole, lait, lactose, galactose, lactosérum, lactoprotéine, caséines, matières grasses animales, matières grasses non précisées, gélifiants, arôme naturel, caséinates, lactalbumine, verbascose, , soja... (Liste non exhaustive) sont interdits.

Pourquoi ? Ce sont des formes combinées du fructose ou du galactose, ils sont donc interdits.

6- Les produits suivants sont interdits (liste non exhaustive) : tous les laits (mammifères, soja, amande), tous les fromages, tous es laitages et tous les produits laitiers natures ou aux fruits, les farines de blé germé, de caroube, de cacao, de soja, d'orge. Le pain d'épice, les pains spéciaux, les viennoiseries, la floraline, les biscottes, les conserves de poisson ou de viande, les charcuteries, les préparations du traiteur, la sauce anglaise, le ketchup, la mayonnaise du commerce, les sauces allégées du commerce, cornichon, petits oignons, sauces du commerce, jus de fruits, sirops, boissons chocolatées, chicorée, sodas, limonade, cidre, bière, poiré, mucilage, agar agar, gomme, tofu, watto, tempeh, miso... (Liste non exhaustive).

Pourquoi ? Ces produits alimentaires sont des sources de fructose et/ou de galactose.

7- Les légumes suivants : betterave rouge, citrouille, artichaut, carotte, patate douce, topinambour, poireau, chou rouge, oignon, aubergine, tomate, épi de maïs, petits pois, tomate (concentré, jus, sauce, crue...), **tous les légumes secs**, les potages et **les purées du commerce <u>sont interdits</u>**. Les autres légumes verts pourront être consommés **en quantité modérée**.

Pourquoi ? Les légumes cités sont riches en fructose et/ou en saccharose et/ou en galactose. Les autres légumes verts n'en sont pas dépourvus, mais leur teneur respective en fructose et/ou saccharose et/ou galactose est suffisamment faible, pour pouvoir permettre leur consommation de façon **<u>modérée</u>**.

8- Attention : le fructose est souvent utilisé comme édulcorant, faites attention aux produits allégés au goût sucré, car ils peuvent être édulcorés au fructose, donc ces **produits sont interdits**. (Lisez attentivement les étiquettes nutritionnelles).

9- Les produits carnés suivant sont autorisés à la consommation : toutes les viandes de boucherie, tous les produits de la mer frais ou surgelés mais non préparés industriellement... (Liste non exhaustive).

Pourquoi ? Les produits carnés cités sont **dépourvus** de fructose ou de galactose ou de l'un de leurs dérivés.

10- Les produits carnés suivants <u>**sont interdits**</u> à la consommation : abats, viandes préparées industriellement, produits panés, en conserves, charcuteries dont la composition n'est pas connue, surimi, poisson frit du commerce, plats cuisinés à base de poisson du commerce, quenelles, le surimi, le jaune d'œufs, ainsi que tous les produits alimentaires qui en contiennent (pâtes aux œufs, sablés, omelette, pâtisseries, crème pâtissière, mayonnaise...) <u>**sont déconseillés, on évitera, pour ces derniers, une consommation**</u>

trop fréquente, au mieux : ils seront supprimés. (Liste non exhaustive).

Pourquoi ? Les produits carnés cités sont **pourvus** de fructose ou de galactose ou de l'un de leurs dérivés, ils sont donc toxiques.

11- Les produits céréaliers suivants sont **interdits** à la consommation : boulgour, blédine, Ebly, sorgho, floraline, pâtes complètes et toutes les pâtes aux légumes, le riz complet, le pain complet, pain aux céréales, chapelure, pain de mie, biscotte, triscotte, pain grillé du commerce, tous les biscuits, les viennoiseries, toutes les pâtisseries du commerce... (Liste non exhaustive).

Pourquoi ? Les produits céréaliers cités sont **pourvus** de fructose ou de galactose ou de l'un de leurs dérivés, ils sont donc toxiques.

12- Les produits céréaliers suivants sont autorisés à la consommation : pain blanc, riz blanc, pâtes de blé tendre **sans œufs**, farine de blé **blutée***, farine d'avoine, farine de riz, Maïzena, farine de sarrasin, fécule de pomme de terre, tapioca, flocon d'avoine, semoule de blé tendre, semoule de maïs, pain azyme, chips, pâtisseries maison (**préparées sans crème, ni beurre, ni lait et ni œuf**)... (Liste non exhaustive).

Pourquoi ? Les produits céréaliers cités sont **dépourvus** de fructose ou de galactose ou de l'un de leurs dérivés.

13- Les boissons suivantes, alcoolisées ou non, sont **interdites** à la consommation : Volvic citron, Volvic menthe, tisanes en poudre, chicorée, thé en poudre, vin rouge, boissons anisées (pastis, Ricard, Berger...), vin blanc, les champagnes, toutes les liqueurs et eaux de vie, cidre, mousseux, les vins cuits, les vins doux, les vins moelleux... (Liste non exhaustive).

Pourquoi ? Les produits cités sont **pourvus** de fructose ou de l'un de ses dérivés, ils sont donc toxiques.

14- Les édulcorants suivants et les produits allégés qui en contiennent sont autorisés à la consommation : aspartame et extrait de Stévia. **Le sucralose est interdit.** (Liste non exhaustive).

   Pourquoi ? Les édulcorants cités sont **dépourvus** de fructose ou de galactose et apportent le goût sucré aux aliments.

15- L'enfant et l'adulte doivent consommer des substituts de lait sans galactose. De nombreux laboratoires en proposent : Lactalis, Nutricia, Vitaflo...

   Pourquoi ? Le galactose doit être supprimé de l'alimentation dans le cadre de cette pathologie.

16- Le **cacao et tous les produits qui en contiennent**, le caramel, les bonbons à la crème, au lait, au beurre, la crème glacée, **le poivre**, la mayonnaise **sont interdits**.

   Pourquoi ? Ce sont des apports importants en galactose et en saccharose.

17- Les beurres allégés, le beurre, la crème fraîche, la plupart des margarines végétales **sont interdits**.

   Pourquoi ? Ce sont des apports **importants** en galactose.

18- Toutes les huiles végétales, lard, saindoux, graisse d'oie, **certaines** margarines, sont autorisés à la consommation.

   Pourquoi ? Ces produits gras représentent des sources alimentaires **faibles voire inexistantes** en galactose, fructose ou saccharose.

19- Buvez prioritairement des eaux riches en calcium : Vittel, Hépar et Contrex.

   Pourquoi ? Ces eaux apportent du calcium indispensable, que les produits laitiers, interdits à la consommation, apportent en temps normal.

LA GLYCOGENOSE DE TYPE 3

Mesures hygiéno-diététiques :

1- Le traitement est **essentiellement diététique,** et il est **très facile** à mettre en place : l'alimentation de l'enfant sera fractionnée et sera **absolument riche** en féculents. À l'âge adulte, **l'alimentation sera tout simplement équilibrée, avec apports importants en féculents à chaque repas.**

Pourquoi ? Des apports réguliers en féculents par le biais de l'alimentation, permettront de limiter, voire d'éviter, les risques d'hypoglycémies qui représentent les seules complications de la pathologie.

2- Les céréales seront complètes (pâtes complètes, riz complet, pain complet, pain aux céréales...), et au mieux, de gros calibre (tagliatelles, coudes, macaronis...) plutôt que des pâtes de petit calibre (coquillettes, vermicelles...), évitez autant que possible le pain blanc et les céréales **blutées*.**

Pourquoi ? Les céréales complètes ont un **index glycémique*** plus intéressant que les céréales **blutées*,** ce qui les rends plus aptes à limiter les risques hypoglycémies par rapport aux céréales **blutées*.**

3- Vous devez effectuer **4 repas équilibrés** dans la journée.

Pourquoi ? Tout individu atteint de glycogénose de type 3 a besoin d'équilibrer son alimentation, afin d'assurer à son organisme les apports nutritionnels indispensables à son bon fonctionnement quotidien, notamment par des apports réguliers en féculents.

4- Vous devez consommer un produit laitier à chaque repas.

Pourquoi ? Les produits laitiers sont sources de calcium et de protéines de haute valeur biologique, indispensables au renouvellement cellulaire du squelette et de la masse musculaire. Le calcium prévient de l'ostéoporose, surtout chez les femmes.

5- Il est conseillé de consommer environ 100g de viande, poisson, œufs ou **assimilés*** par jour au déjeuner, ces apports ne sont pas obligatoires au dîner.

Pourquoi ? Les protéines animales rentrent dans le renouvellement des cellules musculaires, et apportent des vitamines importantes pour le bon fonctionnement de l'organisme. Il est déconseillé de surconsommer des produits carnés à l'âge adulte (sauf chez les sujets âgés), car cela entraîne une surcharge du travail rénal, par augmentation des déchets azotés dans l'organisme.

6- Vous devez apporter des légumes verts et des fruits frais en bonnes quantités.

Pourquoi ? Ceux-ci sont d'indispensables apports en vitamines, sels minéraux, fibres alimentaires végétales, utiles au bon fonctionnement de l'organisme, et à un bon transit intestinal. De plus, les fibres alimentaires végétales, favorisent **une diffusion plus progressive et plus lente de l'énergie** (sous forme de glucose), apportée par les féculents, ce qui est un point positif ayant une très grande importance dans le cadre d'une glycogénose.

7- Vous devez consommer le moins de sucres rapides possibles : sucre blanc, roux, de canne, bonbons, chocolats, confitures, gelée de fruit, marmelade, sirop, sodas sucrés, pâte à tartiner...

Pourquoi ? Ces produits n'ont aucun intérêt nutritionnel. Ils favorisent le surpoids et l'obésité. Les sucres rapides et les produits sucrés sont à éviter, surtout dans le cadre d'une glycogénose, **sauf si hypoglycémie.**

8- La seule boisson utile c'est l'eau (plate ou gazeuse). Les autres boissons non aucun réel intérêt.

9- Au niveau des matières grasses, privilégiez l'alternance des huiles végétales, pas d'excès en beurre ou margarine.

Pourquoi ? Les huiles végétales et le beurre, apportent des vitamines liposolubles indispensables (Vitamine E, A, D et K) des omégas 3, 6, et 9...

Plan type d'une journée <u>d'alimentation équilibrée</u>, adapté à la glycogénose de type 3.

☝ **ATTENTION** : il s'agit d'une proposition d'alimentation adaptée aux malades souffrant de glycogénose de type 3, c'est-à-dire aux personnes qui ne souffrent d'aucune autre pathologie connue, et ne réclamant aucune mesure diététique particulière <u>liée à une autre pathologie.</u>

Le petit-déjeuner

Le petit déjeuner doit être énergétique, riche en sucres lents sous forme de féculents <u>indispensables</u>, mais également riche en calcium, en eau et doit apporter un peu de matières grasses et des fibres alimentaires végétales en quantité.

Voici la composition de petit-déjeuner que je vous conseille :

➢ **Produit laitier au choix, ces apports sont importants** : laits de mammifères (vache, brebis, chèvre...) entiers, demi-écrémés, écrémés, laits d'amande, d'avoine ou de soja, yaourt, petit suisse, fromage blanc, sucrés ou non, avec ou sans fruit, à base de soja ou non, édulcorés ou non, allégés en matières grasses ou non, fromage au choix, crème dessert lactée, crème pâtissière, flan... mais peut également être apporté sous la forme de riz au lait, semoule au lait...
⇨ **Apports en calcium et en protéines animales de haute valeur biologique.**

➢ **Un apport en féculent au choix <u>indispensable</u>** : pain (le pain complet, aux céréales... **seront nettement mieux** que le pain blanc, le pain peut être grillé soi-même sans problème), céréales complètes type muesli, flocons d'avoine, biscuits spéciaux pour petit-déjeuner riches en céréales, riz au lait, semoule au lait, pain suédois à la

farine complète, chocos, parfois des pains au lait... **Evitez de consommer :** toutes les biscottes, cracottes, brioches, les céréales allégées pour régime, les céréales à base de blé soufflé qui sont très sucrées, les galettes de riz soufflé, brioches... produits trop gras et/ou trop sucrés.
⇨ **Apport en énergie à diffusion lente et progressive, ils apportent également des fibres alimentaires végétales, des sels minéraux et des vitamines (si céréales complètes notamment).**

➢ **Un apport en fruit au choix :** fruit frais, fruit frais pressé soi-même, jus de fruits **100% fruit avec leur pulpe**, compote de fruits **sans sucre ajouté.**
⇨ **Apports en eau, vitamines, sels minéraux et fibres alimentaires végétales.**

➢ **Un apport en matières grasses :** privilégiez le beurre, mais pas d'excès d'apport dans le petit déjeuner. Attention à la margarine végétale, qui apporte de l'huile de palme en quantité plus ou moins importante, je ne vous la conseille pas. Les beurres allégés en matières grasses sont également allégés en vitamines A, E et D (donc pas très intéressants en définitive).
⇨ **Apports indispensables en acides gras, cholestérol, vitamines A, E et D et en énergie.**

➢ **Des apports en produits sucrés :** confitures, gelées, marmelades, sucres, miel, chocolats, gâteaux riches en sucre, céréales soufflées sucrées... n'ont pas d'intérêt particulier. **Je vous conseille de les éviter.** Le goût du sucre peut-être remplacé par des édulcorants : aspartame, sucralose, extrait de Stévia sans problème.

➢ **Un apport en légumes verts :** sous forme de potage par exemple, sera possible et sera même très intéressant.
⇨ **Apports en fibres alimentaires végétales, en eau, en vitamines et en sels minéraux.**

Le déjeuner et le dîner

Le déjeuner doit être énergétique, riche en sucres lents sous forme de féculents, mais doit être également riche en protéines animales, en calcium, en eau et doit apporter un peu de matières grasses, mais pas trop souvent sous forme cuite, ainsi que des fibres alimentaires végétales en quantité importante.

Le dîner ne doit pas être aussi calorique que le déjeuner, la présence des féculents est absolument nécessaire. Les apports en protéines animales ne seront pas nécessaires à chaque dîner. Les apports alimentaires en calcium, en eau seront importants, et ceux en matières grasses (pas trop souvent sous forme cuite) limités. Des fibres alimentaires végétales, apportées en quantité, sont impératives.

Voici la composition de déjeuner que je vous conseille :

➢ **Produit laitier au choix, ces apports sont importants** : laits de mammifères (vache, brebis, chèvre...) entiers, demi-écrémés, écrémés, laits d'amande, d'avoine, de soja, yaourt, petit suisse, fromage blanc, sucrés ou non, avec ou sans fruit, à base de soja ou non, édulcorés ou non, allégés en matières grasses ou non, fromage au choix, crème dessert lactée, crème pâtissière, flan... mais peut également être apporté sous la forme de riz au lait, semoule au lait...
⇨ **Apports en calcium et en protéines animales de haute valeur biologique.**

➢ **Un apport en viande, poisson, œufs ou assimilés*** : environ 100g suffisent par déjeuner, ces apports sont importants. Les modes de cuisson seront grillés, au court-bouillon, au four, en papillote, au micro-onde. Pas trop de viandes en sauce et évitez de trop consommer des fritures et de cuisiner dans la matière grasse. **Les apports en poisson sont très intéressants**.
⇨ **Apports en protéines animales de haute valeur biologique, en calcium, en vitamines et en sels minéraux.**

➢ **Un apport <u>indispensable</u> en féculents :** vous devez consommer du pain (le pain complet, aux céréales... **seront nettement mieux que le pain blanc).** Vous devez également consommer du riz complet, ou des pâtes complètes ou encore des légumes secs (flageolet, coco, lentilles, soissons...), des pommes de terre... (Rendez vous sur mon site Internet, à la rubrique « liste des féculents », pour obtenir une information beaucoup plus complète sur les féculents de disponibles à la consommation courante). Les céréales **blutées* seront à éviter autant que possible.** Les féculents représentent les fondations de votre alimentation et de votre équilibre alimentaire, <u>**ils sont indispensables.**</u>
➪ **Apport en énergie à diffusion lente et progressive. Les féculents apportent également des fibres alimentaires végétales, des sels minéraux et des vitamines (surtout <u>si céréales complètes</u>).**

➢ **Un apport en légumes verts :** la consommation de légumes crus est conseillée pour au moins le 1/3 de ces apports totaux journaliers. Les légumes verts peuvent être également cuits, en boîte, surgelés, apportés sous forme de poêlée cuisinée (surgelée ou non), frais, sous forme de potage...
➪ **Apports en fibres alimentaires végétales, en sels minéraux, en vitamines et en eau.**

➢ **Un apport en matières grasses :** limitez la consommation des graisses cuites telles les viandes cuites dans la matière grasse. Pas trop de crème fraîche. Evitez la margarine végétale si possible. Privilégiez l'huile d'olive pour la cuisson et l'huile de noix pour l'assaisonnement. Cependant, l'alternance régulière des huiles végétales est conseillée. Pas d'excès dans les apports.
➪ **Apports indispensables en acides gras, omégas 3, 6 et 9, en vitamines A, E, K et D et en énergie.**

➢ **Un apport en fruit au choix :** fruit frais, fruit frais pressé soi-même, jus de fruits **100% fruit avec leur pulpe**, compote de fruits **sans sucre ajouté, fruits pochés.**
➪ **Apports indispensables en eau, vitamines, sels minéraux et fibres alimentaires végétales.**

➢ **Des apports en produits sucrés :** confiture, gelée, marmelade, sucres, miel, chocolats, gâteaux riches en sucre... n'ont pas d'intérêt particulier. **Je vous conseille de les limiter au maximum**. Le goût du sucre peut-être remplacé par des édulcorants : aspartame, sucralose, extrait de Stévia sans aucun problème.

Voici la composition de dîner que je vous conseille :

➢ **Produit laitier au choix, ces apports sont importants :** laits de mammifères (vache, brebis, chèvre...) entiers, demi-écrémés, écrémés, laits d'amande, d'avoine, de soja, yaourt, petit suisse, fromage blanc, sucrés ou non, avec ou sans fruit, à base de soja ou non, édulcorés ou non, allégés en matières grasses ou non, fromage au choix, crème dessert lactée, crème pâtissière, flan... mais peut également être apporté sous la forme de riz au lait, semoule au lait...
⇨ **Apports en calcium et en protéines animales de haute valeur biologique.**

➢ **Un apport en viande, poisson, œufs ou assimilés* :** environ 100g suffisent par dîner mais ne sont pas obligatoires. Les modes de cuisson seront grillés, au court-bouillon, au four, en papillote, au micro-onde. Pas trop de viandes en sauce et évitez autant que possible les fritures et les cuissons dans la matière grasse. <u>Favorisez le poisson le soir et la viande le midi.</u>
⇨ **Apport en protéines animales de haute valeur biologique. Apports intéressants en calcium, en vitamines et en sels minéraux.**

➢ **Un apport en féculents <u>indispensable</u> :** une portion de pain (le pain complet, aux céréales... **seront nettement mieux** que le pain blanc). Vous devez également consommer du riz complet, ou des pâtes complètes ou encore des légumes secs (flageolet, coco, lentilles, soissons...), des pommes de terre... (Rendez vous sur mon site Internet, à la rubrique « liste des féculents », pour obtenir une information beaucoup plus complète sur les féculents de disponibles à la consommation courante). Les céréales **blutées* seront à éviter autant que possible.**

⇨ Apport en énergie à diffusion lente et progressive. Les féculents apportent également des fibres alimentaires végétales, des sels minéraux et des vitamines (surtout <u>si céréales complètes</u>).

➢ **Un apport en légumes verts** : la consommation de légumes crus est conseillée pour au moins le 1/3 de ces apports totaux journaliers. Les légumes verts peuvent être également cuits, en boîte, surgelés, apportés sous forme de poêlée cuisinée (surgelée ou non), frais, sous forme de potage...
⇨ **Apports en fibres alimentaires végétales, en sels minéraux, en vitamines et en eau.**

➢ **Un apport en matières grasses** : limitez la consommation des graisses cuites telles les viandes cuites dans la matière grasse. Pas trop de crème fraîche. Evitez la margarine végétale si possible. Privilégiez l'huile d'olive pour la cuisson et l'huile de noix pour l'assaisonnement. Cependant, l'alternance régulière des huiles végétales est conseillée. Pas d'excès dans les apports.
⇨ **Apports indispensables en acides gras, omégas 3, 6 et 9, en vitamines A, E, K et D et en énergie.**

➢ **Un apport en fruit au choix** : fruit frais, fruit frais pressé soi-même, jus de fruits **100% fruit avec leur pulpe**, compote de fruits **sans sucre ajouté, fruits pochés.**
⇨ **Apports indispensables en eau, vitamines, sels minéraux et fibres alimentaires végétales.**

➢ **Des apports en produits sucrés** : confiture, gelée, marmelade, sucres, miel, chocolats, gâteaux riches en sucre... n'ont pas d'intérêt particulier. **Je vous conseille de les limiter au maximum.** Le goût du sucre peut-être remplacé par des édulcorants : aspartame, sucralose, extrait de Stévia sans aucun problème.

Le goûter

Dans le cadre d'une glycogénose de type 3, le goûter est très important, surtout de par ses apports en féculents.

Voici la composition de goûter que je vous conseille :

➢ **Produit laitier au choix, ces apports sont importants** : laits de mammifères (vache, brebis, chèvre...) entiers, demi-écrémés, écrémés, laits d'amande, d'avoine ou de soja, yaourt, petit suisse, fromage blanc, sucrés ou non, avec ou sans fruit, à base de soja ou non, édulcorés ou non, allégés en matières grasses ou non, fromage au choix, crème dessert lactée, crème pâtissière, flan... mais peut également être apporté sous la forme de riz au lait, semoule au lait...
⇨ **Apports en calcium et en protéines animales de haute valeur biologique.**

➢ **Un apport en féculent au choix indispensable** : pain (le pain complet, aux céréales... **seront nettement mieux** que le pain blanc, le pain peut être grillé soi-même sans problème), céréales complètes type muesli, flocons d'avoine, biscuits spéciaux pour petit-déjeuner riches en céréales, riz au lait, semoule au lait, pain suédois à la farine complète, chocos, parfois des pains au lait... **Evitez de consommer** : toutes les biscottes, cracottes, brioches, les céréales allégées pour régime, les céréales à base de blé soufflé qui sont très sucrées, les galettes de riz soufflé, brioches... produits trop gras et/ou trop sucrés.
⇨ **Apport en énergie à diffusion lente et progressive, ils apportent également des fibres alimentaires végétales, des sels minéraux et des vitamines (si céréales complètes notamment).**

➢ **Un apport en fruit au choix** : fruit frais, fruit frais pressé soi-même, jus de fruits **100% fruit avec leur pulpe**, compote de fruits **sans sucre ajouté.**
⇨ **Apports en eau, vitamines, sels minéraux et fibres alimentaires végétales.**

➢ **Un apport en matières grasses :** privilégiez le beurre, mais pas d'excès d'apport dans le petit déjeuner. Attention à la margarine végétale, qui apporte de l'huile de palme en quantité plus ou moins importante, <u>je ne vous la conseille pas</u>. Les beurres allégés en matières grasses sont également allégés en vitamines A, E et D (donc pas très intéressants en définitive).
⇨ **Apports indispensables en acides gras, cholestérol, vitamines A, E et D et en énergie.**

➢ **Des apports en produits sucrés :** confitures, gelées, marmelades, sucres, miel, chocolats, gâteaux riches en sucre, céréales soufflées sucrées... n'ont pas d'intérêt particulier. **Je conseille de les éviter**. Le goût du sucre peut-être remplacé par des édulcorants : aspartame, sucralose, extrait de Stévia sans problème.

➢ **Un apport en légumes verts :** sous forme de potage par exemple, sera possible et sera même très intéressant.
⇨ **Apports en fibres alimentaires végétales, en eau, en vitamines et en sels minéraux.**

Exemples de petits-déjeuners (et de goûters) conseillés en cas de glycogénose de type 3.

Exemple 1

- Boisson(s) chaude(s) et/ou froide(s) : café, et/ou thé, et/ou tisane, non sucrée(s) ou édulcorée(s).

- Lait (entier, demi écrémé, écrémé), yaourt ou fromage blanc ou petits suisses, crème dessert... vous **consommerez ceux que vous aimez : au lait entier**☺, **sucrés**☺ **ou 0% matière grasse et édulcorés**☺☺☺ avec ou sans fruit, au lait de soja, lait d'avoine, lait d'amande ou de mammifère...
➪ *Apport en produit laitier.*

- **Une portion de pain indispensable.** Le pain sera complet ou aux céréales☺☺☺, si vous n'aimez pas le pain complet ni celui aux céréales, du pain blanc sera consommé à la place☺. Le pain peut être grillé ou non.
➪ *Apport en féculent indispensable.*

- Beurre☺☺☺ ou margarine végétale☹. Les beurres allégés (41 %, 20 %, 15 % MG...) sont allégés en calories mais également en vitamines, ce qui réduit leur intérêt nutritionnel.
➪ *Apport en matières grasses.*

- 1 compote de fruits sans sucre ajouté.
➪ *Apport en fruits.*

Exemple 2

- Boisson(s) chaude(s) et/ou froide(s) : café, et/ou thé, et/ou tisane, non sucrée(s) ou édulcorée(s).

- Une portion de pain indispensable. Le pain sera complet ou aux céréales☺☺☺, si vous n'aimez pas le pain complet ni celui aux céréales, du pain blanc sera consommé à la place☺. Le pain peut être grillé ou non.
⇨ *Apport en féculent indispensable.*

- Fromage au choix.
⇨ *Apports en produit laitier (fromage) et en matières grasses (celles du fromage, voir ci dessous⬇).*

- 1 fruit frais au choix.
⇨ *Apport en fruit.*

✋ Les matières grasses du fromage remplacent celles apportées en temps normal par le beurre, **qui est dans le cas présent absent**.

Exemple 3

- Boisson(s) chaude(s) et/ou froide(s) : café, et/ou thé, et/ou tisane, non sucrée(s) ou édulcorée(s).

- Lait (entier, demi écrémé, écrémé), yaourt ou fromage blanc ou petits suisses, crème dessert... vous **consommerez ceux que vous aimez : au lait entier**☺**, sucrés**☺ **ou 0% matière grasse et édulcorés**☺☺☺ avec ou sans fruit, au lait de soja, lait d'avoine, lait d'amande ou de mammifère...
⇨ *Apport en produit laitier.*

- 1 verre de jus de fruits 100% fruit.
⇨ *Apport en fruits.*

- Petits pains suédois (si possible à base de farine de blé complet).
⇨ *Apport en féculent indispensable.*

- Beurre☺☺☺ ou margarine végétale☹. Les beurres allégés (41 %, 20 %, 15 % MG...) sont allégés en calories mais également en vitamines, ce qui réduit leur intérêt nutritionnel.
⇨ *Apport en matières grasses.*

Exemple 4

- Boisson(s) chaude(s) et/ou froide(s) : café, et/ou thé, et/ou tisane, non sucrée(s) ou édulcorée(s).

- Lait (entier, demi écrémé, écrémé), yaourt ou fromage blanc ou petits suisses, crème dessert... vous **consommerez ceux que vous aimez : au lait entier**☺**, sucrés**☺ **ou 0% matière grasse et édulcorés**☺☺☺ avec ou sans fruit, au lait de soja, lait d'avoine, lait d'amande ou de mammifère...
⇨ *Apport en produit laitier.*

- Muesli aux fruits secs.
⇨ *Apports en féculent indispensable et en fruits.*

✋ Dans cet exemple de petit-déjeuner, les matières grasses ne sont pas présentes, on n'en fera pas une maladie, nous n'allons tout de même pas mettre du beurre dans le muesli !

Exemple 5

- Boisson(s) chaude(s) et/ou froide(s) : café, et/ou thé, et/ou tisane, non sucrée(s) ou édulcorée(s).

- Lait (entier, demi écrémé, écrémé), yaourt ou fromage blanc ou petits suisses, crème dessert... vous **consommerez ceux que vous aimez : au lait entier**☺**, sucrés**☺ **ou 0% matière grasse et édulcorés**☺☺☺ avec ou sans fruit, au lait de soja, d'avoine, d'amande...
⇨ *Apport en produit laitier.*

- Crêpes natures fourrées à la compote de fruits rouges.
⇨ *Apports en féculents indispensables (farine de blé) et en fruits.*

✋ Dans cet exemple de petit-déjeuner, les matières grasses ne sont à nouveau, pas présentes. Cela n'est pas grave.

Exemple 6

- Boisson(s) chaude(s) et/ou froide(s) : café, et/ou thé, et/ou tisane, non sucrée(s) ou édulcorée(s).

- Lait d'amande chocolaté ou nature, sucré ou non.
⇨ *Apport en calcium.*

- Sandwich composé de pain complet, un peu de beurre, jambon blanc et fromage au choix.
⇨ *Apports en féculent (pain), en matières grasses (beurre), en protéines animales (jambon blanc) et en calcium (fromage).*

- 1 jus de fruits 100% fruit.
⇨ *Apport en fruits.*

Exemples de déjeuners conseillés en cas de glycogénose de type 3.

Exemple 1

- Crudités au choix dressées avec vinaigrette, sel et poivre.
➩ *Apports en légumes verts + une part d'huile qui représente une partie des apports conseillés en matières grasses.*

- 1 viande grillée, (sel et poivre).
➩ *Apport en protéines animales.*

- Pâtes (au mieux les pâtes seront à base de blé complet), accompagnées après cuisson d'une noisette de beurre et de gruyère râpé.
➩ *Le beurre représente la partie restante des apports recommandés en matières grasses pour le déjeuner + apports en un produit laitier qui est représenté par le gruyère râpé (fromage) + apport en féculent indispensable (les pâtes).*

- **Une portion de pain indispensable.** Le pain sera complet ou aux céréales☺☺☺, si vous n'aimez pas le pain complet ni celui aux céréales, du pain blanc sera consommé à la place☺.
➩ *Apport en féculent indispensable.*

- 1 pomme.
➩ *Apport en fruit.*

Exemple 2

- Salade composée avec : tomate, concombre, laitue, maïs doux à volonté, du surimi et du thon au naturel + riz (si possible du riz complet) + un peu d'huile pour faire la vinaigrette, sel et poivre.

⇨ *Apports en légumes verts + protéines animales (thon et surimi) + féculent indispensable (riz) + matières grasses (huile végétale).*

- **Une portion de pain indispensable.** Le pain sera complet ou aux céréales☺☺☺, si vous n'aimez pas le pain complet ni celui aux céréales, du pain blanc sera consommé à la place☺.
⇨ *Apport en féculent indispensable.*

- Fromage au choix.
⇨ *Apport en produit laitier.*

- Une compote de fruits au choix **sans sucre ajouté**.
⇨ *Apport en fruits.*

Exemple 3

- 2 tomates farcies avec de la viande hachée et du riz cuit pilaf au curry (si possible du riz complet), sel et poivre.
⇨ *Apports en légume vert (tomates) + protéines animales (viande) + féculent indispensable (riz) + matières grasses (de l'huile végétale fut utilisée pour l'élaboration du riz pilaf).*

- **Une portion de pain indispensable.** Le pain sera complet ou aux céréales☺☺☺, si vous n'aimez pas le pain complet ni celui aux céréales, du pain blanc sera consommé à la place☺.
⇨ *Apport en féculent indispensable.*

- 1 yaourt aux fruits au choix **au lait entier**☺, **sucré**☺ **ou 0% matière grasse et édulcoré**☺☺☺.
⇨ *Apport en produit laitier.*

- Banane.
⇨ *Apport en fruit.*

Exemple 4

- Salade composée de pommes de terre avec une vinaigrette élaborée avec un peu de moutarde, de la sauce Maggi saveur (genre Viandox), sel et poivre.
⇨ *Apports en féculent indispensable (pommes de terre) + matières grasses (huile végétale).*

- 1 beau rouget cuit en papillote, accompagné d'une julienne de légumes verts à volonté, sel et poivre.
⇨ *Apports en protéines animales (poisson) + légumes verts.*

- **Une portion de pain indispensable.** Le pain sera complet ou aux céréales☺☺☺, si vous n'aimez pas le pain complet ni celui aux céréales, du pain blanc sera consommé à la place☺.
⇨ *Apport en féculent indispensable.*

- Fromage au choix.
⇨ *Apport en produit laitier.*

- 1 tartelette aux pommes.
⇨ *Apport en fruit.*

Exemple 5

- Moules de bouchot **à volonté**, mode de cuisson au choix, sel et poivre.
⇨ *Apports en protéines animales (moules).*

- Pommes de terre frites au four (frites surgelées à cuire au four)☺☺☺, sinon frites naturelles « maison » à cuire dans la machine qui n'utilise d'une cuillère à soupe d'huile... ☺☺☺ ou encore frites traditionnelles cuites dans de l'huile de friture☺.
⇨ *Apports en féculent (pommes de terre) + matières grasses.*

- **Une portion de pain indispensable.** Le pain sera complet ou aux céréales☺☺☺, si vous n'aimez pas le pain complet ni celui aux céréales, du pain blanc sera consommé à la place☺.
⇨ *Apport en féculent indispensable.*

- Laitue **à volonté** avec vinaigrette, sel et poivre.
⇨ *Apports en matières grasses + légume vert (laitue).*

- Fromage blanc, **au lait entier**☺, **sucré**☺ **ou 0% matière grasse et édulcoré**☺☺☺, accompagné de morceaux de fruits frais au choix.
⇨ *Apports en produit laitier et en fruits.*

Exemple 6

- Salade de tomates sauce vinaigrette, sel et poivre.
⇨ *Apports en légume vert (tomates) + matières grasses (huile végétale).*

- Quiche au poisson (poisson au choix), faite avec une pâte feuilletée ou brisée.
⇨ *Apport en protéines animales (poisson) + apport léger en produits laitiers (appareil à flan) + apport léger en féculent (pâte feuilletée ou brisée).*

- **Une portion de pain indispensable.** Le pain sera complet ou aux céréales☺☺☺, si vous n'aimez pas le pain complet ni celui aux céréales, du pain blanc sera consommé à la place☺.
⇨ *Apport en féculent indispensable.*

- 1 semoule de riz au lait de soja faite « maison » ou industrielle.
⇨ *Apports en produit laitier (lait) + féculent (semoule de riz).*

- Tranches d'ananas au naturel.
⇨ *Apport en fruit.*

Exemples de dîners conseillés en cas de glycogénose de type 3.

Exemple 1

- Potage de légumes (la quantité de potage n'est pas limitée), sel et poivre.
➪ *Apport en légumes verts.*

- 2 gros œufs cuits « au plat », dans une poêle antiadhésive, avec un peu d'huile végétale au choix. **ŒUFS NON OBLIGATOIRES.**
➪ *Apports en protéines animales (œufs) + matières grasses (huile végétale).*

- Risotto.
➪ *Apport féculent indispensable.*

- **Une portion de pain indispensable.** Le pain sera complet ou aux céréales☺☺☺, si vous n'aimez pas le pain complet ni celui aux céréales, du pain blanc sera consommé à la place☺.
➪ *Apport en féculent indispensable.*

- Fromage au choix.
➪ *Apport en produit laitier.*

- Une poignée de cerises.
➪ *Apport en fruits.*

Exemple 2

- Taboulé.
➪ *Apports en féculent indispensable (semoule de blé) + matières grasses (huile végétale du taboulé).*

- Roulades de blancs de poireaux au jambon blanc, accompagnées de crème fraîche (ou béchamel), le tout parsemé de gruyère râpé, puis l'ensemble cuit au four, sel et poivre. **JAMBON NON OBLIGATOIRE.**
➪ *Apports en légume vert (poireaux) + protéines animales (jambon blanc) + matières grasses et produits laitiers (crème fraîche et gruyère).*

- **Une portion de pain indispensable.** Le pain sera complet ou aux céréales☺☺☺, si vous n'aimez pas le pain complet ni celui aux céréales, du pain blanc sera consommé à la place☺.
➪ *Apport en féculent indispensable.*

- Un yaourt aux fruits au choix : **au lait entier**☺, **sucré**☺ **ou 0% matière grasse et édulcoré**☺☺☺, au lait de mammifère ou de soja.
➪ *Apports en produit laitier et en fruits.*

- Une compote de rhubarbe faite « maison » édulcorée ou sucrée.
➪ *Apport en fruit (pas tout à fait vrai, en effet, la rhubarbe est un légume vert...)*

Exemple 3

- Salade composée de crevettes décortiquées, coques, tomate, concombre, pomme golden coupée en dès, jeunes pousses de maïs doux, le tout assaisonné d'une sauce fromage blanc + un peu d'huile végétale + jus de citron ou vinaigre, sel et poivre + haricots rouges.

➡ *Apports en légumes verts (tomate, jeunes pousses de maïs et concombre) + protéines animales (crevettes, coques) + produit laitier (fromage blanc) + féculent indispensable (haricots rouges) + matières grasses (huile végétale) + apport en fruit (pomme).*

- **Une portion de pain indispensable.** Le pain sera complet ou aux céréales☺☺☺, si vous n'aimez pas le pain complet ni celui aux céréales, du pain blanc sera consommé à la place☺.
➡ *Apport en féculent indispensable.*

Exemple 4

- Salade de pommes de terre sauce vinaigrette à la moutarde, sel et poivre.
➡ *Apports en féculent indispensable (pommes de terre) + matières grasses (huile végétale).*

- Rôti de bœuf cuit. **NON OBLIGATOIRE.**
➡ *Apport en protéines animales.*

- Bouquets de chou fleur cuits à la vapeur, puis nappés d'une sauce béchamel, sel et poivre.
➡ *Apports en légume vert (chou fleur) + produit laitier (béchamel) + léger apport en féculent (béchamel).*

- **Une portion de pain indispensable.** Le pain sera complet ou aux céréales☺☺☺, si vous n'aimez pas le pain complet ni celui aux céréales, du pain blanc sera consommé à la place☺.
➡ *Apport en féculent indispensable.*

- Fromage au choix.
➡ *Apport en produit laitier.*

- 2 clémentines.
➡ *Apport en fruits.*

Exemple 5

- Une andouillette grillée.
⇨ *Apport en protéines animales.*

- Petits pois et carottes, accompagnés de pommes de terre et d'une noisette de beurre.
⇨ *Apports en légumes verts (petits pois et carottes) + féculents indispensable + matières grasses (beurre).*

- **Une portion de pain indispensable.** Le pain sera complet ou aux céréales☺☺☺, si vous n'aimez pas le pain complet ni celui aux céréales, du pain blanc sera consommé à la place☺.
⇨ *Apport en féculent indispensable.*

- 1 crème dessert light ou non saveur chocolat.
⇨ *Apport en produit laitier.*

- Salade de fruits au naturel ou au sirop léger.
⇨ *Apport en fruits.*

Tableau récapitulatif pour glycogénose de type 3.

Dénominations	Intérêt général	Intérêt petit déjeuner	Intérêt au déjeuner	Intérêt au goûter	Intérêt au dîner
Produits laitiers	☺☺☺*	☺☺☺	☺☺☺	☺☺	☺☺☺
Fromages	☺☺	☺☺☺	☺☺☺	☺*	☺☺
Viandes, œufs, poissons et **assimilés***	☺☺	😐	☺☺☺	😐	☺
Pain blanc	☺☺	☺☺	☺☺	☺☺	☺☺
Pain complet et assimilés	☺☺☺	☺☺☺	☺☺☺	☺☺☺	☺☺☺
Légumes verts et fruits frais	☺☺☺	☺☺☺	☺☺☺	☺☺☺	☺☺☺
Féculents **blutées***	☺☺	☺☺	☺☺	☺☺	☺☺
Féculents complets	☺☺☺	☺☺☺	☺☺☺	☺☺☺	☺☺☺
Matières grasses	☺☺☺	☺☺☺	☺☺☺	😐	☺☺☺*
Sucres et produits sucrés	☹*	☹	☹	☹	☹
Activité physique	😐*				
Perte de poids	😐				
Importance de la diététique	☺☺☺				

317

Je résume, l'alimentation si glycogénose de type 3.

➢ Le régime alimentaire à suivre sera parfaitement équilibré, riche en féculents qui sont absolument indispensables, pas de repas sauté.
➢ Au rayon des produits laitiers (hors fromage) : **tous**.
➢ Au rayon des fromages : **tous**.
➢ Au rayon des viandes, poissons, œufs et **assimilés*** : **tous**. Au mieux, ces apports peuvent ne se faire **qu'aux déjeuners, ils peuvent être évités aux dîners.**
➢ Au rayon du pain : le pain complet, aux graines... sont à privilégier, **évitez, si possible, le pain blanc.**
➢ Au rayon des féculents : ils sont absolument **indispensables à chaque repas**, même au goûter. **Privilégiez fortement les céréales complètes ou à base de farines complètes, et si possible, évitez les céréales blutées*.**
➢ Au rayon des légumes verts (rendez vous sur mon site à la rubrique : « - Liste des légumes verts ») : **tous**.
➢ Au rayon des fruits frais, compotes, jus de fruits 100% fruit : **tous**.
➢ Au rayon des matières grasses : elles ne poseront pas de problème.
➢ Au rayon du sucre et des produits sucrés : **inutiles, à éviter au maximum. (Sauf si hypoglycémies).** Les édulcorants que sont l'aspartame, le sucralose et l'extrait de Stévia peuvent être consommés.
➢ Les boissons seront plates ou gazeuses : aucun problème. Pas de boissons sucrées (sodas... sauf si light ou zéro...)
➢ Au rayon des condiments (sel, poivre, épices, moutarde...) : **tous**.
➢ Le poids n'intervient pas dans la glycogénose de type 3.
➢ Les hypoglycémies seront contrôlées essentiellement grâce au respect sérieux des mesures diététiques proposées.
➢ L'activité physique n'est pas déconseillée, à condition d'apporter suffisamment de féculents aux repas, de façon à éviter toutes éventuelles hypoglycémies liées à l'effort sportif.

L'HEMOCHROMATOSE

Les mots accompagnés d'un astérisque* sont définis à la page 419.

Définition : l'hémochromatose est une maladie héréditaire, correspondant à une surcharge sanguine en fer. La forme complète de l'hémochromatose est appelée « **diabète bronzé** ».

Physiopathologie : en temps normal, le <u>**surplus**</u> de fer d'origine alimentaire est excrété par les intestins, puis évacué dans les selles. Mais dans le cas de l'hémochromatose, le fer est absorbé et emmagasiné dans les organes et les tissus, alors que les besoins de l'organisme en fer sont comblés. Le fer sanguin, en excès, va s'accumuler dans le foie et le pancréas, entraînant à terme, respectivement une cirrhose et un diabète dit « bronzé ». Le meilleur traitement médical, à l'heure où ces lignes sont écrites, reste **la saignée** (aussi appelée phlébotomie). La diététique joue un rôle de second plan, non négligeable cependant, car elle permet, en diminuant les apports alimentaires en fer, d'espacer éventuellement **les saignées** qui sont **obligatoires comme traitement**.

<u>Il existe deux formes de fer alimentaire :</u>

    - Le **fer héminique** d'origine animale (viandes, poissons, œufs et leurs **assimilés***...) qui est très bien absorbé par le métabolisme, **pour environ un rendement de 80% d'absorption intestinale des apports alimentaires en fer héminique.**
    - Le **fer non héminique** d'origine végétale (épinards par exemple) qui est mal absorbé par le métabolisme, **pour environ un rendement de 15 à 20% d'absorption intestinale des apports alimentaires en fer non héminique.**
De par ces faits, il n'est pas difficile de comprendre que les aliments d'origine animale, seront les **plus gros apports en fer alimentaire**, et donc, ceux qui seront les plus à surveiller dans leur consommation. Alors que les végétaux, qui, même s'ils peuvent apporter beaucoup de fer, celui-ci ne possédant **qu'une faible capacité d'absorption intestinale**, seront « moins » à surveiller.

Mesures hygiéno-diététiques :

1- Il faut distinguer **les apports en fer** et **les apports en vitamine C**. Dans le traitement diététique de l'hémochromatose, il faudra **éviter de les associer** au cours des prises alimentaires.
   Pourquoi ? La vitamine C **favorise grandement l'absorption intestinale du fer alimentaire**, dès lors que ces deux nutriments sont apportés **en même temps** dans l'alimentation.

2- Evitez les aliments les plus riches en fer. Voici les **10 aliments les plus riches en fer héminique, et à ne surtout pas consommer**, du plus riche au moins riche : palourde, foie de porc, huître, rognon d'agneau, seiche, foie d'agneau, pieuvre, moule, foie de bœuf, cœur de bœuf (pas la tomate...), on évitera également les autres abats (boudin, foie, rognon...), les viandes rouges **surtout celle de cheval**.
   Pourquoi ? Comme cela fut expliqué à la page précédente, le **fer héminique** est **relativement bien assimilé** par l'intestin, il est donc nocif en cas d'hémochromatose.

3- **Voici les 10 aliments les plus riches en fer non héminique et à ne pas trop consommer,** du plus riche au moins riche : laitue de mer (algue), spiruline (algue), basilic, ortie, soja, lentille, gingembre, épinard, haricots secs.
   Pourquoi ? Comme cela fut vu à la page précédente, **le fer non héminique** ne possède **pas une forte assimilation** intestinale, il n'est donc pas très nocif, mais reste tout de même à éviter autant que possible.

4- Les viandes, poissons, œufs, et les produits à base de viandes, de poissons et d'œufs (charcuteries, quiches...) seront limités dans leur consommation journalière **à 2 fois 100g par jour environ au grand maximum**, soit une part à chaque repas : 1 steak, 1 côte de porc, 2 oeufs... **le mieux étant de se contenter d'une seule part par jour (donc à un seul repas).**
   Pourquoi ? Ceux-ci représentent les apports en fer héminique les plus importants de l'alimentation courante, il faudra donc les limiter par voie de conséquence.

5- Privilégiez les viandes blanches et les poissons maigres.
Pourquoi ? Ils apportent moins de fer héminique que les viandes rouges par exemple, qui seront, pour leur part, **systématiquement évitées**.

6- Consommez des céréales **blutées***, (ce qui signifie **non complètes**) : pas de pâtes complètes, ni riz complet, ni pain aux céréales ou complet, **pas de quinoa**.
Pourquoi ? Les céréales complètes sont riches en fer non héminique **au contraire** des céréales blutées.

7- Attention à éviter les aliments enrichis en fer (ex : céréales du petit déjeuner) => **bien lire les étiquettes nutritionnelles**.
Pourquoi ? De nombreux produits petits-déjeuners, du genre céréales au blé complet, représentent souvent d'importantes sources alimentaires de fer, car **ils sont fréquemment enrichis en fer**, tels par exemple le muesli qui est à éviter...

8- Consommez du **chocolat noir**, plus il sera noir, mieux c'est : n'ayez pas peur de consommer ½ **tablette de chocolat très noir par jour** (sauf si problème de poids à régler et/ou diabète...)
Pourquoi ? Celui-ci, bien qu'apportant pas mal de fer non héminique, **freine fortement l'absorption intestinale** du fer alimentaire grâce à sa richesse en tanins.

9- Consommez **beaucoup de thé vert de qualité pendant et hors** des repas. Il existe également des gélules de thé vert bio.
Pourquoi ? Les tanins que le thé vert possède, freinent l'absorption intestinale du fer alimentaire.

10- Consommez au moins **un produit laitier à chaque repas**.
Pourquoi ? Le calcium alimentaire diminue l'absorption intestinale du fer alimentaire par effet de compétition, et dans ce combat au coude à coude, le calcium reste toujours le vainqueur par rapport au fer.

11- Apportez du **son de blé** dans vos produits laitiers (pas plus de 30g par jour) **sauf <u>si problème de diarrhée chronique où on évitera le son</u>** !

Pourquoi ? Le son de blé limite l'absorption intestinale du fer alimentaire, en le séquestrant, puis en l'entraînant vers son évacuation fécale.

12- Les légumes secs (lentilles, cocos, soissons...) seront à consommer pas plus de 1 fois tous les 15 jours.

Pourquoi ? Ceux-ci représentent de gros apports en **fer non héminique,** ils sont donc à éviter.

13- Les fruits crus ou jus de fruits seront de préférence **consommés en dehors des repas** (2 à 3h avant ou après un repas), **surtout les fruits suivants** (qui sont les plus riches en vitamine C) : cassis, fraise, oranges, pamplemousse, kiwi, la clémentine et la mangue. **Pas de jus de fruits <u>en mangeant</u> non plus.**

Pourquoi ? Les fruits, en général, représentent de fortes sources alimentaires en vitamine C, et lorsque celle-ci est associée au fer alimentaire, elle favorise fortement son absorption intestinale.

14- Les fruits suivants : cerise, pomme, poire, banane et raisin peuvent être consommés en fin de repas.

Pourquoi ? Ce sont les fruits les plus pauvres en vitamine C.

15- Ne pas consommer trop de persil et surtout **ne pas arroser de jus de citron** les aliments (poissons, salades, vinaigrettes...)

Pourquoi ? Toujours à cause de la fameuse vitamine C qui sera apportée en quantité non négligeable dans le cas présent.

16- Voici les 10 aliments les plus riches en vitamine C (du plus riche au moins riche) : cassis, persil, poivron, citron, céréales enrichies en fer, kiwi, chou chinois, chou vert, orange, épinard.

17- Inutile de vous priver de chou **cuit** par exemple, qui est plus riche en vitamine C pour 100g que pour le même poids en orange.

Pourquoi ? La **cuisson détruit** une grande partie de la vitamine C ainsi que le **contact avec l'oxygène**. Par exemple, le poivron, <u>**perd la moitié de sa teneur en vitamine C rien que pendant sa cuisson**</u> !

18- Evitez la consommation fréquente de fruits de mer, surtout les palourdes.

Pourquoi ? Les fruits de mer sont d'importantes sources alimentaires en fer héminique, les palourdes en sont les plus riches.

19- Ne consommez pas de compléments vitaminiques apportant du fer et/ou **du zinc.**

Pourquoi ? Des études ont démontrées que le zinc **favorise** l'absorption intestinale du fer alimentaire.

20- Limitez votre consommation d'alcool au maximum.

Pourquoi ? L'alcool, aussi surprenant que cela puisse paraître, favorise l'absorption intestinale du fer alimentaire.

21- Ne consommez pas de fruits de mer **crus**, surtout les huîtres.

Pourquoi ? Ils peuvent contenir une bactérie, détruite par la cuisson : «*Vibrio vulnificus*» qui peut être <u>**mortelle**</u> pour les personnes atteintes d'hémochromatose.

22- **Privilégiez** la consommation des légumes suivants : les haricots (beurre et vert), noix, betterave, mûre, framboise, céleris (rave, branche, à couper), figues séchées ou fraîches, rhubarbe, chocolat, fraise, patate douce, poivrons (surtout vert), bette à carde.

Pourquoi ? Ils apportent des « oxalates » qui séquestrent une partie du fer alimentaire, limitant ainsi son absorption intestinale.

Plan type d'une journée d'alimentation, dans le cadre d'une hémochromatose.

☝ **ATTENTION** : il s'agit d'une proposition d'alimentation adaptée aux personnes souffrant d'hémochromatose, c'est-à-dire aux personnes qui ne souffrent d'aucune autre pathologie connue, et ne réclamant aucune autre mesure diététique particulière que celle due à l'hémochromatose.

Le petit-déjeuner

Le petit déjeuner doit être énergétique, riche en sucres lents sous forme de féculent, mais être également riche en calcium, en eau et doit apporter un peu de matières grasses et des fibres alimentaires végétales en quantité.

Voici la composition de petit-déjeuner que je vous conseille :

➢ **Produit laitier au choix, ces apports sont importants** : laits de mammifères (vache, brebis, chèvre...) entiers, demi-écrémés, écrémés, lait d'amande, lait d'avoine, **pas de lait de soja**, yaourt, petit suisse, fromage blanc, sucrés ou non, avec ou sans fruit, **pas à base de soja**, édulcorés ou non, allégés en matières grasses ou non, fromage au choix, crème dessert lactée, crème pâtissière, flan... mais peut également être apporté sous la forme de riz au lait, semoule au lait...
⇨ **Apports en calcium et en protéines animales de haute valeur biologique.**

➢ **Un apport en féculent au choix :** pain à la farine de blé **blutée*** (le pain blanc **sera favorisé** par rapport au pain complet ou aux céréales...) Le pain peut être grillé soi-même sans problème, riz au lait, semoule au lait, pain suédois à la farine de froment, flocons d'avoine, biscuits spéciaux pour petit-déjeuner, pain au lait, brioche (pas trop souvent et pas très conseillée)... **Evitez de consommer :** toutes les biscottes, cracottes, les céréales allégées pour régime, les céréales à base de blé soufflé qui sont très sucrées, les galettes de riz soufflé... **Pas de céréales complètes.**
➪ **Apports en énergie à diffusion lente et progressive.**

➢ **Un apport en fruit au choix :** fruit frais, fruit frais pressé soi-même, jus de fruits **100% fruit avec leur pulpe**, compote de fruits **sans sucre ajouté.** Aucun choix de fruit n'est nécessaire, car le petit déjeuner sera pauvre en fer, donc, les apports en vitamine C du petit déjeuner nous importe peu.
➪ **Apports en eau, vitamines, sels minéraux et fibres alimentaires végétales.**

➢ **Un apport en matières grasses :** privilégiez le beurre, mais pas d'excès d'apport dans le petit déjeuner. Attention à la margarine végétale, qui apporte de l'huile de palme en quantité plus ou moins importante, je ne vous la conseille pas. Les beurres allégés en matières grasses sont également allégés en vitamines A, E et D (donc pas très intéressants en définitive).
➪ **Apports indispensables en acides gras, cholestérol, vitamines A, E et D et en énergie.**

➢ **Des apports en produits sucrés :** confitures, gelées, marmelades, sucres, miel, chocolats, gâteaux riches en sucre, céréales soufflées sucrées... n'ont pas d'intérêt particulier. **Je vous conseille de les éviter.** Le goût du sucre peut-être remplacé par des édulcorants : aspartame, sucralose, extrait de Stévia sans problème.

➢ **Un apport en légumes verts :** sous forme de potage par exemple, sera possible et sera même très intéressant.
➪ **Apports en fibres alimentaires végétales, en eau, en vitamines et en sels minéraux.**

Le déjeuner et le dîner

<u>Le déjeuner</u> doit être énergétique, riche en sucres lents sous forme de féculents, mais doit être également riche en protéines animales, en calcium, en eau et doit apporter un peu de matières grasses, ainsi que des fibres alimentaires végétales en quantité importante.

<u>Le dîner</u> ne doit pas être aussi calorique que le déjeuner, la présence des féculents n'est pas une obligation. Les apports en protéines animales peuvent être évités, <u>c'est même vivement conseillé</u>. Les apports alimentaires en calcium, en eau seront importants, et ceux en matières grasses limités. Des fibres alimentaires végétales, apportées en quantité, sont impératives.

Voici la composition de déjeuner que je vous conseille :

➢ **Produit laitier au choix, ces apports sont importants :** laits de mammifères (vache, brebis, chèvre...) entiers, demi-écrémés, écrémés, lait d'amande, lait d'avoine, **pas de lait de soja**, yaourt, petit suisse, fromage blanc, sucrés ou non, avec ou sans fruit, **pas à base de soja**, édulcorés ou non, allégés en matières grasses ou non, fromage au choix, crème dessert lactée, crème pâtissière, flan... riz au lait, semoule au lait...
⇨ **Apports en calcium et en protéines animales de haute valeur biologique.**

➢ **Un apport en viande, poisson, œufs ou assimilés* :** environ 100g **maximum** suffisent par déjeuner, ces apports sont importants. Faites les bons choix en fonction de leur teneur respective en fer. Les modes de cuisson seront grillés, au court-bouillon, au four, en papillote, micro-onde. Pas trop de viandes en sauce et évitez de trop consommer des fritures et de cuisiner dans la matière grasse. Pas de viande rouge si possible.
⇨ **Apports en protéines animales de haute valeur biologique, en calcium, en vitamines et en sels minéraux. Les apports en poisson sont très intéressants.**

➤ **Un apport indispensable en féculents** : une portion de pain (pain à la farine de blé **blutée*** : le pain blanc **sera favorisé** par rapport au pain complet ou aux céréales...) Vous devez également consommer du riz **non complet**, ou des pâtes **non complètes**, limitez vos apports en légumes secs (flageolet, coco, lentilles, soissons...), les pommes de terres, elles, ne poseront aucun problème... (Rendez vous sur mon site Internet, à la rubrique « liste des féculents » pour avoir une information beaucoup plus complète sur les féculents de disponibles à la consommation courante). Les céréales **complètes* seront évitées au maximum**. Les féculents représentent les fondations de votre alimentation et de votre équilibre alimentaire, ils sont indispensables.
⇨ **Apport en énergie à diffusion lente et progressive.**

➤ **Un apport indispensable en légumes verts** : la consommation de légumes crus est conseillée pour au moins le 1/3 de ces apports totaux journaliers. Les légumes verts peuvent être également cuits, en boîte, surgelés, apportés sous forme de poêlée cuisinée (surgelée ou non), frais, sous forme de potage... Faites les bons choix par rapport à leur teneur en fer.
⇨ **Apports en fibres alimentaires végétales, en sels minéraux, en vitamines et en eau.**

➤ **Un apport en matières grasses** : évitez les graisses cuites telles les viandes cuites dans la matière grasse. Pas trop de crème fraîche. Evitez la margarine végétale si possible. Privilégiez le beurre cru, et l'huile d'olive pour la cuisson et l'huile de noix pour l'assaisonnement. Cependant, l'alternance régulière des huiles végétales est conseillée. Pas d'excès dans les apports.
⇨ **Apports importants en acides gras, omégas 3, 6 et 9, en vitamines A, E, K et D indispensables, et en énergie.**

➤ **Un apport en fruit** : fruit frais, fruit frais pressé soi-même, jus de fruits **100% fruit avec leur pulpe**, compote de fruits **sans sucre ajouté, fruits pochés. Pas d'agrumes pendant ou en fin de repas.**
⇨ **Apports en eau, vitamines, sels minéraux et fibres alimentaires végétales.**

➢ **Des apports en produits sucrés :** confiture, gelée, marmelade, sucres, miel, chocolats, gâteaux riches en sucre... n'ont pas d'intérêt particulier, à l'exception du **chocolat noir**, et plus il sera noir et mieux ce sera. Le goût du sucre peut-être remplacé par des édulcorants : aspartame, sucralose, extrait de Stévia.

Voici la composition de dîner que je vous conseille :

➢ **Produit laitier au choix, ces apports sont importants :** laits de mammifères (vache, brebis, chèvre...) entiers, demi-écrémés, écrémés, lait d'amande, lait d'avoine, **pas de lait de soja**, yaourt, petit suisse, fromage blanc, sucrés ou non, avec ou sans fruit, **pas à base de soja**, édulcorés ou non, allégés en matières grasses ou non, fromage au choix, crème dessert lactée, crème pâtissière, flan... mais peut également être apporté sous la forme de riz au lait, semoule au lait...
⇨ **Apports en calcium et en protéines animales de haute valeur biologique.**

➢ **Un apport en viande, poisson, oeufs ou assimilés* :** environ 100g **maximum** suffisent par dîner, <u>**ces apports peuvent être, au mieux, évités**</u>. Faites les bons choix en fonction de leur teneur respective en fer. Les modes de cuisson seront grillés, au court-bouillon, au four, en papillote, micro-onde. Pas trop de viandes en sauce et évitez autant que possible les fritures et les cuissons dans la matière grasse. <u>Favorisez le poisson le soir et la viande le midi.</u>
⇨ **Apport en protéines animales de haute valeur biologique. Apports intéressants en calcium, en vitamines et en sels minéraux, mais également en fer héminique...**

➢ **Un apport en féculents <u>non indispensable</u> :** une portion de pain (pain à la farine de blé **blutée*** : le pain blanc **sera favorisé** par rapport au pain complet ou aux céréales...) Vous pouvez également consommer du riz **non complet**, ou des pâtes **non complètes**, limitez vos apports en légumes secs (flageolet, coco, lentilles, soissons...), les pommes de terres, elles, ne poseront aucun problème... Les céréales **complètes*** seront évitées au maximum.
⇨ **Apport en énergie à diffusion lente et progressive.**

➤ **Un apport <u>indispensable</u> en légumes verts :** la consommation de légumes crus est conseillée pour au moins le 1/3 de ces apports totaux journaliers. Les légumes verts peuvent être également cuits, en boîte, surgelés, apportés sous forme de poêlée cuisinée (surgelée ou non), frais, sous forme de potage... Faites les bons choix par rapport à leur teneur en fer.
⇨ **Apports en fibres alimentaires végétales, en sels minéraux, en vitamines et en eau.**

➤ **Un apport en matières grasses :** évitez les graisses cuites telles les viandes cuites dans la matière grasse. Pas trop de crème fraîche. Evitez la margarine végétale si possible. Privilégiez le beurre cru, et l'huile d'olive pour la cuisson et l'huile de noix pour l'assaisonnement. Cependant, l'alternance régulière des huiles végétales est conseillée. Pas d'excès dans les apports.
⇨ **Apports indispensables en acides gras, omégas 3, 6 et 9, en vitamines A, E, K et D et en énergie.**

➤ **Un apport en fruit au choix :** fruit frais, fruit frais pressé soi-même, jus de fruit **100% fruits avec leur pulpe**, compote de fruits **sans sucre ajouté, fruits pochés. <u>Pas d'agrumes pendant ou en fin de repas.</u>**
⇨ **Apports en eau, vitamines, sels minéraux et fibres alimentaires végétales.**

➤ **Des apports en produits sucrés :** confiture, gelée, marmelade, sucres, miel, chocolats, gâteaux riches en sucre... n'ont pas d'intérêt particulier, à l'exception du **chocolat noir**, plus il sera noir et mieux cela sera. Le goût du sucre peut-être remplacé par des édulcorants : aspartame, sucralose, extrait de Stévia sans aucun problème.

Le goûter

Le goûter n'est absolument pas indispensable, vous pouvez vous en priver si vous le désirez.

Voici la composition de goûter que je vous conseille :

➢ **Produit laitier au choix, ces apports sont importants** : laits de mammifères (vache, brebis, chèvre...) entiers, demi-écrémés, écrémés, lait d'amande, lait d'avoine, **pas de lait de soja**, yaourt, petit suisse, fromage blanc, sucrés ou non, avec ou sans fruit, **pas à base de soja**, édulcorés ou non, allégés en matières grasses ou non, fromage au choix, crème dessert lactée, crème pâtissière, flan... mais peut également être apporté sous la forme de riz au lait, semoule au lait...
⇨ **Apports en calcium et en protéines animales de haute valeur biologique.**

➢ **Un apport en féculent au choix** : pain à la farine de blé **blutée*** (le pain blanc **sera favorisé** par rapport au pain complet ou aux céréales...) Le pain peut être grillé soi-même sans problème, riz au lait, semoule au lait, pain suédois à la farine de froment, flocons d'avoine, biscuits spéciaux pour petit-déjeuner, pain au lait, brioche (pas trop souvent et pas très conseillée)... **Evitez de consommer** : toutes les biscottes, cracottes, les céréales allégées pour régime, les céréales à base de blé soufflé qui sont très sucrées, les galettes de riz soufflé... **Pas de céréales complètes** ou de produits céréaliers à base de céréales complètes type muesli...
⇨ **Apports en énergie à diffusion lente et progressive.**

➢ **Un apport en fruit au choix** : fruit frais, fruit frais pressé soi-même, jus de fruits **100% fruit avec leur pulpe**, compote de fruits **sans sucre ajouté**. Aucun choix de fruit n'est nécessaire, car le petit déjeuner sera pauvre en fer, donc, les apports en vitamine C du petit déjeuner nous importe peu.
⇨ **Apports en eau, vitamines, sels minéraux et fibres alimentaires végétales.**

➢ **Un apport en matières grasses :** privilégiez le beurre, mais pas d'excès d'apport dans le petit déjeuner. Attention à la margarine végétale, qui apporte de l'huile de palme en quantité plus ou moins importante, je ne vous la conseille pas. Les beurres allégés en matières grasses sont également allégés en vitamines A, E et D (donc pas très intéressants en définitive).
➥ **Apports indispensables en acides gras, cholestérol, vitamines A, E et D et en énergie.**

➢ **Un apport en légumes verts :** sous forme de potage par exemple, sera possible et sera même très intéressant.
➥ **Apports en fibres alimentaires végétales, en eau, en vitamines et en sels minéraux.**

➢ **Apport en produit sucré :** le chocolat noir sera hautement privilégié.

Exemples de petits-déjeuners (et de goûters) conseillés en cas d'hémochromatose.

Exemple 1

- Boisson(s) chaude(s) et/ou froide(s) : café, et/ou thé, et/ou tisane, non sucrée(s) ou édulcorée(s).

- Lait (entier, demi écrémé, écrémé), yaourt ou fromage blanc ou petit suisse, crème dessert... vous **consommerez ceux que vous aimez : au lait entier**☺, **sucrés**☺ **ou 0% matière grasse et édulcorés**☺☺☺ avec ou sans fruit, au lait d'amande ou de mammifère... Pas de lait de soja si possible.
⇨ *Apport en produit laitier.*

- **Une portion de pain.** Le pain ne sera pas complet ni aux céréales, mais vous consommerez du pain uniquement blanc, à base de céréales **blutées***. Le pain peut être grillé ou non.
⇨ *Apport en féculent.*

- Beurre☺☺☺ ou margarine végétale☹. Les beurres allégés (41 %, 20 %, 15 % MG...) sont allégés en calories mais également en vitamines, ce qui réduit leur intérêt nutritionnel.
⇨ *Apport en matières grasses.*

- 1 compote de fruits sans sucre ajouté.
⇨ *Apport en fruits.*

Exemple 2

- Boisson(s) chaude(s) et/ou froide(s) : café, et/ou thé, et/ou tisane, non sucrée(s) ou édulcorée(s).

- Une portion de pain. Le pain ne sera pas complet ni aux céréales, mais vous consommerez du pain uniquement blanc, à base de céréales **blutées***. Le pain peut être grillé ou non.
➪ *Apport en féculent.*

- Fromage au choix.
➪ *Apports en produit laitier (fromage) et en matières grasses (celles du fromage, voir ci dessous ↓).*

- 1 fruit frais au choix.
➪ *Apport en fruit.*

✋ Les matières grasses du fromage remplacent celles apportées en temps normal par le beurre, **qui est dans le cas présent absent**. Par pitié, ne soyez pas comme les normands : ne pas consommer le fromage avec du beurre (ni avec de la margarine végétale !)

Exemple 3

- Boisson(s) chaude(s) et/ou froide(s) : café, et/ou thé, et/ou tisane, non sucrée(s) ou édulcorée(s).

- Lait (entier, demi écrémé, écrémé), yaourt ou fromage blanc ou petit suisse, crème dessert... vous **consommerez ceux que vous aimez : au lait entier**☺, **sucrés**☺ **ou 0% matière grasse et édulcorés**☺☺☺ avec ou sans fruit, au lait d'amande ou de mammifère... Pas de lait de soja si possible.
➪ *Apport en produit laitier.*

- 1 verre de jus de fruits 100% fruit.
⇨ *Apport en fruits.*

- Petits pains suédois à base de farine de froment.
⇨ *Apport en féculent.*

- Beurre☺☺☺ ou margarine végétale☹. Les beurres allégés (41 %, 20 %, 15 % MG...) sont allégés en calories mais également en vitamines, ce qui réduit leur intérêt nutritionnel.
⇨ *Apport en matières grasses.*

Exemple 4

- Boisson(s) chaude(s) et/ou froide(s) : café, et/ou thé, et/ou tisane, non sucrée(s) ou édulcorée(s).

- Lait (entier, demi écrémé, écrémé), yaourt ou fromage blanc ou petit suisse, crème dessert... vous **consommerez ceux que vous aimez : au lait entier**☺**, sucrés**☺ **ou 0% matière grasse et édulcorés**☺☺☺ avec ou sans fruit, au lait d'amande ou de mammifère... Pas de lait de soja si possible.
⇨ *Apport en produit laitier.*

- Pains au lait accompagnés d'un peu de confiture.
⇨ *Apports en féculent et en fruits.*

Exemples de déjeuners conseillés en cas d'hémochromatose.

Exemple 1

- Crudités au choix dressées avec vinaigrette, sel et poivre.
⇨ *Apports en légumes verts + une part d'huile qui représente une partie des apports conseillés en matières grasses.*

- 1 viande grillée, **pas de viande rouge** (sel et poivre).
⇨ *Apport en protéines animales.*

- Pâtes (les pâtes **ne seront pas** à base de blé complet), accompagnées après cuisson d'une noisette de beurre et de gruyère râpé.
⇨ *Le beurre représente la partie restante des apports recommandés en matières grasses pour le déjeuner + apports en un produit laitier qui est représenté par le gruyère râpé (fromage) + apport en féculent (les pâtes).*

- **Une portion de pain.** Le pain ne sera pas complet ni aux céréales, mais vous consommerez du pain uniquement blanc, à base de céréales **blutées***.
⇨ *Apport en féculent.*

- 1 pomme.
⇨ *Apport en fruit.*

Exemple 2

- Salade composée avec : tomate, concombre, laitue, maïs doux à volonté, du surimi et du thon au naturel + riz (**pas de** riz complet) + un peu d'huile pour faire la vinaigrette, sel et poivre.

⇨ *Apports en légumes verts + protéines animales (thon et surimi) + féculent (riz) + matières grasses (huile végétale).*

- **Une portion de pain.** Le pain ne sera pas complet ni aux céréales, mais vous consommerez du pain uniquement blanc, à base de céréales **blutées***.
⇨ *Apport en féculent.*

- Fromage au choix.
⇨ *Apport en produit laitier.*

- Une compote de fruits au choix **sans sucre ajouté**.
⇨ *Apport en fruits.*

Exemple 3

- 2 tomates farcies avec de la viande blanche hachée et du riz cuit pilaf au curry (**pas de** riz complet), sel et poivre.
⇨ *Apports en légume vert (tomates) + protéines animales (viande) + féculent (riz) + matières grasses (de l'huile végétale fut utilisée pour l'élaboration du riz pilaf).*

- **Une portion de pain.** Le pain ne sera pas complet ni aux céréales, mais vous consommerez du pain uniquement blanc, à base de céréales **blutées***.
⇨ *Apport en féculent.*

- 1 yaourt aux fruits au choix **au lait entier☺, sucré☹ ou 0% matière grasse et édulcoré☹☹☹. Pas à base de soja si possible.**
⇨ *Apport en produit laitier.*

- Banane.
⇨ *Apport en fruit.*

Exemple 4

- Salade composée de pommes de terre avec une vinaigrette élaborée avec un peu de moutarde, de la sauce Maggi saveur (genre Viandox), sel et poivre.
➪ *Apports en féculent (pommes de terre) + matières grasses (huile végétale).*

- 1 beau rouget cuit en papillote, accompagné d'une julienne de légumes verts à volonté, sel et poivre.
➪ *Apports en protéines animales (poisson) + légumes verts.*

- **Une portion de pain.** Le pain ne sera pas complet ni aux céréales, mais vous consommerez du pain uniquement blanc, à base de céréales **blutées***.
➪ *Apport en féculent.*

- Fromage au choix.
➪ *Apport en produit laitier.*

- 1 tartelette aux poires.
➪ *Apport en fruit.*

Exemple 5

- Poisson pané cuit au four, sel et poivre.
➪ *Apports en protéines animales (poisson pané).*

- Pommes de terre frites au four (frites surgelées à cuire au four)☺☺☺, sinon frites naturelles « maison » à cuire dans la machine qui n'utilise d'une cuillère à soupe d'huile... ☺☺☺ ou encore frites traditionnelles cuites dans de l'huile de friture☺.
➪ *Apports en féculent (pommes de terre) + matières grasses.*

- **Une portion de pain.** Le pain ne sera pas complet ni aux céréales, mais vous consommerez du pain uniquement blanc, à base de céréales **blutées***.
⇨ *Apport en féculent.*

- Laitue **à volonté** avec vinaigrette, sel et poivre.
⇨ *Apports en matières grasses + légume vert (laitue).*

- Fromage blanc, **au lait entier**☺, **sucré**☺ **ou 0% matière grasse et édulcoré**☺☺☺, accompagné de morceaux de fruits frais au choix.
⇨ *Apports en produit laitier et en fruits.*

Exemple 6

- Salade de tomates avec vinaigrette, sel et poivre.
⇨ *Apports en légume vert (tomates) + matières grasses (huile végétale).*

- Quiche au poisson (poisson au choix), faite avec une pâte feuilletée ou brisée.
⇨ *Apport en protéines animales (poisson) + apport léger en produits laitiers (appareil à flan) + apport léger en féculent (pâte feuilletée ou brisée).*

- **Une portion de pain.** Le pain ne sera pas complet ni aux céréales, mais vous consommerez du pain uniquement blanc, à base de céréales **blutées***.
⇨ *Apport en féculent.*

- 1 semoule de riz au lait faite « maison » ou industrielle.
⇨ *Apports en produit laitier (lait) + féculent (semoule de riz).*

- Tranches d'ananas au naturel.
⇨ *Apport en fruit.*

Exemples de dîners conseillés en cas d'hémochromatose.

Exemple 1

- Potage de légumes (la quantité de potage n'est pas limitée), sel et poivre.
⇨ *Apport en légumes verts.*

- 2 gros œufs cuits « au plat », dans une poêle antiadhésive, avec un peu d'huile végétale au choix. **ŒUFS NON OBLIGATOIRES.**
⇨ *Apports en protéines animales (œufs) + matières grasses (huile végétale).*

- Bouquets de chou brocoli à volonté cuits à la vapeur, sel et poivre.
⇨ *Apport en légume vert.*

- **Une portion de pain.** Le pain ne sera pas complet ni aux céréales, mais vous consommerez du pain uniquement blanc, à base de céréales **blutées***.
⇨ *Apport en féculent.*

- Fromage au choix.
⇨ *Apport en produit laitier.*

- Une poignée de cerises.
⇨ *Apport en fruits.*

Exemple 2

- Taboulé.
⇨ *Apports en féculent (semoule de blé) + matières grasses (huile végétale du taboulé).*

- Roulades de blancs de poireaux au jambon blanc, accompagnées de crème fraîche (ou béchamel), le tout parsemé de gruyère râpé, puis l'ensemble cuit au four, sel et poivre. **JAMBON NON OBLIGATOIRE.**
⇨ *Apports en légume vert (poireaux) + protéines animales (jambon blanc) + matières grasses et produits laitiers (crème fraîche et gruyère).*

- **Une portion de pain.** Le pain ne sera pas complet ni aux céréales, mais vous consommerez du pain uniquement blanc, à base de céréales **blutées***.
⇨ *Apport en féculent.*

- Un yaourt aux fruits au choix : **au lait entier**☺, **sucré**☹ ou **0% matière grasse et édulcoré**☹☹☺, au lait de mammifère.
⇨ *Apports en produit laitier et en fruits.*

- Une compote de rhubarbe faite « maison » édulcorée ou sucrée.
⇨ *Apport en fruit (pas tout à fait vrai, en effet, la rhubarbe est un légume vert...)*

Exemple 3

- Salade composée de crevettes décortiquées, coques, tomate, concombre, pomme golden coupée en dès, jeunes pousses de maïs doux, le tout assaisonné d'une sauce fromage blanc + un peu d'huile végétale + vinaigre, sel et poivre. **CREVETTES ET COQUES NON OBLIGATOIRES.**

⇨ *Apports en légumes verts (tomate, jeunes pousses de maïs et concombre) + protéines animales (crevettes, coques) + produit laitier (fromage blanc) + matières grasses (huile végétale) + apport en fruit (pomme).*

- **Une portion de pain.** Le pain ne sera pas complet ni aux céréales, mais vous consommerez du pain uniquement blanc, à base de céréales **blutées***.
⇨ *Apport en féculent.*

Exemple 4

- Salade de pommes de terre sauce vinaigrette à la moutarde, sel et poivre.
⇨ *Apports en féculent (pommes de terre) + matières grasses (huile végétale).*

- Rôti de veau cuit. **NON OBLIGATOIRE.**
⇨ *Apport en protéines animales.*

- Bouquets de chou fleur cuits à la vapeur, puis nappés d'une sauce béchamel, sel et poivre.
⇨ *Apports en légume vert (chou fleur) + produit laitier (béchamel) + léger apport en féculent (béchamel).*

- **Une portion de pain.** Le pain ne sera pas complet ni aux céréales, mais vous consommerez du pain uniquement blanc, à base de céréales **blutées***.
⇨ *Apport en féculent.*

- Fromage au choix.
⇨ *Apport en produit laitier.*

- 2 clémentines.
⇨ *Apport en fruits.*

Exemple 5

- Potage de légumes au choix, sel et poivre.
⇨ *Apport en légumes verts.*

- Une andouillette grillée. **NON OBLIGATOIRE.**
⇨ *Apport en protéines animales.*

- Petits pois et carottes, accompagnés d'une noisette de beurre.
⇨ *Apports en légumes verts (petits pois et carottes) + matières grasses (beurre).*

- **Une portion de pain.** Le pain ne sera pas complet ni aux céréales, mais vous consommerez du pain uniquement blanc, à base de céréales **blutées***.
⇨ *Apport en féculent.*

- 1 crème dessert light ou non saveur chocolat.
⇨ *Apport en produit laitier.*

- Salade de fruits au naturel ou au sirop léger.
⇨ *Apport en fruits.*

Tableau récapitulatif pour l'hémochromatose.

Dénominations	Intérêt général	Intérêt petit déjeuner	Intérêt au déjeuner	Intérêt au goûter	Intérêt au dîner
Produits laitiers	☺☺☺*	☺☺☺	☺☺☺	☺☺☺	☺☺☺
Fromages	☺☺	☺☺	☺☺☺	☺☺*	☺☺
Viandes, œufs, poissons et **assimilés***	☺☺*	☹	☺☺☺	☹	☹
Pain blanc	☺☺	☺☺☺	☺☺☺	☺☺	☺☺☺
Pain complet et assimilés	☹*	☹	☹	☹	☹
Légumes verts et fruits frais	☺☺☺	☺☺☺	☺☺☺	☺☺☺	☺☺☺
Féculents **blutées***	☺☺☺	☺☺	☺☺☺	☺☺	☺☺☺
Féculents complets	☹	☹	☹	☹	☹
Matières grasses	☺☺☺	☺☺☺	☺☺☺	☺	☺☺
Sucres et produits sucrés	☺*	☺	☺	☺	☺
Activité physique	☹*				
Perte de poids	☹				
Importance de la diététique	☺☺				

Je résume, l'alimentation en cas d'hémochromatose.

➢ Le régime alimentaire à suivre sera à vie. Il sera parfaitement équilibré, et les apports en fer d'origine alimentaire, surtout héminique, seront réduits au maximum.
➢ Au rayon des produits laitiers (hors fromage) : **tous**.
➢ Au rayon des fromages : **tous**.
➢ Au rayon des viandes, poissons, œufs et assimilés : **tous (faire cependant les bons choix en fonction de leur teneur relative en fer),** aucun mode de cuisson ne sera imposé. Les apports seront au déjeuner, mais idéalement, **ils seront évités au dîner.**
➢ Au rayon du pain : le pain complet, le pain aux graines... sont à éviter, **privilégiez le pain blanc.**
➢ Au rayon des féculents, ils seront indispensables : **céréales blutées* conseillées.** Les féculents seront apportés à chaque repas, cependant, ils peuvent être évités au dîner si vous le désirez.
➢ Au rayon des légumes verts (rendez vous sur mon site à la rubrique : « - Liste des légumes verts ») : **tous (choix cependant à faire en fonction de leur teneur relative en fer).**
➢ Au rayon des fruits frais, compotes, jus de fruits 100% fruit : **tous. Limitez cependant la consommation d'agrumes. Pas de jus d'agrumes en mangeant.**
➢ Au rayon des matières grasses : elles ne poseront pas de problème.
➢ Au rayon du sucre et des produits sucrés : **inutiles, mais non problématiques. Consommez du chocolat très noir en bonne quantité.**
➢ Les boissons seront plates ou gazeuses : aucun problème.
➢ Au rayon des condiments (sel, poivre, épices, moutarde...) : **tous**.
➢ Le poids n'intervient pas dans l'hémochromatose.
➢ L'activité physique n'est absolument pas déconseillée.

L'INTOLERANCE AU FRUCTOSE

Les mots accompagnés d'un astérisque* sont définis à la page 419.

Définition : l'intolérance au fructose ou **fructosémie**, est une maladie métabolique héréditaire, liée à un déficit de l'activité d'une enzyme hépatique, empêchant le foie de métaboliser normalement le fructose d'origine alimentaire. Elle touche environ 1 nouveau-né sur 20000 naissances.

Physiopathologie : le fructose provient soit de certains aliments (surtout **des fruits** dont il est le sucre majoritaire), soit de l'hydrolyse du **saccharose** (sucre blanc, roux, de canne, sucre glace...), soit du **sorbitol**. En cas d'ingestion de ces nutriments, le malade atteint de fructosémie, souffre de diarrhées, de vomissements et d'**hypoglycémies***. Le foie et les reins sont plus ou moins atteints, des complications graves peuvent en résulter. Certaines de ces complications **peuvent être mortelles**. Le régime de la fructosémie correspond à **l'élimination totale** du fructose de l'alimentation **à vie**, ce qui en fait un régime très restrictif.

Mesures hygiéno-diététiques :

1- Les sucres (sucre blanc, roux, de canne, miel, cassonade, sucre glace...), et tous les produits sucrés qui en contiennent (confitures, pâtisseries, bonbons, gâteaux, confiture, gelée, marmelades...) **sont interdits**.
   Pourquoi ? Le sucre s'appelle saccharose, et le saccharose, dès son ingestion est hydrolysé en glucose + **fructose** dans l'organisme.

2- Tous les fruits frais et secs **sont interdits**.
   Pourquoi ? Les fruits sont des apports importants en fructose, en effet, le **fructose est le sucre majoritaire des fruits**.

3- Lire les étiquettes des produits, et les ingrédients suivants : saccharose, sucrose, lévulose, raffinose, stachyose, fructose, sorbitol sont interdits.

Pourquoi ? Ce sont des formes combinées du fructose, donc interdits.

4- Les produits suivants sont interdits (liste non exhaustive) : laits concentrés sucrés, tous les laits secs sucrés, les fromages à tartiner type crème de gruyère, les laitages et les yaourts sucrés, fruités, ou 0% MG **édulcorés au fructose** tel « Panier de Yoplait 0% aux fruits » par exemple, les farines de blé germé, de caroube, de cacao, de soja, d'orge. Le pain d'épice, les pains spéciaux, les viennoiseries, la floraline, les biscottes, les conserves de poisson ou de viande, les charcuteries, les préparations du traiteur, la sauce anglaise, le ketchup, la mayonnaise du commerce, les sauces allégées du commerce, cornichon, petits oignons, sauces du commerce, jus de fruits, sirops, boissons chocolatées, chicorée, sodas, limonade, cidre, bière, poiré, mucilage, agar agar, gomme...

Pourquoi ? Ces produits alimentaires sont des sources de fructose.

5- Les légumes suivants : betterave rouge, citrouille, artichaut, carotte, patate douce, topinambour, poireau, chou rouge, oignon, aubergine, tomate et épi de maïs **sont interdits**. Les autres légumes verts pourront être consommés **en quantité modérée**.

Pourquoi ? Les légumes cités sont riches en fructose et/ou en saccharose. Les autres légumes verts n'en sont pas dépourvus, mais leur teneur respective en fructose est suffisamment faible, pour pouvoir permettre leur consommation de façon **modérée**.

6- Attention : le fructose est souvent utilisé comme édulcorant, faites attention aux produits allégés au goût sucré, car ils peuvent être édulcorés au fructose, donc ces **produits sont interdits**. (Lisez attentivement les étiquettes nutritionnelles).

7- Les produits laitiers suivants **sont autorisés** à la consommation : lait ordinaire nature (entier, demi-écrémé, écrémé), lait concentré non sucré, lait en poudre non sucré, lait de femme, lait pour nourrissons à protéines modifiées, kéfir, petit suisse nature sans sucre, yaourt nature sans sucre, fromage blanc nature sans sucre, fromages natures tels : Port salut, Babybel, camembert, brie, chèvre nature, Kiri, Samos. (Liste non exhaustive).

Pourquoi ? Les produits laitiers cités sont **dépourvus** de fructose ou de l'un de ses dérivés.

8- Les produits laitiers suivants **sont interdits** à la consommation : lait de soja et ses dérivés, lait d'amande sucré, lait concentré sucré, lait en poudre sucré, laits aromatisés, yaourt de soja, yaourt nature sucré, fromage frais sucré, fromage blanc aux fines herbes, fromages fondus dont la liste des ingrédients n'est pas suffisamment précise, fromages aux fines herbes, à l'ail, aux noix, au paprika, aux champignons, les entremets du commerce, lait fermenté contenant des bifido-fibres, fruits oléagineux… (Liste non exhaustive).

Pourquoi ? Les produits laitiers cités sont **pourvus** de fructose ou de l'un de ses dérivés, ils sont donc toxiques.

9- Les produits carnés suivant sont autorisés à la consommation : toutes les viandes de boucherie, tous les produits de la mer frais ou surgelés mais non préparés industriellement, les œufs… (Liste non exhaustive).

Pourquoi ? Les produits carnés cités sont **dépourvus** de fructose ou de l'un de ses dérivés.

10- Les produits carnés suivants **sont interdits** à la consommation : abats, viandes préparées industriellement, produits panés, en conserves, charcuteries dont la composition n'est pas connue, surimi, poisson frit du commerce, plats cuisinés à base de poisson du commerce, quenelles…(Liste non exhaustive).

Pourquoi ? Les produits carnés cités sont **pourvus** de fructose ou de l'un de ses dérivés, ils sont donc toxiques.

11- Les produits céréaliers suivants sont **interdits** à la consommation : boulgour, blédine, Ebly, sorgho, floraline, pâtes complètes et toutes les pâtes aux légumes, le riz complet, le pain complet, pain aux céréales, chapelure, pain de mie, biscotte, triscotte, pain grillé du commerce, tous les biscuits, les viennoiseries … (Liste non exhaustive).

Pourquoi ? Les produits céréaliers cités sont **pourvus** de fructose ou de l'un de ses dérivés, ils sont donc toxiques.

12- Les produits céréaliers suivants sont autorisés à la consommation : pain blanc, riz blanc, pâtes de blé tendre, farine de blé **blutée***, farine d'avoine, farine de riz, Maïzena, farine de sarrasin, fécule de pomme de terre, tapioca, flocon d'avoine, semoule de blé tendre, semoule de maïs, pain azyme, chips… (Liste non exhaustive).

Pourquoi ? Les produits céréaliers cités sont **dépourvus** de fructose ou de l'un de ses dérivés.

13- Les boissons suivantes, alcoolisées ou non, sont interdites à la consommation : Volvic citron, Volvic menthe, tisanes en poudre, chicorée, thé en poudre, vin rouge, boissons anisées (pastis, Ricard, Berger…), les champagnes, toutes les liqueurs et eaux de vie, cidre, mousseux, les vins cuits, doux, moelleux… (Liste non exhaustive).

Pourquoi ? Les produits cités sont **pourvus** de fructose ou de l'un de ses dérivés, ils sont donc toxiques.

14- Les produits qui contiennent les mentions suivantes sur la liste des ingrédients (étiquette nutritionnelle) sont interdits à la consommation : sucre inverti (= miel), fructo-oligosaccharides, amidon modifié, inuline, E444, E473, E474, E410, E953 et E965, E967, maltitol, isomalt, tagatose, xylitole… (Liste non exhaustive).

Pourquoi ? Les produits cités sont **pourvus** de fructose ou de l'un de ses dérivés, ils sont donc toxiques.

15- Les édulcorants suivants et les produits allégés qui en contiennent sont autorisés à la consommation : aspartame et extrait de Stévia. **Le sucralose est interdit.** (Liste non exhaustive).

Plan type d'une journée d'alimentation, adapté dans le cadre d'une fructosémie.

☝ **ATTENTION** : il s'agit d'une proposition d'alimentation adaptée aux personnes souffrant de fructosémie, c'est-à-dire aux personnes qui ne souffrent d'aucune autre pathologie connue, et ne réclamant aucune autre mesure diététique particulière que celle liée à la fructosémie.

Le petit-déjeuner

Le petit déjeuner doit être énergétique, riche en sucres lents sous forme de féculent, mais doit être également riche en calcium, en eau et doit apporter un peu de matières grasses et des fibres alimentaires végétales en quantité.

Voici la composition de petit-déjeuner que je vous conseille :

➢ **Produit laitier (choix à faire selon leur teneur propre en fructose) aucun ne doit être sucré :** lait (entier, demi écrémé, écrémé) nature, yaourt nature (sans sucre, sans fruit), petit suisse nature, fromage blanc nature, fromage (pas tous : choix à faire), crème dessert lactée non sucrée, mais peut également être apporté sous la forme de riz au lait « MAISON » édulcoré à l'aspartame, semoule au lait « MAISON » édulcorée à l'aspartame...
⇨ **Apports en calcium et en protéines animales de haute valeur biologique.**

➢ **Un apport en féculent au choix (attention au fructose caché dans certains aliments industriels) :** pain (le pain complet, aux céréales... **seront interdits),** ne consommez que du pain blanc boulanger (pas de pain de mie), le pain peut être grillé soi-même, flocons d'avoine, riz au lait MAISON aux édulcorants (sauf

sucralose), semoule au lait MAISON aux édulcorants (sauf sucralose), bouillie de maïzena, flocon d'avoine, galette de riz nature…Bien lire les étiquettes : le fructose est très présent dans les produits du petit déjeuner, notamment sous forme de sucre.
⇨ **Apport en énergie à diffusion lente et progressive, apports faibles en fibres alimentaires végétales, sels minéraux et vitamines.**

➢ **Aucun apport en fruit de quelque sorte que ce soit : interdit**.

➢ **Un apport en matières grasses :** privilégiez le beurre. La margarine végétale pourra être également consommée, mais elle est moins intéressante que le beurre sur le plan nutritionnel, car celle-ci apporte de l'huile de palme nocive pour la santé et pour la planète. Les beurres allégés en matières grasses sont également allégés en vitamines A, E et D (donc pas très intéressants en définitive).
⇨ **Apports en acides gras, cholestérol, vitamines A, E et D indispensables et en énergie.**

➢ **Aucun apport en produit sucré : interdit**. Le goût du sucre peut-être remplacé par des édulcorants : aspartame ou extrait de Stévia sans aucun problème, **sauf évidement par le fructose ainsi que par le sucralose, qui sont interdits à la consommation**.

➢ **Un apport en légumes verts (choix à faire en fonction de leur teneur respective en fructose) :** sous forme de potage par exemple, sera possible.
⇨ **Apports en fibres alimentaires végétales très importants, en eau, en vitamines et en sels minéraux.**

Le déjeuner et le dîner

<u>Le déjeuner</u> doit être énergétique, riche en sucres lents sous forme de féculents, mais doit être également riche en protéines animales, en calcium, en eau et doit apporter un peu de matières grasses, ainsi que des fibres alimentaires végétales en quantité importante.

<u>Le dîner</u> ne doit pas être aussi calorique que le déjeuner, la présence des féculents n'est pas une obligation. Les apports en protéines animales peuvent être évités si vous le désirez. Les apports alimentaires en calcium, en eau seront importants, et ceux en matières grasses également. Des fibres alimentaires végétales, apportées en quantité, sont impératives.

Voici la composition de déjeuner que je vous conseille :

➢ **Produit laitier (choix à faire selon leur teneur propre en fructose) <u>aucun ne doit être sucré</u> :** lait (entier, demi écrémé, écrémé) nature, yaourt nature (sans sucre, sans fruit), petit suisse nature, fromage blanc nature, fromage (pas tous), crème dessert lactée non sucrée, mais peut également être apporté sous la forme de riz au lait « MAISON » édulcoré à l'aspartame, semoule au lait « MAISON » édulcorée à l'aspartame...
➩ **Apports en calcium et en protéines animales de haute valeur biologique.**

➢ **Un apport en viande, poisson, oeufs ou assimilés* :** environ 100g suffisent par déjeuner, ces apports sont importants et seront consommés nature. Pas de plats cuisinés du commerce, pas de charcuterie dont on ne connaît pas la composition, pas de plats du traiteur, pas de sauce déshydratée du commerce, pas de plats du restaurant...Choix à faire : pas de surimi par exemple.
➩ **Apports en protéines animales de haute valeur biologique, de calcium, de vitamines et de sels minéraux. Les apports en poisson nature sont très intéressants.**

➢ **Un apport en féculents, des choix <u>indispensables</u> sont à faire :** pain (le pain complet, aux céréales... **seront interdits. Ne consommez** que le pain blanc boulanger, pas de pain de mie), pas de riz complet, pas de pâtes complètes, consommez du riz blanc, des pâtes standard au froment, des légumes secs (flageolet, coco, lentilles, soissons...) ou des pommes de terres qui sont les plus courants (rendez vous sur mon site Internet, à la rubrique « liste des féculents » pour avoir une information beaucoup plus complète sur les féculents de disponibles à la consommation courante), attention tous les féculents affichés sur mon site **ne vous sont pas autorisés** ! Les féculents représentent les fondations de votre alimentation et de l'équilibre alimentaire.
⇨ **Apport en énergie à diffusion lente et progressive.**

➢ **Un apport en légumes verts, cet apport est <u>indispensable</u> (choix à faire selon leur teneur propre en fructose, certains sont interdits) :** la consommation de légumes crus est conseillée pour au moins le 1/3 de ces apports totaux journaliers. Les légumes verts peuvent être également cuits, en conserves, surgelés, apportés sous forme de poêlée cuisinée (surgelée ou non) **<u>sans leur sachet d'épices</u>**, frais, sous forme de potage « MAISON » (attention aux potages industriels)... Soyez toujours vigilant aux produits du commerce, lisez les étiquettes nutritionnelles, au mieux : cuisinez tous vos légumes verts **frais vous-même** !
⇨ **Apports très importants en fibres alimentaires végétales, sels minéraux, vitamines et eau.**

➢ **Un apport en matières grasses :** beurres, crème fraîche, margarines (lisez les étiquettes nutritionnelles pour la margarine, on ne sait jamais...), huiles végétales, saindoux... ne présentent aucun problème. Privilégiez l'huile d'olive pour la cuisson et l'huile de noix pour l'assaisonnement. Cependant, l'alternance régulière des huiles végétales est conseillée. Pas d'excès dans les apports = **apports importants en acides gras, omégas 3, 6 et 9, en vitamines A, E, K et D indispensables, et en énergie.**

➢ **Aucun apport en fruit de quelque sorte que ce soit : interdit.**

➤ **Aucun apport en produit sucré : interdit.** Le goût du sucre peut-être remplacé par des édulcorants : aspartame ou extrait de Stévia sans aucun problème, **sauf évidement par le fructose ainsi que par le sucralose, qui sont interdits à la consommation.**

Voici la composition de dîner que je vous conseille :

➤ **Produit laitier (choix à faire selon leur teneur respective en fructose) <u>aucun ne doit être sucré</u> :** lait (entier, demi écrémé, écrémé) nature, yaourt nature (sans sucre, sans fruit), petit suisse nature, fromage blanc nature, fromage (pas tous), crème dessert lactée non sucrée, mais peut également être apporté sous la forme de riz au lait « MAISON » édulcoré à l'aspartame, semoule au lait « MAISON » édulcorée à l'aspartame...
⇨ **Apports en calcium et en protéines animales de haute valeur biologique.**

➤ **Un apport en viande, poisson, oeufs ou assimilés* :** environ 100g suffisent par dîner, ces apports peuvent être évités au repas du dîner, ils seront consommés nature. Pas de plats cuisinés du commerce, pas de charcuterie dont on ne connaît pas la composition, pas de plats du traiteur, pas de sauce déshydratée du commerce, pas de plats du restaurant... pas de surimi.
⇨ **Apports en protéines animales de haute valeur biologique, de calcium, de vitamines et de sels minéraux. Les apports en poisson nature sont très intéressants.**

➤ **Un apport en féculents au choix à faire non <u>indispensable</u> :** pain (le pain complet, aux céréales... **seront interdits. Ne consommez** que le pain blanc boulanger, pas de pain de mie), pas de riz complet, pas de pâtes complètes, consommez du riz blanc, des pâtes standard au froment, des légumes secs (flageolet, coco, lentilles, soissons...) ou des pommes de terres qui sont les plus courants (rendez vous sur mon site Internet, à la rubrique « liste des féculents » pour avoir une information beaucoup plus complète sur les féculents de disponibles à la consommation courante), attention tous les féculents affichés sur mon site **ne sont pas autorisés !**
⇨ **Apport en énergie à diffusion lente et progressive.**

➤ **Un apport en légumes verts, cet apport est <u>indispensable</u> (choix à faire selon leur teneur respective en fructose, certains sont interdits)** : la consommation de légumes crus est conseillée pour au moins le 1/3 de ces apports totaux journaliers. Les légumes verts peuvent être également cuits, en conserves, surgelés, apportés sous forme de poêlée cuisinée (surgelée ou non) sans leur sachet d'épices, frais, sous forme de potage « MAISON » (attention aux potages industriels)... Soyez toujours vigilant aux produits du commerce, lisez toujours les étiquettes nutritionnelles, au mieux : cuisinez tous vos légumes verts frais vous-même !
⇨ **Apports très importants en fibres alimentaires végétales, sels minéraux, vitamines et eau.**

➤ **Un apport en matières grasses :** beurres, crème fraîche, margarines (lisez les étiquettes nutritionnelles pour la margarine, on ne sait jamais…), huiles végétales, saindoux… ne présentent aucun problème. Privilégiez l'huile d'olive pour la cuisson et l'huile de noix pour l'assaisonnement. Cependant, l'alternance régulière des huiles végétales est conseillée. Pas d'excès dans les apports = **apports importants en acides gras, omégas 3, 6 et 9, en vitamines A, E, K et D indispensables, et en énergie.**

➤ **Aucun apport en fruit de quelque sorte que ce soit : interdit.**

➤ **Aucun apport en produits sucrés : interdit**. Le goût du sucre peut-être remplacé par des édulcorants : aspartame ou extrait de Stévia sans aucun problème, **sauf évidement par le fructose ainsi que par le sucralose, qui sont interdits à la consommation.**

Le goûter

Voici la composition de goûter que je vous conseille :

➢ **Produit laitier (choix à faire selon leur teneur respective en fructose) aucun ne doit être sucré :** lait (entier, demi écrémé, écrémé) nature, yaourt nature (sans sucre, sans fruit), petit suisse nature, fromage blanc nature, fromage (pas tous : choix à faire), crème dessert lactée non sucrée, mais peut également être apporté sous la forme de riz au lait « MAISON » édulcoré à l'aspartame, semoule au lait « MAISON » édulcorée à l'aspartame...
⇨ **Apports en calcium et en protéines animales de haute valeur biologique.**

➢ **Un apport en féculent, choix à faire :** pain (le pain complet, aux céréales... **seront interdits),** ne consommez que du pain blanc boulanger (pas de pain de mie), le pain peut être grillé soi-même, flocons d'avoine, riz au lait MAISON à l'aspartame, semoule au lait MAISON à l'aspartame, bouillie de maïzena, flocon d'avoine, galette de riz nature...Bien lire les étiquettes nutritionnelles : le fructose est très présent dans les produits du petit déjeuner.
⇨ **Apport en énergie à diffusion lente et progressive, apports faibles en fibres alimentaires végétales, en sels minéraux et en vitamines.**

➢ **Aucun apport en fruit de quelque sorte que ce soit : interdit.**

➢ **Un apport en matières grasses :** privilégiez le beurre. La margarine végétale pourra être également consommée, mais elle est moins intéressante que le beurre sur le plan nutritionnel
. ⇨ **Apports en acides gras, cholestérol, vitamines A, E et D indispensables et en énergie.**

➢ **Aucun apport en produits sucrés : interdit.** Le goût du sucre peut-être remplacé par des édulcorants : aspartame ou extrait de Stévia sans aucun problème, **sauf évidement par le fructose ainsi que le sucralose, qui sont interdits à la consommation.**

Exemples de petits-déjeuners (et de goûters) conseillés en cas de fructosémie.

Exemple 1

- Boisson(s) chaude(s) et/ou froide(s) : café, et/ou thé, et/ou tisane, non sucrée(s) ou édulcorée(s).

- Lait (entier, demi écrémé, écrémé) nature non sucré, yaourt nature non sucré ou fromage blanc nature non sucré ou petits suisses natures non sucrés, **consommez ceux que vous aimez : au lait entier☺, ou édulcorés (pas de sucralose ni fructose comme édulcorants), aucun ne sera fruité.** Pas de lait de soja ni dérivés. Pas de lait d'amande sucré.
➪ *Apport en produit laitier.*

- Une portion de pain. Le pain sera du **pain blanc** (à la farine **blutée***) d'origine boulangère essentiellement, pas de pain industriel. Le pain peut être grillé ou non.
➪ *Apport en féculent.*

- Beurre☺☺☺ ou margarine végétale☹. Les beurres allégés (41 %, 20 %, 15 % MG...) seront consommables, mais non obligatoires car moins intéressants nutritionnellement parlant.
➪ *Apports en matières grasses.*

Exemple 2

- Boisson(s) chaude(s) et/ou froide(s) : café, et/ou thé, et/ou tisane, non sucrée(s) ou édulcorée(s).

- Une portion de pain. Le pain sera du **pain blanc** (à la farine **blutée***) d'origine boulangère essentiellement, pas de pain industriel. Le pain peut être grillé ou non.
⇨ *Apport en féculent.*

- Fromage (choix à faire, tous les fromages ne sont pas permis).
⇨ *Apports en produit laitier (fromage) et en matières grasses (celles du fromage, voir ci dessous ⬇).*

✋ Les matières grasses du fromage remplacent celles apportées en temps normal par le beurre, **qui est dans le cas présent absent.**

Exemple 3

- Boisson(s) chaude(s) et/ou froide(s) : café, et/ou thé, et/ou tisane, non sucrée(s) ou édulcorée(s).

- Lait (entier, demi écrémé, écrémé) nature non sucré, yaourt nature non sucré ou fromage blanc nature non sucré ou petits suisses natures non sucrés, **consommez ceux que vous aimez : au lait entier☺, ou édulcorés (pas de sucralose ni fructose comme édulcorants), aucun ne sera fruité.** Pas de lait de soja ni dérivés. Pas de lait d'amande sucré.
⇨ *Apport en produit laitier.*

- Flocons d'avoine.
⇨ *Apport en féculent.*

Exemple 4

- Boisson(s) chaude(s) et/ou froide(s) : café, et/ou thé, et/ou tisane, non sucrée(s) ou édulcorée(s).

- Galettes de sarrasin faites MAISON, servies avec un peu de beurre demi-sel et du fromage (parmi ceux qui sont autorisés).
➪ *Apports en féculent, en matières grasses et en produit laitier.*

Exemple 5

- Boisson(s) chaude(s) et/ou froide(s) : café, et/ou thé, et/ou tisane, non sucrée(s) ou édulcorée(s).

- Lait (entier, demi écrémé, écrémé) nature non sucré, yaourt nature non sucré ou fromage blanc nature non sucré ou petits suisses natures non sucrés, **consommez ceux que vous aimez : au lait entier☺, ou édulcorés, aucun ne sera fruité.** Pas de lait de soja ni dérivés. Pas de lait d'amande sucré.
➪ *Apport en produit laitier.*

- Crêpes natures « maison » à la farine blutée (T45). (Pas de fabrication industrielle).
➪ *Apports en féculent (farine de blé et Maïzena).*

✋ Dans cet exemple de petit-déjeuner, les matières grasses ne sont à nouveau, pas présentes. Cela n'est pas grave.

NB : Les petits déjeuners pour les personnes qui souffrent de fructosémie sont très monotones, car les produits de disponibles, dans le commerce, pour le petit déjeuner, sont très majoritairement sucrés. **Faites attention** : il existe des produits dans le commerce étiquetés « **Sans sucre** », le mot sucre signifie saccharose, mais pas le mot fructose qui, seul, est désigné comme étant **un édulcorant** !

Exemples de déjeuners conseillés en cas de fructosémie.

Exemple 1

- Crudités au choix (attention aux légumes interdits) dressées avec une vinaigrette MAISON, sel et poivre.
⇨ *Apports en légumes verts + une part d'huile qui représente une partie des apports conseillés en matières grasses.*

- 1 viande grillée ou cuite dans un peu de matière grasse, sel et poivre.
⇨ *Apport en protéines animales.*

- Pâtes (les pâtes seront essentiellement à base de blé **bluté***), accompagnées après cuisson d'une noisette de beurre et de gruyère râpé.
⇨ *Le beurre représente la partie restante des apports recommandés en matières grasses pour le déjeuner + apport en un produit laitier qui est représenté par le gruyère râpé (fromage) + apport en un féculent (les pâtes).*

- Une portion de pain. Le pain sera du pain blanc d'origine boulangère essentiellement, pas de pain industriel. **Pas de pain complet, pas de pain aux céréales.**
⇨ *Apport en féculent.*

Exemple 2

- Salade composée avec : radis noir râpé, concombre, laitue, maïs doux, thon au naturel + riz blanc (pas de riz complet) + un peu d'huile pour faire la vinaigrette MAISON, sel et poivre.
⇨ *Apports en légumes verts + protéines animales (thon) + féculent (riz blanc) + matières grasses (huile végétale).*

- Une portion de pain. Le pain sera du pain blanc d'origine boulangère essentiellement, pas de pain industriel. **Pas de pain complet, pas de pain aux céréales.**
⇨ *Apport en féculent.*

- Fromage au choix parmi ceux qui sont autorisés.
⇨ *Apport en produit laitier.*

Exemple 3

- 2 poivrons farcis avec de la viande hachée nature et du riz cuit pilaf au curry (essentiellement du riz blanc), sel et poivre.
⇨ *Apports en légume vert (poivrons) + protéines animales (viande hachée) + féculent (riz blanc) + matières grasses (de l'huile végétale fut utilisée pour l'élaboration du riz pilaf).*

- Une portion de pain. Le pain sera du pain blanc d'origine boulangère essentiellement, pas de pain industriel. **Pas de pain complet, pas de pain aux céréales.**
⇨ *Apport en féculent.*

- 1 yaourt au lait entier ou maigre, nature, sans sucre ou édulcoré (aspartame ou extrait de Stévia), sans fruit.
⇨ *Apport en produit laitier.*

Exemple 4

- Salade composée de pommes de terre avec une vinaigrette MAISON élaborée avec un peu de moutarde (lire son étiquette nutritionnelle), sel et poivre.
⇨ *Apports en féculent (pommes de terre) + matières grasses (huile végétale).*

- 1 beau rouget cuit en papillote, accompagné d'une julienne de légumes verts à volonté (attention aux légumes verts interdits), sel et poivre.
⇨ *Apports en protéines animales (poisson) + légumes verts.*

- Une portion de pain. Le pain sera du pain blanc d'origine boulangère essentiellement, pas de pain industriel. **Pas de pain complet, pas de pain aux céréales.**
⇨ *Apport en féculent.*

- Fromage au choix parmi ceux qui sont autorisés.
⇨ *Apport en produit laitier.*

Exemple 5

- Cuisse de canard confite grillée.
⇨ *Apport en protéines animales.*

- Pommes de terre frites au four (frites surgelées à cuire au four)☺☺☺, sinon frites naturelles « maison » à cuire dans la machine qui n'utilise d'une cuillère à soupe d'huile...☺☺☺ ou encore frites traditionnelles cuites dans de l'huile de friture☺.
⇨ *Apports en féculent (pommes de terre) + matières grasses.*

- Une portion de pain. Le pain sera du pain blanc d'origine boulangère essentiellement, pas de pain industriel. **Pas de pain complet, pas de pain aux céréales.**
⇨ *Apport en féculent.*

- Laitue avec vinaigrette MAISON, sel et poivre.
⇨ *Apports en matières grasses + légume vert (laitue).*

- Fromage blanc au lait entier ou maigre, nature, sans sucre ou édulcoré (aspartame ou extrait de Stévia), sans fruit.
⇨ *Apport en produit laitier.*

Exemple 6

- Salade de céleri-rave rémoulade MAISON, sel et poivre.
⇨ *Apports en légume vert (tomates) + matières grasses (huile végétale).*

- Quiche au poisson (poisson au choix), faite avec une pâte feuilletée ou brisée, tout sera fait MAISON.
⇨ *Apports en protéines animales (poisson) + apports légers en produits laitiers (appareil à flan) + apport léger en féculent (pâte feuilletée ou brisée).*

- Une portion de pain. Le pain sera du pain blanc d'origine boulangère essentiellement, pas de pain industriel. **Pas de pain complet, pas de pain aux céréales.**
⇨ *Apport en féculent.*

- 1 semoule au lait faite « maison », édulcorée à l'aspartame ou à l'extrait de Stévia.
⇨ *Apports en produit laitier (lait) + féculent (semoule de riz).*

Exemples de dîners conseillés en cas de fructosémie.

Exemple 1

- Potage de légumes MAISON (attention aux légumes verts interdits), sel et poivre.
⇨ *Apport en légumes verts.*

- 2 gros œufs cuits « au plat », dans une poêle antiadhésive, avec un peu d'huile végétale au choix. (Souvenez vous que ces apports en oeufs ne sont pas nécessaires au dîner).
⇨ *Apports en protéines animales (œufs) + matières grasses.*

- Bouquets de chou brocoli à volonté cuits à la vapeur, sel et poivre.
⇨ *Apport en légume vert.*

- Une portion de pain. Le pain sera du pain blanc d'origine boulangère essentiellement, pas de pain industriel. **Pas de pain complet, pas de pain aux céréales.**
⇨ *Apport en féculent.*

- Fromage au choix parmi ceux qui sont autorisés.
⇨ *Apport en produit laitier.*

Exemple 2

- Taboulé **ne pas consommer les fruits secs.**
⇨ *Apports en féculent (semoule de blé) + matières grasses (huile végétale du taboulé).*

- Endives au jambon, accompagnées de crème fraîche, le tout parsemé de gruyère râpé, puis l'ensemble cuit au four, sel et poivre.

Une béchamel confectionnée avec de la farine de blé T45 est également tout à fait consommable à la place de la crème fraîche. (Souvenez vous que les apports en jambon ne sont pas nécessaires au dîner).
➪ *Apports en légume vert (endives) + protéines animales (jambon blanc) + matières grasses et produits laitiers (crème fraîche ou béchamel et gruyère).*

- Une portion de pain. Le pain sera du pain blanc d'origine boulangère essentiellement, pas de pain industriel. **Pas de pain complet, pas de pain aux céréales.**
➪ *Apport en féculent.*

- Petits suisses au lait entier ou maigres, natures, sans sucre ou édulcorés (aspartame ou extrait de Stévia), sans fruit.
➪ *Apport en produit laitier.*

- Une compote de rhubarbe faite « maison » édulcorée à l'aspartame ou à l'extrait de Stévia.
➪ *Apport en <u>légume vert</u>. (Et oui !)*

Exemple 3

- Salade composée de crevettes décortiquées, moules cuites, concombre, céleri branche coupé en dès, bouquets de chou romanesco cuits, le tout assaisonné d'une sauce fromage blanc nature + un peu d'huile végétale + jus de citron ou vinaigre d'alcool, sel et poivre.
➪ *Apports en légumes verts (Céleri, chou et concombre) + protéines animales (crevettes, moules) + produit laitier (fromage blanc) + matières grasses (huile végétale).* (Souvenez vous que les apports en crevettes et en moules ne sont pas nécessaires au dîner).

- Une portion de pain. Le pain sera du pain blanc d'origine boulangère essentiellement, pas de pain industriel. **Pas de pain complet, pas de pain aux céréales.**
➪ *Apport en féculent.*

Exemple 4

- Salade de pommes de terre sauce vinaigrette MAISON à la moutarde (lire l'étiquette nutritionnelle), sel et poivre.
➪ *Apports en féculent (pommes de terre) + matières grasses (huile végétale).*

- Rôti de veau cuit. (Souvenez vous que ces apports ne sont pas nécessaires au dîner).
➪ *Apport en protéines animales.*

- Bouquets de chou fleur cuits à la vapeur, puis nappés d'une sauce béchamel MAISON (confectionnée avec de la farine T45), sel et poivre.
➪ *Apports en légume vert (chou fleur) + produit laitier (béchamel) + très léger apport de féculent (béchamel).*

- Une portion de pain. Le pain sera du pain blanc d'origine boulangère essentiellement, pas de pain industriel. **Pas de pain complet, pas de pain aux céréales.**
➪ *Apport en féculent.*

- Fromage au choix parmi ceux qui sont autorisés.
➪ *Apport en produit laitier.*

Exemple 5

- Potage de légumes au choix (attention aux légumes verts interdits), sel et poivre.
➪ *Apport en légumes verts.*

- Une andouillette grillée (de chez le boucher, si confection artisanale et si vous avez confiance en votre boucher). Souvenez vous que ces apports ne sont pas nécessaires au dîner.
➪ *Apport en protéines animales.*

- Purée de pommes de terre, accompagnée d'une noisette de beurre.
➪ *Apports en féculent + matières grasses (beurre).*

- Une portion de pain. Le pain sera du pain blanc d'origine boulangère essentiellement, pas de pain industriel. **Pas de pain complet, pas de pain aux céréales.**
➪ *Apport en féculent.*

- 1 crème dessert MAISON au lait nature, édulcorée avec de l'aspartame ou de l'extrait de stévia, sans fruit.
➪ *Apport en produit laitier.*

Tableau récapitulatif en cas de fructosémie.

Dénominations	Intérêt général	Intérêt petit déjeuner	Intérêt au déjeuner	Intérêt au goûter	Intérêt au dîner
Produits laitiers **sans sucre ni fruit**	☺☺☺*	☺☺☺	☺☺☺	☺☺☺	☺☺☺
Fromages **parmi les autorisés**	☺☺☺	☺☺	☺☺☺	☺*	☺☺
Viandes, œufs, poissons, **assimilés***	☺☺	☺	☺☺☺	☺	☺
Pain blanc	☺☺	☺☺☺	☺☺☺	☺☺	☺☺☺
Pain complet et assimilés	☻X*				
Légumes verts **parmi les autorisés**	☺☺	☺☺☺	☺☺☺	☺☺☺	☺☺☺
Féculents **blutées***	☺☺	☺☺☺	☺☺	☺☺	☺☺
Féculents complets	☻X				
Matières grasses	☺☺*	☺☺	☺☺	☺	☺☺
Sucres, produits sucrés et fruits frais	☻X*				
Activité physique	☹*				
Perte de poids	☹				
Importance de la diététique	☺☺☺				

367

Je résume, l'alimentation en cas de fructosémie.

➢ Le régime alimentaire à suivre sera **à vie**, il sera équilibré, **sans aucun apport alimentaire en fructose ou de ses dérivés.**
➢ Au rayon des produits laitiers (hors fromage) : **tous (sauf produits laitiers sucrés ou édulcorés au fructose ou sucralose et ceux aux fruits).**
➢ Au rayon des fromages : **tous (sauf certains qui sont déconseillés)**.
➢ Au rayon des viandes, poissons, œufs et **assimilés*** : **tous (pas de préparations industrielles ni du traiteur),** aucun mode de cuisson ne sera imposé. Les apports se feront au déjeuner, **ils pourront être évités au dîner à votre convenance.**
➢ Au rayon du pain : le pain complet, aux graines... sont interdits. Seul **le pain blanc du boulanger est à consommer.** Pas de pain de mie ni de pain industriel.
➢ Au rayon des féculents : ils seront indispensables : **céréales complètes interdites**. Les féculents seront apportés à chaque repas, cependant, ils peuvent être évités au dîner. Seules les céréales **blutées*** seront consommées.
➢ Au rayon des légumes verts (rendez vous sur mon site à la rubrique : « - Liste des légumes verts ») : **choix à faire en fonction de leur teneur respective en fructose.**
➢ Au rayon des fruits frais, compotes, jus de fruits… : **ils sont tous strictement interdits.**
➢ Au rayon des matières grasses : elles ne poseront pas de problème. La margarine végétale reste cependant à surveiller.
➢ Au rayon du sucre et des produits sucrés : **tous sont interdits.** Tous les produits **édulcorés au fructose ou au sucralose** seront également interdits. Les autres édulcorants sont autorisés, notamment l'aspartame et l'extrait de Stévia.
➢ Bien lire les étiquettes de tous les produits alimentaires : le fructose se cache sous de nombreuses dénominations.
➢ Les boissons seront plates ou gazeuses : choix à faire.
➢ Au rayon des condiments (sel, poivre, épices, moutarde...) : **tous**.

L'INTOLERANCE AU GALACTOSE

Les mots accompagnés d'un astérisque* sont définis à la page 419.

Définition : l'intolérance au galactose ou **galactosémie**, est une maladie métabolique héréditaire due à l'absence de synthèse par le foie d'une enzyme, qui est responsable du métabolisme du galactose en glucose. Elle touche environ 1 nouveau-né sur 20000 naissances.

Physiopathologie : le galactose provient essentiellement de l'hydrolyse, par l'organisme, du lactose (provenant des laits et des produits laitiers). Si le régime alimentaire adapté n'est pas suivi, et ce, **toute la vie**, mais **surtout pendant les premières années de la vie**, il s'en suit une arriération mentale, une **cataracte*** et une cirrhose précoce du foie (mortelle).

Mesures hygiéno-diététiques : le traitement de la galactosémie est **essentiellement diététique.** Il passe par la suppression totale du galactose et donc, du lactose de l'alimentation, **ainsi que des polymères du galactose et des oligosaccharides de l'alimentation.**

1- L'enfant et l'adulte doivent consommer des substituts de lait sans galactose. De nombreux laboratoires en proposent : Lactalis, Nutricia, Vitaflo...
   Pourquoi ? Comme précisé ci-dessus, le galactose est mortel pour les enfants atteints de galactosémie, de plus, s'il ne les tue pas, le galactose entraîne un **déficit cérébral important et un retard staturo-pondéral** irréversible.

2- Le régime sans galactose est très difficile à suivre.
   Pourquoi ? Beaucoup de polymères du galactose sont **cachés** dans les produits industriels, ainsi, il faudra **lire les étiquettes nutritionnelles de chaque produit attentivement.** La présence de galactose **est certaine** si l'on peut lire, sur l'étiquetage nutritionnel du produit, l'une des mentions suivantes : lait, lactose, galactose,

lactosérum, lactoprotéine, caséines, matières grasses animales, matières grasses non précisées, gélifiants, arôme naturel, caséinates, lactalbumine, stachyose, raffinose, verbascose, additif E415, soja...

3- Tous les laits et les produits laitiers **seront interdits** : laits de femme, d'animaux, de soja ou soya, lait d'amande, protéines de soja, farine de soja, tofu, watto, tempeh, miso, yaourts, fromage blanc, petit suisse, desserts lactés, **tous les fromages**...
Pourquoi ? Ce sont des produits riches plus ou moins en lactose ou galactose, et la molécule de lactose, une fois ingérée par l'organisme, va s'hydrolyser en : glucose + **galactose**.

4- Il existe des produits laitiers spéciaux dits « **délactosés** » ou « **sans lactose** », **qui sont parfaitement adaptés** comme produits laitiers de remplacement en cas de galactosémie, à condition qu'ils soient également garantis **sans galactose**.
Pourquoi ? Le lactose et le galactose étant supprimés de ces aliments, il n'y a donc plus de risque d'hydrolyse de ce lactose en galactose toxique.

5- Tous les plats du traiteur, les viandes cuisinées en sauces, du commerce, les charcuteries artisanales et industrielles, les poissons cuisinés et panés du commerce, le surimi et les nuggets **seront interdits**.
Pourquoi ? Ces produits sont sources de galactose.

6- Certains légumes verts **seront interdits** : petits pois, betterave, tomate (concentré, jus, sauce, crue...), **tous les légumes secs**, les potages et **les purées du commerce**.
Pourquoi ? Ces légumes verts et produits déshydratés, sont des sources importantes de galactose.

7- Certains légumes verts seront consommés en **quantité modérée** : endive, poireau, oignon, carotte, chou brocoli, patate douce, chou de Bruxelles, poivron et citrouille.
Pourquoi ? Ces légumes verts sont des sources moyennement importantes de galactose.

8- Les légumes verts **non mentionnés** dans les points N°6 et N°7 sont consommables **sans problème.**

Pourquoi ? Les légumes verts, **non mentionnés** aux points N°6 et N°7, sont des sources alimentaires **faibles ou inexistantes** en galactose.

9- Certains fruits **seront interdits** : pruneau, mûre, groseille à maquereau, groseille, airelle, goyave, kaki, mangue, papaye, figue, noisette, châtaigne, baies et les jus en contenant.

Pourquoi ? Ces fruits sont des sources **importantes** de galactose.

10- Certains fruits seront consommés en **quantité modérée** : cerise, ananas, kiwi, framboise, citron, datte, pêche, poire, prune, pomme, banane, pastèque, fraise et les jus en contenant.

Pourquoi ? Ces fruits sont des sources **moyennement importantes** de galactose.

11- Les fruits frais, secs et les jus en contenant **non mentionnés** dans les points N°9 et N°10 sont consommables **sans problème.**

Pourquoi ? Ces fruits **non mentionnés** dans les points N°9 et N°10, représentent des sources alimentaires **faibles ou inexistantes** en galactose.

12- Les farines lactées, farines de soja, tofu, pain de soja, pain grillé du commerce, pain de mie, viennoiseries, pain au lait, brioches, biscottes, cracottes, triscottes, les pâtes brisées, sablées, feuilletées, les biscuits et pâtisseries du commerce, le germe de blé, chapelure, les céréales du petit déjeuner contenant du lait ou du chocolat, les farines infantiles lactées sont des **produits alimentaires interdits**.

Pourquoi ? Ces aliments céréaliers représentent des sources alimentaires potentiellement importantes en galactose.

13- Toutes les farines naturelles : blé, orge, avoine, seigle, maïzena, riz, sarrasin, fécule de pommes de terre, pain ordinaire, semoule, tapioca, riz, pâtes **sans œufs**, pâtisseries maison (**préparées sans** crème, ni beurre, ni lait et ni œuf), les corn flakes, miel pops... sont des **aliments céréaliers autorisés**.

Pourquoi ? Ces produits céréaliers représentent des sources alimentaires faibles en galactose.

14- Le **cacao et tous les produits qui en contiennent**, le caramel, les bonbons à la crème, au lait, au beurre, la crème glacée, **le poivre**, la mayonnaise **sont interdits**.

Pourquoi ? Ce sont des apports importants en galactose.

15- Les beurres allégés, le beurre, la crème fraîche, la plupart des margarines végétales, **sont interdits**.

Pourquoi ? Ce sont des apports **importants** en galactose.

16- Toutes les huiles végétales, lard, saindoux, graisse d'oie, certaines margarines, sont autorisés à la consommation.

Pourquoi ? Ces produits gras représentent des sources alimentaires **faibles voire inexistantes** en galactose.

17- Buvez prioritairement des eaux riches en calcium : Vittel, Hépar et Contrex.

Pourquoi ? Ces eaux apportent du calcium indispensable, que les produits laitiers, interdits à la consommation, apportent en temps normal.

18- Tous les produits à base de soja sont interdits (lait, yaourt... de soja).

Pourquoi ? Ils apportent des oligosaccharides toxiques en cas de galactosémie.

19- Les abats **sont interdits** et le jaune d'œufs, ainsi que tous les produits alimentaires qui en contiennent (pâtes aux œufs, sablés, omelette, pâtisseries, crème pâtissière, mayonnaise...) **sont déconseillés, on évitera, pour ces derniers, une consommation trop fréquente, au mieux : ils seront supprimés.**

Pourquoi ? Ils apportent des polymères du galactose appelés galactolipides, qui sont plus ou moins toxiques en cas de galactosémie.

Précision très importante concernant la galactosémie et cet ouvrage :

1- Le régime de restriction alimentaire concernant la galactosémie qui vous est proposé, est surtout **très fortement conseillé aux enfants et aux adolescents** atteints de galactosémie. Une fois adulte, des libertés alimentaires peuvent être accordées, à **partir du moment où le lactose est totalement banni de l'alimentation (par exemple, la consommation d'œufs et d'abats peuvent être autorisés...),** c'est pourquoi le régime intitulé « Régime sans lactose » page 395, <u>peut vous être parfaitement adapté une fois adulte et atteint de galactosémie.</u> Cependant, par mesure de sécurité, je vous conseille tout de même, quel que soit votre âge, un régime alimentaire d'exclusion stricte du galactose, et ce, afin de vous éviter le plus possible d'éventuels soucis de santé, liés au galactose. **La galactosémie entraîne des problèmes de santé très graves. A vous de voir, sous conseils de votre médecin, quelle type d'alimentation mettre en place une fois à l'âge adulte : régime strict sans galactose ou régime sans lactose ?**

2- J'aurai souhaité vous proposer des produits alimentaires dépourvus de risque sanitaire pour votre galactosémie, rendant alors mon travail diététique plus complet. Cependant, deux points m'en ont totalement empêché :
  - Les produits industriels qui sont dépourvus de galactose (ou dérivés) aujourd'hui, peuvent en contenir dès demain !
  - Un produit lambda d'une certaine marque peut très bien ne pas contenir de galactose (ou dérivés), et le même produit lambda, mais d'une autre marque, **en contenir** !

Vous comprenez le dilemme ? La seule et meilleure chose qu'il vous reste à faire : c'est de bien lire toutes les étiquettes nutritionnelles de tous les produits alimentaires que vous consommez ! J'en suis profondément désolé.

Plan type d'une journée d'alimentation équilibrée, adapté dans le cadre d'une galactosémie.

☝ **ATTENTION** : il s'agit d'une proposition d'alimentation adaptée aux <u>adultes</u> (<u>pas aux enfants</u>) atteints de <u>galactosémie essentiellement</u>, c'est-à-dire aux adultes (<u>pas aux enfants</u>) qui ne souffrent d'aucune autre pathologie connue, et ne réclamant aucune autre mesure diététique particulière.

Le petit-déjeuner

Le petit déjeuner doit être énergétique, riche en sucres lents sous forme de féculent, mais doit être également riche en calcium, et doit apporter un peu de matières grasses et des fibres alimentaires végétales en quantité.

Voici la composition de petit-déjeuner que je vous conseille :

➢ **Produit laitier délactosé garanti sans lactose ni galactose (produits médicaux :** Enfamil O-lac, Al 110, Galactomin, Lait sans galactose de chez Nutricia, Vitaflo, Lactalis**), pas de fromage,** , yaourt délactosé sans galactose, petit suisse délactosé sans galactose, fromage blanc délactosé sans galactose, mais peut également être apporté sous la forme de riz au lait délactosé MAISON, semoule au lait délactosé MAISON (et dans ce cas, les apports en féculents seront couverts en plus des apports en produits laitiers)... Les apports en calcium pourront être couverts par des eaux minérales riches en calcium : Hépar, Contrex et Volvic.
⇨ **Apports en calcium et en protéines animales de haute valeur biologique.**

➤ **Un apport en féculent au choix parmi :** pain (le pain complet, aux céréales du boulanger... **seront nettement mieux** que le pain blanc, le pain peut être grillé **soi-même** sans problème), céréales complètes type muesli nature, flocons d'avoine nature, galette de riz soufflée nature, pain suédois (lisez les étiquettes des autres produits céréaliers pour petit-déjeuner avant de les consommer). **Ne pas consommer tous les produits céréaliers industriels qui peuvent contenir du galactose plus ou moins caché tels :** toutes les biscottes, cracottes, les céréales allégées pour régime, les céréales à base de blé soufflé qui sont très sucrées, pain au lait, brioches...tous les produits céréaliers à base de **chocolat**...
➪ **Apports en énergie à diffusion lente et progressive, apportent des fibres alimentaires végétales, des sels minéraux et des vitamines (si céréales complètes).**

➤ **Un apport en fruit au choix (choix à faire selon leur teneur respective en galactose) :** fruit frais, fruit frais pressé soi-même, jus de fruit **100% fruit avec leur pulpe**, compote de fruits.
➪ **Apports en eau, vitamines, sels minéraux et fibres alimentaires végétales.**

➤ **Un apport en matières grasses :** aucun beurre. Attention à la margarine végétale, choisissez celle qui ne possède pas de galactose (étiquetage à lire, si doutes : ne pas en consommer). Toutes les huiles végétales sont consommables.
➪ **Apports en acides gras, vitamines A, E et D indispensables et en énergie.**

➤ **Des apports en produits sucrés :** confiture MAISON, sucre, miel ne possèdent pas de galactose... cependant d'autres produits sucrés (à base de chocolat, de caramel par exemple) en possèdent... lire les étiquettes nutritionnelles de tous les produits sucrés du commerce, afin de ne pas consommer accidentellement du galactose plus ou moins caché. Le goût du sucre peut-être remplacé par des édulcorants : aspartame, sucralose, extrait de Stévia sans aucun problème.

Le déjeuner et le dîner

<u>Le déjeuner</u> doit être énergétique, riche en sucres lents sous forme de féculents, mais doit être également riche en protéines animales, en calcium, en eau (Volvic, Contrex, Hépar) et doit apporter un peu de matières grasses, ainsi que des fibres alimentaires végétales en quantité importante.

<u>Le dîner</u> ne doit pas être aussi calorique que le déjeuner, la présence des féculents n'est pas une obligation. Les apports en protéines animales peuvent être évités, si vous le désirez. Les apports alimentaires en calcium, en eau seront importants, et ceux en matières grasses limités. Des fibres alimentaires végétales, apportées en quantité, sont impératives.

Voici la composition de déjeuner que je vous conseille :

➢ **Produit laitier délactosé garanti sans lactose ni galactose (<u>produits médicaux</u> :** Enfamil O-lac, Al 110, Galactomin, Lait sans galactose de chez Nutricia, Vitaflo, Lactalis**), pas de fromage,** , yaourt délactosé sans galactose, petit suisse délactosé sans galactose, fromage blanc délactosé sans galactose, mais peut également être apporté sous la forme de riz au lait délactosé MAISON, semoule au lait délactosé MAISON (et dans ce cas, les apports en féculents seront couverts en plus des apports en produits laitiers)... Les apports en calcium pourront être couverts par des eaux minérales riches en calcium : Hépar, Contrex et Volvic.
➩ **Apports en calcium et en protéines animales de haute valeur biologique.**

➢ **Un apport en viande, poisson, oeufs ou assimilés*** : environ 100g suffisent par déjeuner, ces apports sont importants. Les modes de cuisson seront grillés, au court-bouillon, au four, en papillote, micro-onde. Pas de produits du traiteur, pas de plats cuisinés industriels. Cuisinez vos plats vous-même. Ne consommez pas trop d'abats ni de **jaunes d'œufs** et tous les plats qui en contiennent.

⇨ **Apports en protéines animales de haute valeur biologique, de calcium, de vitamines et de sels minéraux. Les apports en poisson sont très intéressants.**

➢ **Un apport en féculents <u>indispensable</u> au choix :** pain (le pain complet, aux céréales... **seront nettement mieux** que le pain blanc), consommez du riz complet ou blanc, des pâtes avec ou **sans œufs**, des pommes de terre (rendez vous sur mon site Internet, à la rubrique « liste des féculents » pour avoir une information beaucoup plus complète sur les féculents de disponibles à la consommation courante). **<u>Pas de légumes secs : ils sont interdits.</u>** Les féculents représentent les fondations de votre alimentation et de l'équilibre alimentaire.

⇨ **Apport en énergie à diffusion lente et progressive. Les féculents apportent des fibres alimentaires végétales, des sels minéraux et des vitamines (surtout <u>si céréales complètes</u>).**

➢ **Un apport <u>indispensable</u> en légumes verts (choix à faire selon leur teneur respective en galactose) :** la consommation de légumes crus est conseillée pour au moins le 1/3 de ces apports totaux journaliers. Les légumes verts peuvent être également cuits, en boîte, surgelés, frais, sous forme de potage « maison », de crudités, **<u>mais pas</u>** de légumes verts préparés industriellement, ne consommez pas le sachet d'épices souvent vendu avec les poêlées surgelées...

⇨ **Apports en fibres alimentaires végétales, sels minéraux, vitamines et eau.**

➢ **Un apport en matières grasses <u>végétales</u> :** pas de crème fraîche (sauf si délactosée **et garantie sans galactose**). Pas de beurre. Attention aux margarines végétales : lire les étiquettes nutritionnelles. Privilégiez l'huile d'olive pour la cuisson et l'huile de noix pour l'assaisonnement. Cependant, l'alternance régulière des huiles végétales est conseillée. Pas d'excès dans les apports.

⇨ **Apports importants en acides gras, omégas 3, 6 et 9, en vitamines A, E, K et D indispensables, et en énergie.**

➢ **Un apport en fruit au choix (choix à faire selon leur teneur respective en galactose) :** fruit frais, fruit frais pressé soi-même, jus de fruit **100% fruit avec leur pulpe**, compote de fruits, fruits pochés.
⇨ **Apports en eau, vitamines, sels minéraux et fibres alimentaires végétales.**

➢ **Des apports en produits sucrés :** confiture, sucre, miel ne possèdent pas de galactose... cependant d'autres produits sucrés (à base de chocolat, de caramel par exemple) en possèdent... le mieux sera de bien lire les étiquettes de tous les produits sucrés du commerce, afin de ne pas consommer accidentellement du galactose plus ou moins caché. Le goût du sucre peut-être remplacé par des édulcorants : aspartame, sucralose, extrait de Stévia sans aucun problème.

Voici la composition de dîner que je vous conseille :

➢ **Produit laitier délactosé garanti sans lactose ni galactose (produits médicaux :** Enfamil O-lac, Al 110, Galactomin, Lait sans galactose de chez Nutricia, Vitaflo, Lactalis**), pas de fromage,** , yaourt délactosé sans galactose, petit suisse délactosé sans galactose, fromage blanc délactosé sans galactose, mais peut également être apporté sous la forme de riz au lait délactosé MAISON, semoule au lait délactosé MAISON (et dans ce cas, les apports en féculents seront couverts en plus des apports en produits laitiers)... Les apports en calcium pourront être couverts par des eaux minérales riches en calcium : Hépar, Contrex et Volvic.
⇨ **Apports en calcium et en protéines animales de haute valeur biologique.**

➢ **Un apport en viande, poisson, oeufs ou assimilés* :** environ 100g suffisent par dîner, ces apports peuvent être absents. Les modes de cuisson seront grillés, au court-bouillon, au four, en papillote, micro-onde. Pas de produits du traiteur, pas de plats cuisinés industriels. Cuisinez vos plats vous-même. Ne consommez pas trop d'abats ni de **jaunes d'œufs** et tous les plats qui en contiennent.

➪ **Apports en protéines animales de haute valeur biologique, de calcium, de vitamines et de sels minéraux. Les apports en poisson sont très intéressants.**

➢ **Un apport en féculents, non indispensable au dîner.** Si sensations de faim nocturne, ou activité physique assez importante dans la journée, des apports en féculents peuvent alors être maintenus au repas du dîner : pain (le pain complet, aux céréales... **seront nettement mieux** que le pain blanc), consommez du riz complet ou blanc, des pâtes avec ou **sans œufs**, des pommes de terre (rendez vous sur mon site Internet, à la rubrique « liste des féculents » pour avoir une information beaucoup plus complète sur les féculents de disponibles à la consommation courante). **Pas de légumes secs : ils sont interdits.**
➪ **Apport en énergie à diffusion lente et progressive. Les féculents apportent des fibres alimentaires végétales, des sels minéraux et des vitamines (surtout si céréales complètes).**

➢ **Un apport indispensable en légumes verts (choix à faire selon leur teneur respective en galactose) :** la consommation de légumes crus est conseillée pour au moins le 1/3 de ces apports totaux journaliers. Les légumes verts peuvent être également cuits, en boîte, surgelés, frais, sous forme de potage « maison », de crudités, mais pas de légumes verts préparés industriellement, ne consommez pas le sachet d'épices souvent vendu avec les poêlées surgelées...
➪ **Apports en fibres alimentaires végétales, sels minéraux, vitamines et eau.**

➢ **Un apport en matières grasses végétales :** pas de crème fraîche (sauf si délactosée **et garantie sans galactose**). Pas de beurre. Attention aux margarines végétales : lire les étiquettes nutritionnelles. Privilégiez l'huile d'olive pour la cuisson et l'huile de noix pour l'assaisonnement. Cependant, l'alternance régulière des huiles végétales est conseillée. Pas d'excès dans les apports.
➪ **Apports importants en acides gras, omégas 3, 6 et 9, en vitamines A, E, K et D indispensables, et en énergie.**

➢ **Un apport en fruit au choix (choix à faire selon leur teneur relative en galactose) :** fruit frais, fruit frais pressé soi-même, jus de fruit **100% fruit avec leur pulpe**, compote de fruits, fruits pochés.
⇨ **Apports en eau, vitamines, sels minéraux et fibres alimentaires végétales.**

➢ **Des apports en produits sucrés :** confiture, sucre, miel ne possèdent pas de galactose... cependant d'autres produits sucrés (à base de chocolat, de caramel par exemple) en possèdent... le mieux sera donc de bien lire les étiquettes de tous les produits sucrés du commerce, afin de ne pas consommer accidentellement du galactose caché. Le goût du sucre peut-être remplacé par des édulcorants : aspartame, sucralose, extrait de Stévia sans aucun problème.

Le goûter

Le goûter n'est pas une nécessité nutritionnelle et il peut être largement évité. Cependant, si l'activité physique est importante dans la journée, ou dans l'après-midi, et si sensations de faim, alors pourquoi pas.

Voici la composition de goûter que je vous conseille :

➢ **Produit laitier délactosé garanti sans lactose ni galactose (produits médicaux :** Enfamil O-lac, Al 110, Galactomin, Lait sans galactose de chez Nutricia, Vitaflo, Lactalis**), pas de fromage,** , yaourt délactosé sans galactose, petit suisse délactosé sans galactose, fromage blanc délactosé sans galactose, mais peut également être apporté sous la forme de riz au lait délactosé MAISON, semoule au lait délactosé MAISON (et dans ce cas, les apports en féculents seront couverts en plus des apports en produits laitiers)... Les apports en calcium pourront être couverts par des eaux minérales riches en calcium : Hépar, Contrex et Volvic.
⇨ **Apports en calcium et en protéines animales de haute valeur biologique.**

➤ **Un apport en féculent au choix parmi :** pain (le pain complet, aux céréales du boulanger... **seront nettement mieux** que le pain blanc, le pain peut être grillé **soi-même** sans problème), céréales complètes type muesli nature, flocons d'avoine nature, galette de riz soufflée nature, pain suédois (lisez les étiquettes des autres produits céréaliers pour petit-déjeuner avant de les consommer). **Ne pas consommer tous les produits céréaliers industriels qui peuvent contenir du galactose plus ou moins caché tels :** toutes les biscottes, cracottes, les céréales allégées pour régime, les céréales à base de blé soufflé qui sont très sucrées, pain au lait, brioches...tous les produits céréaliers à base de **chocolat**...
⇨ **Apports en énergie à diffusion lente et progressive, apportent des fibres alimentaires végétales, des sels minéraux et des vitamines (si céréales complètes).**

➤ **Un apport en fruit au choix (choix à faire selon leur teneur respective en galactose) :** fruit frais, fruit frais pressé soi-même, jus de fruit **100% fruit avec leur pulpe**, compote de fruits.
⇨ **Apports en eau, vitamines, sels minéraux et fibres alimentaires végétales.**

➤ **Un apport en matières grasses :** aucun beurre. Attention à la margarine végétale, choisissez celle qui ne possède pas de galactose (étiquetage à lire, si doutes : ne pas en consommer). Toutes les huiles végétales sont consommables.
⇨ **Apports en acides gras, vitamines A, E et D indispensables et en énergie.**

➤ **Des apports en produits sucrés :** confiture MAISON, sucre, miel ne possèdent pas de galactose... cependant d'autres produits sucrés (à base de chocolat, de caramel par exemple) en possèdent... lire les étiquettes nutritionnelles de tous les produits sucrés du commerce, afin de ne pas consommer accidentellement du galactose plus ou moins caché.

Exemples de petits-déjeuners (et de goûters) conseillés en cas de galactosémie.

Exemple 1

- Boisson(s) chaude(s) et/ou froide(s) : café, et/ou thé, et/ou tisane, sucrée(s) ou édulcorée(s).

- Lait, yaourt ou fromage blanc ou petits suisses ou assimilés, **obligatoirement délactosés et dépourvus de galactose** = produits médicaux spéciaux : Enfamil O-lac, Al 110, Galactomin, le lait de soja et les yaourts à base de soja, les crèmes dessert de soja sont autorisés. Pas de lait d'amande.
⇨ *Apport en produit laitier dépourvu de galactose.*

- **Une portion de pain.** Le pain sera complet ou aux céréales☺☺☺, si vous n'aimez pas le pain complet ni celui aux céréales, consommez du pain blanc à la place☺. Le pain peut être grillé ou non. **Pas de pain industriel.**
⇨ *Apport en féculent.*

- Margarine végétale. Attention : certaines margarines végétales apportent du galactose, soyez vigilant(e). **Pas de beurre.**
⇨ *Apport en matières grasses.*

- 1 compote de fruits sans sucre ajouté (choix à faire au niveau des fruits).
⇨ *Apport en fruits.*

Exemple 2

- Boisson(s) chaude(s) et/ou froide(s) : café, et/ou thé, et/ou tisane, sucrée(s) ou édulcorée(s).

- **Une portion de pain.** Le pain sera complet ou aux céréales☺☺☺, si vous n'aimez pas le pain complet ni celui aux céréales, consommez du pain blanc à la place☺. Le pain peut être grillé ou non. **Pas de pain industriel.**
➪ *Apport en féculent.*

- Margarine végétale. Attention : certaines margarines végétales apportent du galactose, soyez vigilant(e). **Pas de beurre.**
➪ *Apport en matières grasses.*

- 1 fruit frais (choix à faire au niveau des fruits).
➪ *Apport en fruit.*

- Eau minérale : Contrex, Volvic ou Hépar.
➪ *Apport en calcium indispensable.*

Exemple 3

- Boisson(s) chaude(s) et/ou froide(s) : café, et/ou thé, et/ou tisane, sucrée(s) ou édulcorée(s).

- Lait, yaourt ou fromage blanc ou petits suisses ou assimilés, **obligatoirement délactosés et dépourvus de galactose** = produits médicaux spéciaux : Enfamil O-lac, Al 110, Galactomin, le lait de soja et les yaourts à base de soja, les crèmes dessert de soja sont autorisés. Pas de lait d'amande.
➪ *Apport en produit laitier dépourvu de galactose.*

- 1 verre de jus de fruits 100% fruit (choix à faire au niveau des fruits).
⇨ *Apport en fruits.*

- Petits pains suédois (si possible à base de farine de blé complet).
⇨ *Apport en féculent.*

- Margarine végétale. Attention : certaines margarines végétales apportent du galactose, soyez vigilant(e). **Pas de beurre.**
⇨ *Apport en matières grasses.*

Exemple 4

- Boisson(s) chaude(s) et/ou froide(s) : café, et/ou thé, et/ou tisane, sucrée(s) ou édulcorée(s).

- Lait, yaourt ou fromage blanc ou petits suisses ou assimilés, **obligatoirement délactosés et dépourvus de galactose** = produits médicaux spéciaux : Enfamil O-lac, Al 110, Galactomin, le lait de soja et les yaourts à base de soja, les crèmes dessert de soja sont autorisés. Pas de lait d'amande.
⇨ *Apport en produit laitier dépourvu de galactose.*

- Muesli nature.
⇨ *Apports en féculent.*

- 1 compote de fruits sans sucre ajouté (choix à faire au niveau des fruits).
⇨ *Apport en fruits.*

✋ Dans cet exemple de petit-déjeuner, les matières grasses ne sont pas présentes, on n'en fera pas une maladie, nous n'allons tout de même pas mettre du beurre dans le muesli !

Exemples de déjeuners conseillés en cas de galactosémie.

Exemple 1

- Crudités (choix à faire au niveau des légumes verts), dressées avec vinaigrette MAISON, sel. **Pas de poivre.**
➪ *Apports en légumes verts + une part d'huile qui représente une partie des apports conseillés en matières grasses.*

- 1 viande grillée, sel. **Pas de poivre.**
➪ *Apport en protéines animales.*

- Pâtes (les pâtes seront <u>sans oeuf</u>), accompagnées après cuisson d'un peu d'huile végétale au choix.
➪ *L'huile végétale représente la partie restante des apports recommandés en matières grasses pour le déjeuner + apport en féculent (les pâtes sans œufs).*

- Une portion de pain. Le pain sera complet ou aux céréales☺☺☺, si vous n'aimez pas le pain complet ni celui aux céréales, consommez du pain blanc à la place☺. Le pain peut être grillé ou non. **Pas de pain industriel.**
➪ *Apport en féculent.*

- 1 pomme.
➪ *Apport en fruit.*

Exemple 2

- Salade composée avec : concombre, laitue, maïs doux à volonté et du thon au naturel + riz (si possible du riz complet) + un peu d'huile

végétale au choix pour faire la vinaigrette MAISON, sel. **Pas de poivre.**
➪ *Apports en légumes verts + protéines animales (thon) + féculent (riz) + matières grasses (huile végétale).*

- **Une portion de pain.** Le pain sera complet ou aux céréales☺☺☺, si vous n'aimez pas le pain complet ni celui aux céréales, consommez du pain blanc à la place☺. Le pain peut être grillé ou non. **Pas de pain industriel.**
➪ *Apport en féculent.*

- Lait, yaourt ou fromage blanc ou petits suisses ou assimilés, **obligatoirement délactosés et dépourvus de galactose** = produits médicaux spéciaux : Enfamil O-lac, Al 110, Galactomin, le lait de soja et les yaourts à base de soja, les crèmes dessert de soja sont autorisés. Pas de lait d'amande.
➪ *Apport en produit laitier dépourvu de galactose.*

- Une compote de fruits au choix (attention au choix en fruit).
➪ *Apport en fruits.*

Exemple 3

- 2 poivrons farcis avec de la viande blanche hachée et du riz cuit pilaf au curry (si possible du riz complet), sel. **Pas de poivre.**
➪ *Apports en légume vert (poivrons) + protéines animales (viande blanche) + féculent (riz) + matières grasses (de l'huile végétale fut utilisée pour l'élaboration du riz pilaf).*

- **Une portion de pain.** Le pain sera complet ou aux céréales☺☺☺, si vous n'aimez pas le pain complet ni celui aux céréales, consommez du pain blanc à la place☺. Le pain peut être grillé ou non. **Pas de pain industriel.**
➪ *Apport en féculent.*

- Eau minérale : Contrex, Volvic ou Hépar.
➪ *Apport en calcium indispensable.*

- Banane.
➪ *Apport en fruit.*

Exemple 4

- Salade composée de pommes de terre avec une vinaigrette MAISON élaborée avec un peu de moutarde, de la sauce Maggi saveur (genre Viandox), sel. **Pas de poivre.**
➪ *Apports en féculent (pommes de terre) + matières grasses (huile végétale).*

- 1 beau rouget cuit en papillote, accompagné d'une julienne de légumes verts, sel. **Pas de poivre.**
➪ *Apports en protéines animales (poisson) + légumes verts.*

- **Une portion de pain.** Le pain sera complet ou aux céréales☺☺☺, si vous n'aimez pas le pain complet ni celui aux céréales, consommez du pain blanc à la place☺. Le pain peut être grillé ou non. **Pas de pain industriel.**
➪ *Apport en féculent.*

- Lait, yaourt ou fromage blanc ou petits suisses ou assimilés, **obligatoirement délactosés et dépourvus de galactose** = produits médicaux spéciaux : Enfamil O-lac, Al 110, Galactomin, le lait de soja et les yaourts à base de soja, les crèmes dessert de soja sont autorisés. Pas de lait d'amande.
➪ *Apport en produit laitier dépourvu de galactose.*

- 1 pomme cuite au four.
➪ *Apport en fruit.*

Exemple 5

- Moules de bouchot **à volonté**, mode de cuisson au choix, sel. **Pas de poivre.**
⇨ *Apport en protéines animales (moules).*

- Pommes de terre frites au four (frites surgelées à cuire au four, lire l'étiquette nutritionnelle du produit), sinon frites naturelles « maison » à cuire dans la machine qui n'utilise d'une cuillère à soupe d'huile...☺☺☺ ou encore frites traditionnelles cuites dans de l'huile de friture☺.
⇨ *Apports en féculent (pommes de terre) + matières grasses.*

- **Une portion de pain.** Le pain sera complet ou aux céréales☺☺☺, si vous n'aimez pas le pain complet ni celui aux céréales, consommez du pain blanc à la place☺. Le pain peut être grillé ou non. **Pas de pain industriel.**
⇨ *Apport en féculent.*

- Lait, yaourt ou fromage blanc ou petits suisses ou assimilés, **obligatoirement délactosés et dépourvus de galactose** = produits médicaux spéciaux : Enfamil O-lac, Al 110, Galactomin, le lait de soja et les yaourts à base de soja, les crèmes dessert de soja sont autorisés. Pas de lait d'amande.
⇨ *Apport en produit laitier dépourvu de galactose.*

- Laitue **à volonté** avec vinaigrette MAISON, sel. **Pas de poivre.**
⇨ *Apport en matières grasses + légume vert (laitue).*

Exemples de dîners conseillés en cas de galactosémie.

Exemple 1

- Potage de légumes « maison » (attention à faire les bons choix de légumes verts), sel. **Pas de poivre.**
⇨ *Apport en légumes verts.*

- Filet de sole cuit à la vapeur, sel. **Pas de poivre.**
⇨ *Apport en protéines animales (sole)*

- Bouquets de chou brocoli à volonté cuits à la vapeur, puis revenus dans un peu d'huile d'olive, sel. **Pas de poivre.**
⇨ *Apports en légumes verts + matières grasses.*

- **Une portion de pain.** Le pain sera complet ou aux céréales☺☺☺, si vous n'aimez pas le pain complet ni celui aux céréales, consommez du pain blanc à la place☺. Le pain peut être grillé ou non. **Pas de pain industriel.**
⇨ *Apport en féculent.*

- Eau minérale : Contrex, Volvic ou Hépar.
⇨ *Apport en calcium indispensable.*

- Une poignée de cerises.
⇨ *Apport en fruits.*

Exemple 2

- Taboulé. **Ne pas consommer les raisins secs.**
⇨ *Apports en féculent (semoule de blé) + matières grasses (huile végétale du taboulé).*

- Roulades de blancs de poireaux au jambon blanc, braisées en cocotte, sel. **Pas de poivre.** (Souvenez vous que les apports en jambon ne sont pas nécessaires au dîner).
⇨ *Apports en légume vert (poireaux) + protéines animales (jambon blanc) + matières grasses (huile végétale pour la cuisson en braisé).*

- **Une portion de pain.** Le pain sera complet ou aux céréales☺☺☺, si vous n'aimez pas le pain complet ni celui aux céréales, consommez du pain blanc à la place☺. Le pain peut être grillé ou non. **Pas de pain industriel.**
⇨ *Apport en féculent.*

- Lait, yaourt ou fromage blanc ou petits suisses ou assimilés, **obligatoirement délactosés et dépourvus de galactose** = produits médicaux spéciaux : Enfamil O-lac, Al 110, Galactomin, le lait de soja et les yaourts à base de soja, les crèmes dessert de soja sont autorisés. Pas de lait d'amande.
⇨ *Apport en produit laitier dépourvu de galactose.*

- Une compote de rhubarbe faite « maison » édulcorée ou sucrée.
⇨ *Apport en fruit (pas tout à fait vrai, en effet, la rhubarbe est un légume vert...)*

Exemple 3

- Salade composée de crevettes décortiquées, coques, céleri rave râpé, concombre, pomme golden coupée en dès, jeunes pousses de maïs doux, le tout assaisonné d'une vinaigrette maison, sel. **Pas de poivre.**
⇨ *Apports en légumes verts (céleri, jeunes pousses de maïs et concombre) + protéines animales (crevettes, coques) + matières grasses (huile végétale) + apport en fruit (pomme).* (Souvenez vous que les apports en crevettes et coques ne sont pas nécessaires au dîner).

- **Une portion de pain.** Le pain sera complet ou aux céréales☺☺☺, si vous n'aimez pas le pain complet ni celui aux céréales, consommez du pain blanc à la place☺. Le pain peut être grillé ou non. **Pas de pain industriel.**
➪ *Apport en féculent.*

- Eau minérale : Contrex, Volvic ou Hépar.
➪ *Apport en calcium indispensable.*

Exemple 4

- Salade de pommes de terre sauce vinaigrette à la moutarde **maison**, sel. **Pas de poivre.**
➪ *Apports en féculent (pommes de terre) + matières grasses (huile végétale).*

- Rôti de bœuf cuit. (Souvenez vous que ces apports ne sont pas nécessaires au dîner).
➪ *Apport en protéines animales.*

- Bouquets de chou fleur cuits à la vapeur. Sel, **pas de poivre.**
➪ *Apports en légume vert (chou fleur) + produit laitier (béchamel) + très léger apport de féculent (béchamel).*

- **Une portion de pain.** Le pain sera complet ou aux céréales☺☺☺, si vous n'aimez pas le pain complet ni celui aux céréales, consommez du pain blanc à la place☺. Le pain peut être grillé ou non. **Pas de pain industriel.**
➪ *Apport en féculent.*

- 2 clémentines.
➪ *Apport en fruits.*

- Eau minérale : Contrex, Volvic ou Hépar.
➪ *Apport en calcium indispensable.*

Exemple 5

- Une andouillette grillée **<u>bouchère</u>** (**pas de fabrication industrielle**). (Souvenez vous que ces apports ne sont pas nécessaires au dîner).
⇨ *Apport en protéines animales.*

- Blettes et carottes, accompagnés d'un peu d'huile d'olive, sel.
⇨ *Apports en légumes verts + matières grasses (huile d'olive).*

- **Une portion de pain.** Le pain sera complet ou aux céréales☺☺☺, si vous n'aimez pas le pain complet ni celui aux céréales, consommez du pain blanc à la place☺. Le pain peut être grillé ou non. **Pas de pain industriel.**
⇨ *Apport en féculent.*

- Eau minérale : Contrex, Volvic ou Hépar.
⇨ *Apport en calcium indispensable.*

- Salade de fruits au naturel ou au sirop léger.
⇨ *Apport en fruits (faire les bons choix en fruits).*

Tableau récapitulatif pour la galactosémie.

Dénominations	Intérêt général	Intérêt petit déjeuner	Intérêt au déjeuner	Intérêt au goûter	Intérêt au dîner
Produits laitiers **normaux**	☻X*				
Fromages	☻X				
Viandes, œufs, poissons, **assimilés***	☺☺☺*	☺	☺☺☺		☺☺
Pain blanc	☺☺*	☺☺	☺☺	☺*	☺
Pain complet et assimilés **boulanger**	☺☺☺	☺☺☺	☺☺☺	☺	☺☺
Légumes verts et fruits frais	☺☺	☺	☺☺	☺☺	☺☺
Féculents **blutées***	☺☺☺	☺☺☺	☺☺☺	☺☺	☺☺
Féculents complets	☺☺☺	☺☺☺	☺☺☺	☺☺	☺☺
Matières grasses <u>végétales</u>	☺☺	☺	☺☺	☺	☺☺
Sucres et produits sucrés	☹*	☹	☹	☹	☹
Activité physique	☹				
Perte de poids	☹				
Importance de la diététique	☺☺☺				

Je résume, l'alimentation en cas de galactosémie.

➢ Le régime alimentaire à suivre sera parfaitement équilibré, **sans galactose strict, puis pourra être élargi au régime sans lactose strict à l'âge adulte (<u>selon avis de votre médecin</u>)**.

Notamment pour les enfants et les adolescents atteints de galactosémie :

➢ Au rayon des produits laitiers (hors fromage) : **aucun <u>sauf les produits laitiers dégalactosés médicaux</u>.**
➢ Au rayon des fromages : **aucun.**
➢ Au rayon des viandes, poissons, œufs et **assimilés*** : **tous,** aucun mode de cuisson ne sera imposé. Pas de plats du traiteurs, ni industriels. Les apports seront au déjeuner, **ils pourront être évités au dîner.**
➢ Au rayon du pain : le pain complet, aux graines... sont à privilégier, **évitez le pain blanc. Pas de pain industriel.**
➢ Au rayon des féculents : ils seront indispensables : **céréales complètes conseillées.** Les féculents seront apportés à chaque repas, cependant, ils peuvent être évités au dîner. Pas de légumes secs.
➢ Au rayon des légumes verts (rendez vous sur mon site à la rubrique : « - Liste des légumes verts ») : **des choix sont à faire en fonction de leur teneur respective en galactose.**
➢ Au rayon des fruits frais, compotes, jus de fruits 100% fruit : **choix à faire en fonction de leur teneur respective en galactose.**
➢ Au rayon des matières grasses : aucun problème en **quantité contrôlée, pas de beurre ni <u>certaines</u> margarines végétales qui <u>sont interdits</u>**.
➢ Au rayon du sucre et des produits sucrés : **à surveiller, certains <u>sont interdits tels les chocolats, les caramels</u>...**
➢ Les boissons seront plates ou gazeuses : aucun problème. Si possible riche en calcium : Volvic, Hépar, Contrex.
➢ Au rayon des condiments (sel, poivre, épices, moutarde...) : **tous sauf le poivre et la mayonnaise qui sont interdits.**

L'INTOLERANCE AU LACTOSE

Les mots accompagnés d'un astérisque* sont définis à la page 419.

Définition : l'**intolérance au lactose** correspond à l'incapacité de l'organisme à digérer le lactose (*sucre du lait*) due à l'absence ou de la quantité insuffisante d'une enzyme digestive : **la lactase**. On considère que environ 2% de la population mondiale est intolérante au lactose. Le régime sans lactose peut être adapté **aux adultes** atteints de galactosémie sauf avis contraire du médecin.

Physiopathologie : il y a divers degrés d'intolérance selon la quantité de lactase produite par les individus qui sont intolérants au lactose. Les personnes qui souffrent de cette intolérance, doivent éviter de consommer du lactose en plus ou moins grande quantité. Les symptômes sont : des ballonnements, des flatulences nauséabondes, des diarrhées, des douleurs abdominales, des crampes abdominales, des maux de tête, des vomissements (surtout chez l'enfant).

Mesures hygiéno-diététiques :

1- Suppression de tous les laits de mammifères, et des produits laitiers qui en contiennent : laits (entier, demi écrémé, écrémé) de femme, de vache, de chèvre, de brebis, d'ânesse... yaourt, kéfir, babeurre, fromage blanc, petit suisse, crème fraîche, beurre... tous les produits industriels ou non, à base de lait (riz au lait, crème dessert, pain au lait...) En général, **ce genre d'exclusion est suffisant,** pour éliminer les conséquences cliniques de l'intolérance au lactose. **Il existe des produits médicaux :** Enfamil O-lac, Al 110, Galactomin **totalement dépourvus de lactose (et de galactose)** qui remplacent le lait. Le lait de soja et ses dérivés (yaourt au soja...), d'amandes, de coco, le lait d'avoine **sont consommables** car ils sont dépourvus de lactose.

Pourquoi ? Le lactose est un glucide d'origine **essentiellement laitière, c'est le sucre du lait d'origine animale.**

2- La consommation du fromage **est tolérée (surtout ceux à pâtes molles et dures).**

Pourquoi ? Dans les fromages (hors fromage blanc et petit suisse et assimilés), le lactose est partiellement hydrolysé par les bactéries lactiques, donc ces fromages (pâtes molles et dures notamment) n'apportent que peu à pas de lactose.

3- Consommez des produits laitiers **délactosés du commerce** : yaourt délactosé, lait délactosé, fromage frais délactosé, beurre délactosé, crème délactosée...

Pourquoi ? Le lactose est hydrolysé par méthode industrielle, ainsi, le lactose n'a plus son effet ni sa présence indésirable.

4- Certains ont tendance à consommer des yaourts au soja, ou autres produits à base de soja, qui sont certes sans lactose, mais qui peuvent cependant poser quelques problèmes.

Pourquoi ? Le soja est parfois allergène, donc, guérir une intolérance alimentaire par une réaction allergique alimentaire, c'est un peu moyen...

5- <u>**Les aliments et familles d'aliments généralement autorisés**</u> (certaines formes d'intolérances au lactose entraîne la nécessité de supprimer jusqu'aux traces de lactose : charcuteries, plats du traiteur...), sont :

    - Toutes les crèmes **<u>délactosées</u>**, yaourts **<u>délactosés</u>**, laits **<u>délactosés</u>**, fromages (à pâtes molles et dures).
    - Toutes les viandes, poissons, œufs ou **assimilés*** non cuisinés de façon industrielle, évitez les plats du traiteur.
    - Tous les féculents (pâtes, riz, légumes secs, pommes de terre, pains, céréales...)
    - Toutes les huiles végétales.
    - La plupart des produits sucrés : confitures, miel, sucre blanc, chocolat **noir**, marmelade... (Pas de viennoiserie à base de crème pâtissière au lait **normal**, pas de chocolat au lait, de flans à base de lait **normal**...)

- Tous les légumes frais, en boîte, surgelés.
- Tous les fruits frais, appertisés, surgelés.
- Tous les fromages à pâtes molles ou dures notamment (sauf le fromage blanc et les petits suisses et assimilés), selon tolérances personnelles.
- Toutes les boissons, gazeuses ou non, sauf certaines à base de lait bien évidement.
- Les condiments : sel, poivre, épices, cornichon, ketchup, moutarde, mayonnaise...

Pourquoi ? Ce sont des aliments pauvres ou dépourvus de lactose.

6- Buvez prioritairement des eaux riches en calcium : Vittel, Hépar et Contrex.

Pourquoi ? Ces eaux apportent du calcium indispensable, que les produits laitiers, interdits à la consommation, apportent en temps normal.

7- Lisez les étiquettes nutritionnelles des produits, la présence de lactose **est certaine** si l'on peut lire, sur l'étiquette nutritionnelle du produit, l'une des mentions suivantes (liste non exhaustive) : lait, lactose, lactosérum, lactoprotéine, caséines, matières grasses animales, matières grasses non précisées, caséinates, lactalbumine...

Plan type d'une journée d'alimentation, dans le cadre d'une intolérance au lactose.

☝ **ATTENTION** : il s'agit d'une proposition d'alimentation adaptée aux personnes <u>intolérantes au lactose</u>, c'est-à-dire aux personnes qui ne souffrent d'aucune autre pathologie connue, et ne réclamant aucune autre mesure diététique particulière. <u>Sans avis contraire de votre médecin</u>, ce type d'alimentation peut convenir <u>aux adultes</u> (pas aux enfants) atteints de galactosémie.

Le petit-déjeuner

Le petit déjeuner doit être énergétique, riche en sucres lents sous forme de féculent, mais doit être également riche en calcium, en eau et doit apporter un peu de matières grasses et des fibres alimentaires végétales en quantité.

Voici la composition de petit-déjeuner que je vous conseille :

➢ **Produit laitier <u>sans lactose</u> au choix :** lait délactosé (médical ou non), yaourt délactosé, petit suisse délactosé, fromage blanc délactosé, tous les fromages à pâtes molles ou dures, mais peut également être apporté sous la forme de riz au lait délactosé, semoule au lait délactosé (et dans ce cas, les apports en féculents seront couverts en plus des apports en produits laitiers)... Le lait d'amandes, le lait de soja et leurs dérivés sous forme de yaourts au soja, le lait d'avoine... peuvent aussi être consommés car ils sont dépourvus de lactose.
➪ **Apports en calcium et en protéines animales de haute valeur biologique.**

➢ **Un apport en féculent au choix :** pain (le pain complet, aux céréales... **seront nettement mieux** que le pain blanc), le pain peut être grillé soi-même sans problème, céréales complètes type muesli **nature**, flocons d'avoine, gâteaux spéciaux pour petit-déjeuner riches en céréales (attention à leur teneur en lait), riz au lait délactosé, semoule au lait délactosé, pain suédois à la farine complète... **Evitez de consommer :** pain au lait, brioche, toutes les biscottes, cracottes, les céréales allégées pour régime, les céréales accompagnées de chocolat au lait... **tous ces produits et assimilés n'ont pas d'intérêt nutritionnel et certains apportent du lactose.**
⇨ **Apports en énergie à diffusion lente et progressive, apportent des fibres alimentaires végétales, des sels minéraux et des vitamines (si céréales complètes).**

➢ **Un apport en fruit au choix :** fruit frais, fruit frais pressé soi-même, jus de fruits **100% fruit avec leur pulpe**, compote de fruits **sans sucre ajouté.**
⇨ **Apports en eau, vitamines, sels minéraux et fibres alimentaires végétales.**

➢ **Un apport en matières grasses :** beurre <u>délactosé</u>. Attention à la margarine végétale (lisez l'étiquetage nutritionnel, nombreuses sont les margarines végétales qui apportent du lactose), certaines margarines sont dépourvues de lactose.
⇨ **Apports indispensables en acides gras, vitamines A, E et D et en énergie.**

➢ **Des apports en produits sucrés :** confiture, sucre, miel, chocolat **noir**, gâteaux riches en sucre, céréales soufflées sucrées... ne poseront pas de problème particulier. Attention aux caramels, certains bonbons... qui contiennent fréquemment du lactose. Le goût du sucre peut-être remplacé par des édulcorants : aspartame, sucralose, extrait de Stévia sans aucun problème.

➢ **Un apport en légumes verts :** sous forme de potage par exemple, sera possible et sera même très intéressant.
⇨ **Apports en fibres alimentaires végétales, en eau, en vitamines et en sels minéraux.**

Le déjeuner et le dîner

<u>Le déjeuner</u> doit être énergétique, riche en sucres lents sous forme de féculents, mais doit être également riche en protéines animales, en calcium, en eau et doit apporter un peu de matières grasses, ainsi que des fibres alimentaires végétales en quantité importante.

<u>Le dîner</u> ne doit pas être aussi calorique que le déjeuner, la présence des féculents n'est pas une obligation. Les apports en protéines animales peuvent être évités. Les apports alimentaires en calcium, en eau seront importants, et ceux en matières grasses seront réduits par rapport au déjeuner. Des fibres alimentaires végétales, apportées en quantité, sont impératives.

Voici la composition de déjeuner que je vous conseille :

➢ **Produit laitier <u>sans lactose</u> au choix :** lait délactosé (médical ou non), yaourt délactosé, petit suisse délactosé, fromage blanc délactosé, tous les fromages à pâtes molles ou dures, mais peut également être apporté sous la forme de riz au lait délactosé, semoule au lait délactosé (et dans ce cas, les apports en féculents seront couverts en plus des apports en produits laitiers)... Le lait d'amandes, le lait de soja et leurs dérivés sous forme de yaourts au soja, le lait d'avoine... peuvent aussi être consommés car ils sont dépourvus de lactose.
➪ **Apports en calcium et en protéines animales de haute valeur biologique.**

➢ **Un apport en viande, poisson, œufs ou assimilés* :** environ 100g suffisent par déjeuner, ces apports sont importants. Les modes de cuisson seront grillés, au court-bouillon, au four, en papillote, micro-onde. Evitez les plats du traiteur et les plats cuisinés industriels : du lactose y est souvent caché. Les apports en poisson sont très intéressants.
➪ **Apports en protéines animales de haute valeur biologique, de calcium, de vitamines et de sels minéraux.**

➤ Un apport <u>indispensable</u> en féculents au choix : pain (le pain complet, aux céréales... **seront nettement mieux** que le pain blanc), consommez du riz complet ou blanc, des légumes secs, des pâtes **<u>si possible complètes</u>** ou des pommes de terre (rendez vous sur mon site Internet, à la rubrique « liste des féculents » pour avoir une information beaucoup plus complète sur les féculents de disponibles à la consommation courante). Les féculents représentent les fondations de votre alimentation et de l'équilibre alimentaire.
⇨ **Apport en énergie à diffusion lente et progressive. Les féculents apportent des fibres alimentaires végétales, des sels minéraux et des vitamines (surtout <u>si céréales complètes</u>).**

➤ Un apport en légumes verts, cet apport est <u>indispensable</u> : la consommation de légumes crus est conseillée pour au moins le 1/3 de ces apports totaux journaliers. Les légumes verts peuvent être également cuits, en boîte, surgelés, apportés sous forme de poêlée cuisinée (surgelée ou non), frais, sous forme de potage...
⇨ **Apports en fibres alimentaires végétales, sels minéraux, vitamines et eau.**

➤ Un apport en matières grasses : la crème fraîche et le beurre doivent être **délactosés**. Attention à la margarine végétale (lisez l'étiquetage nutritionnel, certaines margarines végétales apportent du lactose). Privilégiez l'huile d'olive pour la cuisson et l'huile de noix pour l'assaisonnement. Cependant, l'alternance régulière des huiles végétales est conseillée. Pas d'excès dans les apports.
⇨ **Apports importants en acides gras, omégas 3, 6 et 9, en vitamines A, E, K et D indispensables, et en énergie.**

➤ Un apport en fruit au choix : fruit frais, fruit frais pressé soi-même, jus de fruits **100% fruit avec leur pulpe**, compote de fruits **sans sucre ajouté, fruits pochés.**
⇨ **Apports en eau, vitamines, sels minéraux et fibres alimentaires végétales.**

➤ **Des apports en produits sucrés** : confiture, sucre, miel, chocolat **noir**, gâteaux riches en sucre, céréales soufflées sucrées... ne poseront pas de problème particulier. Attention aux caramels, certains bonbons... qui contiennent fréquemment du lactose. Le goût du sucre peut-être remplacé par des édulcorants : aspartame, sucralose, extrait de Stévia sans aucun problème.

Voici la composition de dîner que je vous conseille :

➢ **Produit laitier <u>sans lactose</u> au choix :** lait délactosé (médical ou non), yaourt délactosé, petit suisse délactosé, fromage blanc délactosé, tous les fromages à pâtes molles ou dures, mais peut également être apporté sous la forme de riz au lait délactosé, semoule au lait délactosé (et dans ce cas, les apports en féculents seront couverts en plus des apports en produits laitiers)... Le lait d'amandes, le lait de soja et leurs dérivés sous forme de yaourts au soja, le lait d'avoine... peuvent aussi être consommés car ils sont dépourvus de lactose.
➪ **Apports en calcium et en protéines animales de haute valeur biologique.**

➢ **Un apport en viande ou poisson ou oeufs :** environ 100g suffisent par dîner, **mais le mieux serait de les éviter à ce repas.** Les modes de cuisson seront grillés, au court-bouillon, au four, en papillote, micro-onde. Pas trop de viandes en sauce et évitez autant que possible les fritures et les cuissons dans la matière grasse. Evitez les plats du traiteur et les plats cuisinés industriels : du lactose y est souvent caché. Favorisez le poisson le soir et la viande le midi.
➪ **Apports en protéines animales de haute valeur biologique, apports intéressants de calcium, de vitamines et de sels minéraux.**

➢ **Un apport en féculents : non indispensable au dîner.** Si sensations de faim nocturnes, ou activité physique assez importante dans la journée, des apports en féculents peuvent alors être maintenus au repas du dîner, **et respecteront les mêmes règles qu'au déjeuner :** pain (le pain complet, aux céréales... **seront nettement mieux** que le pain blanc), consommez du riz complet ou blanc, des légumes secs, des pâtes <u>**si possible complètes**</u> ou des pommes de terre (rendez vous sur mon site Internet, à la rubrique

« liste des féculents » pour avoir une information beaucoup plus complète sur les féculents de disponibles à la consommation courante). Les féculents représentent les fondations de votre alimentation et de l'équilibre alimentaire.
⇨ **Apport en énergie à diffusion lente et progressive. Les féculents apportent des fibres alimentaires végétales, des sels minéraux et des vitamines (surtout <u>si céréales complètes</u>).**

➢ **Un apport en légumes verts, cet apport est <u>indispensable</u>** : la consommation de légumes crus est conseillée pour au moins le 1/3 de ces apports totaux journaliers. Les légumes verts peuvent être également cuits, en boîte, surgelés, apportés sous forme de poêlée cuisinée (surgelée ou non), frais, sous forme de potage...
⇨ **Apports en fibres alimentaires végétales, sels minéraux, vitamines et eau.**

➢ **Un apport en matières grasses** : la crème fraîche et le beurre doivent être **délactosés**. Attention à la margarine végétale (lisez l'étiquetage nutritionnel, certaines margarines végétales apportent du lactose). Privilégiez l'huile d'olive pour la cuisson et l'huile de noix pour l'assaisonnement. Cependant, l'alternance régulière des huiles végétales est conseillée. Pas d'excès dans les apports.
⇨ **Apports importants en acides gras, omégas 3, 6 et 9, en vitamines A, E, K et D indispensables, et en énergie.**

➢ **Un apport en fruit au choix** : fruit frais, fruit frais pressé soi-même, jus de fruits **100% fruit avec leur pulpe**, compote de fruits **sans sucre ajouté, fruits pochés.**
⇨ **Apports en eau, vitamines, sels minéraux et fibres alimentaires végétales.**

➢ **Des apports en produits sucrés** : confiture, sucre, miel, chocolat **noir**, gâteaux riches en sucre, céréales soufflées sucrées... ne poseront pas de problème particulier. Attention aux caramels, certains bonbons... qui contiennent fréquemment du lactose. Le goût du sucre peut-être remplacé par des édulcorants : aspartame, sucralose, extrait de Stévia sans aucun problème.

Le goûter

Le goûter n'est absolument pas une nécessité nutritionnelle. Cependant, si l'activité physique est importante dans la journée, ou dans l'après-midi, et si sensations de faim, alors pourquoi pas.

Voici la composition de goûter que je vous conseille :

➢ **Produit laitier <u>sans lactose</u> au choix :** lait délactosé (médical ou non), yaourt délactosé, petit suisse délactosé, fromage blanc délactosé, tous les fromages à pâtes molles ou dures, mais peut également être apporté sous la forme de riz au lait délactosé, semoule au lait délactosé (et dans ce cas, les apports en féculents seront couverts en plus des apports en produits laitiers)... Le lait d'amandes, le lait de soja et leurs dérivés sous forme de yaourts au soja, le lait d'avoine... peuvent aussi être consommés car ils sont dépourvus de lactose.
⇨ **Apports en calcium et en protéines animales de haute valeur biologique.**

➢ **Un apport en féculent au choix :** pain (le pain complet, aux céréales... **seront nettement mieux** que le pain blanc), le pain peut être grillé soi-même sans problème, céréales complètes type muesli **nature**, flocons d'avoine, gâteaux spéciaux pour petit-déjeuner riches en céréales (attention à leur teneur en lait), riz au lait délactosé, semoule au lait délactosé, pain suédois à la farine complète... **Evitez de consommer :** pain au lait, brioche, toutes les biscottes, cracottes, les céréales allégées pour régime, les céréales accompagnées de chocolat au lait... **tous ces produits et assimilés n'ont pas, d'après moi, d'intérêt nutritionnel et certains apportent du lactose. Lisez les étiquettes nutritionnelles !**
⇨ **Apports en énergie à diffusion lente et progressive, apportent des fibres alimentaires végétales, des sels minéraux et des vitamines (si céréales complètes).**

➢ **Un apport en fruit au choix :** fruit frais, fruit frais pressé soi-même, jus de fruits **100% fruit avec leur pulpe**, compote de fruits **sans sucre ajouté.**
⇨ **Apports en eau, vitamines, sels minéraux et fibres alimentaires végétales.**

➢ **Un apport en matières grasses :** beurre **délactosé**. Attention à la margarine végétale (lisez l'étiquetage nutritionnel, nombreuses sont les margarines végétales qui apportent du lactose), certaines margarines sont dépourvues de lactose.
⇨ **Apports indispensables en acides gras, vitamines A, E et D et en énergie.**

➢ **Des apports en produits sucrés :** confiture, sucre, miel, **chocolat noir**, gâteaux riches en sucre, céréales soufflées sucrées... ne poseront pas de problème particulier. Attention aux caramels, certains bonbons... qui contiennent fréquemment du lactose. Le goût du sucre peut-être remplacé par des édulcorants : aspartame, sucralose, extrait de Stévia sans aucun problème.

➢ **Un apport en légumes verts :** sous forme de potage par exemple, sera possible et sera même très intéressant.
⇨ **Apports en fibres alimentaires végétales, en eau, en vitamines et en sels minéraux.**

Exemples de petits-déjeuners (et de goûters) conseillés en cas d'intolérance au lactose.

Exemple 1

- Boisson(s) chaude(s) et/ou froide(s) : café, et/ou thé, et/ou tisane, sucrée(s) ou édulcorée(s).

- Lait **délactosé** (entier, demi écrémé, écrémé), yaourt ou fromage blanc ou petits suisses **délactosés**, lait d'amande, lait d'avoine ou de soja, produits laitiers à base de soja, **consommez ceux que vous aimez : au lait entier**☺ **délactosé, sucrés**☺ **délactosé ou 0% matière grasse, édulcoré et délactosé**☺☺☺.
⇨ *Apport en produit laitier.*

- **Une portion de pain.** Le pain sera complet ou aux céréales☺☺☺, si vous n'aimez pas le pain complet ni celui aux céréales, consommez du pain blanc à la place☺. Le pain peut être grillé ou non.
⇨ *Apport en féculent.*

- Beurre délactosé☺☺☺ ou margarine végétale☹ délactosée. Les beurres allégés **délactosés** (41 %, 20 %, 15 % MG...) seront plus intéressants car moins caloriques, mais non obligatoires.
⇨ *Apport en matières grasses.*

- 1 compote de fruits sans sucre ajouté.
⇨ *Apport en fruits.*

Exemple 2

- Boisson(s) chaude(s) et/ou froide(s) : café, et/ou thé, et/ou tisane, sucrée(s) ou édulcorée(s).

- **Une portion de pain.** Le pain sera complet ou aux céréales☺☺☺, si vous n'aimez pas le pain complet ni aux céréales, consommez du pain blanc à la place☺. Le pain peut être grillé ou non.
⇨ *Apport en féculent.*

- Fromage au choix, notamment parmi les pâtes molles ou les pâtes dures.
⇨ *Apports en produit laitier (fromage) et en matières grasses (celles du fromage, voir ci dessous ⬇).*

- 1 fruit frais au choix.
⇨ *Apport en fruits.*

✋ Les matières grasses du fromage remplacent celles apportées en temps normal par le beurre, **qui est dans le cas présent absent.**

Exemple 3

- Boisson(s) chaude(s) et/ou froide(s) : café, et/ou thé, et/ou tisane, sucrée(s) ou édulcorée(s).

- Lait d'amande.
⇨ *Apport sans lactose apportant du calcium.*

- 1 verre de jus de fruits 100% fruit.
⇨ *Apport en fruits.*

- Petits pains suédois (si possible à base de farine de blé complet).
⇨ *Apport en féculent.*

- Beurre délactosé☺☺☺ ou margarine végétale☹ délactosée. Les beurres allégés **délactosés** (41 %, 20 %, 15 % MG...) seront plus intéressants car moins caloriques, mais non obligatoires.
⇨ *Apport en matières grasses.*

Exemple 4

- Boisson(s) chaude(s) et/ou froide(s) : café, et/ou thé, et/ou tisane, sucrée(s) ou édulcorée(s).

- Lait **délactosé** (entier, demi écrémé, écrémé), yaourt ou fromage blanc ou petits suisses **délactosés**, lait d'amande, lait d'avoine ou de soja, produits laitiers à base de soja, **consommez ceux que vous aimez : au lait entier**☺ **délactosé, sucrés**☺ **délactosé ou 0% matière grasse, édulcoré et délactosé**☺☺☺.
⇨ *Apport en produit laitier.*

- Muesli aux fruits secs dépourvu de chocolat au lait.
⇨ *Apports en féculent et en fruits.*

✋ Dans cet exemple de petit-déjeuner, les matières grasses ne sont pas présentes, on n'en fera pas une maladie, nous n'allons tout de même pas mettre du beurre dans le muesli ! (Même en Normandie on ne fait pas ça !)

Exemples de déjeuners conseillés en cas d'intolérance au lactose.

Exemple 1

- Crudités au choix dressées avec vinaigrette, sel et poivre.
⇨ *Apports en légumes verts + une part d'huile qui représente une partie des apports conseillés en matières grasses.*

- 1 viande grillée, (sel et poivre).
⇨ *Apport en protéines animales.*

- Pâtes (au mieux les pâtes seront à base de blé complet), accompagnées après cuisson d'une noisette de beurre **délactosé** et de gruyère râpé.
⇨ *Le beurre délactosé représente la partie restante des apports recommandés en matières grasses pour le déjeuner + apports en un produit laitier qui est représenté par le gruyère râpé (fromage) + apport en féculent (les pâtes).*

- Pain. Au mieux : le pain sera complet ou aux céréales☺☺☺. Si vous n'aimez pas le pain complet ni celui aux céréales, consommez du pain blanc à la place☺.
⇨ *Apport en féculent.*

- 1 pomme.
⇨ *Apport en fruit.*

Exemple 2

- Salade composée avec : tomate, concombre, laitue, maïs doux à volonté, du surimi et du thon au naturel + riz (si possible du riz

complet) + un peu d'huile végétale pour faire la vinaigrette, sel et poivre.
➡ *Apports en légumes verts + protéines animales (thon et surimi) + féculent (riz) + matières grasses (huile végétale).*

- Pain. Au mieux : le pain sera complet ou aux céréales☺☺☺. Si vous n'aimez pas le pain complet ni celui aux céréales, consommez du pain blanc à la place☺.
➡ *Apport en féculent.*

- Fromage au choix notamment parmi les pâtes molles ou dures.
➡ *Apport en produit laitier.*

- Une compote de fruits au choix **sans sucre ajouté**.
➡ *Apport en fruits.*

Exemple 3

- 2 tomates farcies avec de la viande hachée et du riz cuit pilaf au curry (si possible du riz complet), sel et poivre.
➡ *Apports en légume vert (tomates) + protéines animales (viande hachée) + féculent (riz) + matières grasses (de l'huile végétale fut utilisée pour l'élaboration du riz pilaf).*

- Pain. Au mieux : le pain sera complet ou aux céréales☺☺☺. Si vous n'aimez pas le pain complet ni celui aux céréales, consommez du pain blanc à la place☺.
➡ *Apport en féculent.*

- 1 yaourt **délactosé** avec ou sans fruit au choix.
➡ *Apport en calcium.*

- Banane.
➡ *Apport en fruit.*

Exemple 4

- Salade composée de pommes de terre avec une vinaigrette élaborée avec un peu de moutarde, de la sauce Maggi saveur (genre Viandox), sel et poivre.
➪ *Apports en féculent (pommes de terre) + matières grasses (huile végétale).*

- 1 beau rouget cuit en papillote, accompagné d'une julienne de légumes verts à volonté, sel et poivre.
➪ *Apports en protéines animales (poisson) + légumes verts.*

- Pain. Au mieux : le pain sera complet ou aux céréales☺☺☺. Si vous n'aimez pas le pain complet ni celui aux céréales, consommez du pain blanc à la place☺.
➪ *Apport en féculent.*

- Fromage au choix notamment parmi les pâtes molles ou dures.
➪ *Apport en produit laitier.*

- 1 pomme cuite au four.
➪ *Apport en fruit.*

Exemple 5

- Moules de bouchot **à volonté**, mode de cuisson au choix, sel et poivre.
➪ *Apport en protéines animales (moules).*

- Pommes de terre frites au four (frites surgelées à cuire au four)☺☺☺, sinon frites naturelles « maison » à cuire dans la machine qui n'utilise d'une cuillère à soupe d'huile...☺☺☺ ou encore frites traditionnelles cuites dans de l'huile de friture☺.
➪ *Apports en féculent (pommes de terre) + matières grasses.*

- Pain. Au mieux : le pain sera complet ou aux céréales☺☺☺. Si vous n'aimez pas le pain complet ni celui aux céréales, consommez du pain blanc à la place☺.
⇨ *Apport en féculent.*

- Laitue **à volonté** avec vinaigrette, sel et poivre.
⇨ *Apports en matières grasses + légume vert (laitue).*

- Yaourt au lait de soja, accompagné de morceaux de fruits frais au choix.
⇨ *Apports en calcium et en fruits.*

Exemple 6

- Salade de tomates vinaigrettes, sel et poivre.
⇨ *Apports en légume vert (tomates) + matières grasses (huile végétale).*

- Quiche au poisson (poisson au choix), faite avec une pâte feuilletée ou brisée.
⇨ *Apports en protéines animales (poisson) + apports légers en produits laitiers <u>délactosés</u> (crème et lait délactosés de l'appareil à flan) + apport léger en féculent (pâte feuilletée ou brisée).*

- Pain. Au mieux : le pain sera complet ou aux céréales☺☺☺. Si vous n'aimez pas le pain complet ni celui aux céréales, consommez du pain blanc à la place☺.
⇨ *Apport en féculent.*

- 1 semoule au lait **délactosé** faite « maison » ou industrielle.
⇨ *Apports en calcium (lait délactosé) + féculent (semoule de riz).*

- Tranches d'ananas au naturel.
⇨ *Apport en fruit.*

Exemples de dîners conseillés en cas d'intolérance au lactose.

Exemple 1

- Potage de légumes (la quantité de potage n'est pas limitée), sel et poivre.
➪ *Apport en légumes verts.*

- 2 gros œufs cuits « au plat », dans une poêle antiadhésive, avec un peu d'huile végétale au choix. (Souvenez vous que ces apports ne sont pas nécessaires au dîner).
➪ *Apports en protéines animales (œufs) + matières grasses.*

- Bouquets de chou brocoli à volonté cuits à la vapeur, sel et poivre.
➪ *Apports en légume vert.*

- Pain. Au mieux : le pain sera complet ou aux céréales☺☺☺. Si vous n'aimez pas le pain complet ni celui aux céréales, consommez du pain blanc à la place☺.
➪ *Apport en féculent.*

- Fromage au choix notamment parmi les pâtes molles ou dures.
➪ *Apport en calcium.*

- Une poignée de cerises.
➪ *Apport en fruits.*

Exemple 2

- Taboulé.
➪ *Apports en féculent (semoule de blé) + matières grasses (huile végétale du taboulé).*
- Roulades de blancs de poireaux au jambon blanc, accompagnées de crème fraîche **délactosé**, le tout parsemé de gruyère râpé, puis l'ensemble cuit au four, sel et poivre. (Souvenez vous que les apports en jambon ne sont pas nécessaires au dîner).
➪ *Apports en légume vert (poireaux) + protéines animales (jambon blanc) + matières grasses et calcium (crème fraîche et gruyère).*

- Pain. Au mieux : le pain sera complet ou aux céréales☺☺☺. Si vous n'aimez pas le pain complet ni celui aux céréales, consommez du pain blanc à la place☺.
➪ *Apport en féculent.*

- Un yaourt aux fruits **délactosé** au choix.
➪ *Apports en calcium et en fruits.*

- Une compote de rhubarbe faite « maison » édulcorée ou sucrée.
➪ *Apport en fruit (pas tout à fait vrai, en effet, la rhubarbe est un légume vert...)*

Exemple 3

- Salade composée de crevettes décortiquées, coques, tomate, concombre, pomme golden coupée en dès, jeunes pousses de maïs doux, le tout assaisonné d'une sauce fromage blanc **délactosé** + un peu d'huile végétale + jus de citron ou vinaigre, sel et poivre.
➪ *Apports en légumes verts (tomate, jeunes pousses de maïs et concombre) + protéines animales (crevettes, coques) + calcium (fromage blanc délactosé) + matières grasses (huile végétale) +*

apport en fruit (pomme). (Souvenez vous que les apports en crevettes et coques ne sont pas nécessaires au dîner).

- Pain. Au mieux : le pain sera complet ou aux céréales☺☺☺. Si vous n'aimez pas le pain complet, ni celui aux céréales, consommez du pain blanc à la place☺.

Exemple 4

- Salade de pommes de terre sauce vinaigrette à la moutarde, sel et poivre.
⇨ *Apports en féculent (pommes de terre) + matières grasses (huile végétale).*

- Rôti de bœuf cuit. (Souvenez vous que ces apports ne sont pas nécessaires au dîner).
⇨ *Apport en protéines animales.*

- Bouquets de chou fleur cuits à la vapeur, puis nappés d'une sauce béchamel, sel et poivre.
⇨ *Apports en légume vert (chou fleur) + produit laitier (béchamel) + très léger apport de féculent (béchamel).*

- Pain. Au mieux : le pain sera complet ou aux céréales☺☺☺. Si vous n'aimez pas le pain complet ni celui aux céréales, consommez du pain blanc à la place☺.
⇨ *Apport en féculent.*

- Fromage au choix notamment parmi les pâtes molles ou dures.
⇨ *Apport en calcium.*

- 2 clémentines.
⇨ *Apport en fruits.*

Exemple 5

- Une andouillette grillée. (Souvenez vous que ces apports ne sont pas nécessaires au dîner).
⇨ *Apport en protéines animales.*

- Petits pois et carottes, accompagnés d'une noisette de beurre **délactosé**.
⇨ *Apports en légumes verts + matières grasses (beurre délactosé).*

- Pain. Au mieux : le pain sera complet ou aux céréales☺☺☺. Si vous n'aimez pas le pain complet ni celui aux céréales, consommez du pain blanc à la place☺.
⇨ *Apport en féculent.*

- 1 crème dessert au lait **de soja** saveur chocolat.
⇨ *Apport en calcium.*

- Salade de fruits au naturel ou au sirop léger.
⇨ *Apport en fruits.*

Tableau récapitulatif pour l'intolérance au lactose.

Dénominations	Intérêt général	Intérêt petit déjeuner	Intérêt au déjeuner	Intérêt au goûter	Intérêt au dîner
Produits laitiers **normaux**	☹*	☹	☹	☹	☹
Fromages **(pâtes dures et molles)**	☺☺☺*	☺☺	☺☺☺	☺☺	☺☺
Viandes, œufs, poissons, **assimilés***	☺☺☺	☺	☺☺☺	☺	☺☺
Pain blanc	☺☺*	☺☺	☺☺	☺☺☺*	☺☺☺
Pain complet et assimilés	☺☺☺	☺☺☺	☺☺☺	☺☺	☺☺☺
Légumes verts et fruits frais	☺☺☺	☺☺☺	☺☺☺	☺☺☺	☺☺☺
Féculents **blutées***	☺☺	☺☺	☺☺	☺☺	☺*
Féculents complets	☺☺☺	☺☺☺	☺☺☺	☺☺	☺☺
Matières grasses **(sans lactose)**	☺☺☺	☺☺☺	☺☺☺	☺	☺☺
Sucres et produits sucrés	☺*	☺	☺	☺	☺
Activité physique	☺				
Perte de poids	☺				
Importance de la diététique	☺☺☺				

417

Je résume, l'alimentation si intolérance au lactose.

➢ Le régime alimentaire à suivre sera parfaitement équilibré, **sans lactose** et sera plus ou moins sévère, selon les intolérances personnelles de chacun.
➢ Au rayon des produits laitiers (hors fromage) : **aucun <u>sauf les produits laitiers délactosés qui sont autorisés.</u>**
➢ Au rayon des fromages : Choix à faire, **consommez surtout ceux à pâte dure et molle.**
➢ Au rayon des viandes, poissons, œufs et **assimilés*** : **tous,** aucun mode de cuisson ne sera imposé. Les apports seront au déjeuner, **ils peuvent être évités au dîner.**
➢ Au rayon du pain : le pain complet, aux graines... sont à privilégier, **évitez, si possible, le pain blanc.**
➢ Au rayon des féculents, ils seront indispensables : **céréales complètes conseillées.** Les féculents seront apportés à chaque repas, cependant, ils peuvent être évités au dîner.
➢ Au rayon des légumes verts (rendez vous sur mon site à la rubrique : « - Liste des légumes verts ») : **tous.**
➢ Au rayon des fruits frais, compotes, jus de fruits 100% fruit : **tous.**
➢ Au rayon des matières grasses : aucun problème en **quantité contrôlée, pas de beurre non délactosé (en fonction de vos tolérances personnelles), attention à la margarine végétale.**
➢ Au rayon du sucre et des produits sucrés : **attention à ceux qui possèdent du lactose plus ou moins caché : caramel, crèmes glacées, chocolat au lait...**
➢ Les boissons seront plates ou gazeuses : aucun problème. Favorisez les eaux riches en calcium (Contrex, Hépar...)
➢ Au rayon des condiments (sel, poivre, épices, moutarde...) : **tous.**
➢ Le poids ne joue aucun rôle vis-à-vis de l'intolérance au lactose.
➢ L'activité physique ne joue aucun rôle vis-à-vis de l'intolérance au lactose.

GLOSSAIRE

Acalorique : qui est dépourvu d'énergie intrinsèque.
Acidose : diminution de l'alcalinité du plasma (qui s'acidifie).
Albuminémie : teneur sanguine en albumine (protéine circulante).
Alcaliniser : faire tendre vers un pH alcalin, diminuer l'acidité.
Anémie : carence(s) en fer, et/ou en vitamine B9 et/ou en vitamine B12.
Anévrisme : tumeur circonscrite développée dans le trajet d'une artère par dilatation des parois.
Anisakis : ver nématode parasite responsable de l'anisakiase, responsable de tumeur (côlon, estomac). Infestation causée par la consommation de poisson cru ou mal cuit.
Anorexie : qui ne s'alimente plus.
Artères coronaires : artères nourricières du cœur.
Assimilés (des viandes, poissons et œufs) : surimi, crevette et autres crustacés, insectes…bref, tous les autres apports alimentaires riches en protéines animales.
Asthénie : fatigue musculaire plus ou moins importante.
Athérogène : qui favorise **l'athérogénèse***.
Athérogénèse : qui favorise la formation de plaque d'athérome au niveau des artères. Si cette plaque d'athérome se décolle de l'artère, elle peut bloquer l'irrigation sanguine, par exemple du cerveau, et provoquer un AVC.
Athérosclérose coronarienne : dégénérescence des artères nourricières du cœur, due à la formation de plaques d'athérome dans la couche interne de ces artères.
Auto-immune : maladie au cours de laquelle l'organisme libère des anticorps contre lui-même, car il ne reconnaît plus ses propres organes, et les considère comme des corps étrangers.
Bassinet : zone du rein, en forme d'entonnoir, qui recueille l'urine.
Blutée : se dit d'une céréale dont on a retiré le son (riz blanc, farine de blé T45...)
Calice : partie du rein qui donne naissance au bassinet.
Cataracte : affection oculaire aboutissant à l'opacité du cristallin ou à celle de sa capsule.

Congénitale : acquis de part la naissance.
Corticothérapie : traitement médical à base d'apport(s) de cortisone.
Dépenses énergétiques basales : il s'agit des dépenses énergétiques totales liées exclusivement au fonctionnement de l'organisme au repos complet (dépenses liées à la respiration, à la circulation sanguine...)
Duodénum : première partie de l'intestin grêle, localisée juste à la suite de l'estomac.
Dyspepsie : digestion difficile.
Dysphagie : difficulté d'origine physique à s'alimenter.
Epigastrique : région supérieure de l'abdomen, comprise entre le nombril et le sternum.
Etiologie : terme médical désignant les causes responsables d'une pathologie.
Fécalome : accumulation considérable de matières fécales, créant un bouchon obstruant la lumière intestinale.
Gastrectomie : ablation chirurgicale partielle ou totale de l'estomac.
Glucodépendant : qui a un besoin vital de glucide(s), organe qui est dépendant des apports alimentaires en glucide(s).
Hémopathie maligne : affection entraînant une modification du sang d'origine cancéreuse.
Hernie : sortie d'une partie d'un organe en dehors de sa cavité naturelle, où il se trouve en temps normal.
Hydrophile : qui est attiré par l'eau, qui aime l'eau.
Hyperinsulinisme : sécrétion très importante d'insuline par le pancréas.
Hyperkaliémie : excès de potassium dans le sang.
Hyperparathyroïdie : suractivité des glandes parathyroïdes, glandes qui interviennent dans le métabolisme phosphocalcique.
Hypertriglycéridémie : excès de triglycérides dans le sang.
Hyperuricémie : excès d'acide urique dans le sang.
Hypoglycémie : taux de glucose circulant dans le sang anormalement bas.

Hypophyse : glande endocrine située dans le cerveau, reliée à l'hypothalamus par la tige pituitaire. Elle régule de nombreuses autres glandes endocrines de l'organisme grâce à la sécrétion d'hormones hypophysaires.
Hyponatrémie : baisse anormale du taux de sodium dans le sang.
Iatrogène : qui est provoqué par le médecin.
Idiopathique : se dit d'une maladie dont on ne connaît pas la cause.
Insulinorésistance : résistance de l'organisme à l'action de l'insuline.
Intima : tunique interne d'une artère ou d'une veine.
Ischémie myocardique transitoire : diminution de l'irrigation sanguine artérielle du cœur de façon plus ou moins prolongée.
Jéjunum : deuxième partie de l'intestin grêle, localisée juste à la suite du **duodénum***.
Lésions athéroscléreuses : lésions inflammatoires chroniques, localisées au niveau de la média des artères, constituées de dépôt de calcium, protéines, cholestérol...
Listériose : affection due à une bactérie : Listéria Monocytogenes.
Lithiase : formation de petit caillou.
Média : tunique moyenne d'une artère ou d'une veine.
Métabolisme de base : voir dépenses énergétiques basales.
Néphron : unité fonctionnelle du rein.
Occlusion : conduit naturel qui s'est bouché, obstrué.
Odynophagie : déglutition douloureuse.
Œsophagite peptique : inflammation de la paroi de l'œsophage due aux remontées acides, plus ou moins fréquentes, de l'estomac.
Pancréatite : inflammation du pancréas.
Parenchyme : tissu fonctionnel.
Péristaltisme intestinal : contractions intestinales qui propulsent les matières fécales vers la sortie du tube digestif.
Postprandial : qui se produit immédiatement après le repas.
Reflux gastro œsophagien : remontée du contenu acide de l'estomac dans l'œsophage.
Rétrosternale : qui est localisé derrière le sternum.
Sclérose : induration pathologique d'un organe ou d'un tissu par suite de l'hypertrophie du tissu conjonctif qui rentre dans sa structure.

Spina-bifida : malformation du nouveau-né consistant en un défaut de soudure au niveau de plusieurs vertèbres, d'où une fissure apparente à la naissance de l'enfant.
Sténose : rétrécissement.
Sucres rapides : ce dit des glucides qui sont rapidement absorbés par le tube digestif, ce qui entraîne une élévation très rapide de la sécrétion d'insuline. Le plus répandu est le glucose.
Tératogène : qui provoque des malformations du fœtus.
Thrombogène : qui favorise la formation de thrombus : masse sanguine coagulée (caillot) se formant dans les artères.
Thrombose : formation d'un caillot dans un vaisseau sanguin ou dans une des cavités du cœur chez un être vivant.
Tissu adipeux : tissu faisant office de réserve principale de triglycérides (graisses).
Toxoplasmose : pathologie pouvant être grave chez la femme enceinte, due à la parasitose par un parasite unicellulaire : le toxoplasme. Le nouveau-né peut naître aveugle lors de la contamination de la mère gestante par ce parasite.
Uretère : canal véhiculant l'urine du bassinet du rein à la vessie.

☺ : Passablement bien.

☺☺ : Bien.

☺☺☺ : Excellent.

😐 : Neutre.

☹ : A éviter, très mauvais.

☠ : Interdit, voire, dans certains cas, potentiellement mortel.